U0221485

本著作获得中国中医科学院科技创新工程项目资助（CI2021A00201）
Sponsored by Scientific and technological innovation project of China Academy of
Chinese Medical Sciences（CI2021A00201）

中外医学交流简史

李经纬　主编

青海人民出版社

图书在版编目（CIP）数据

中外医学交流简史 / 李经纬主编 . -- 西宁 : 青海
人民出版社 , 2022.10
ISBN 978-7-225-06280-8

Ⅰ . ①中… Ⅱ . ①李… Ⅲ . ①医学－中外关系－文化
交流－文化史－研究 Ⅳ . ① R-05

中国版本图书馆 CIP 数据核字 (2022) 第 180747 号

中外医学交流简史

李经纬　主编

出 版 人	樊原成	
出版发行	青海人民出版社有限责任公司	
	西宁市五四西路 71 号　邮政编码：810023　电话：（0971）6143426（总编室）	
发行热线	（0971）6143516/6137730	
网　　址	http://www.qhrmcbs.com	
印　　刷	西安五星印刷有限公司	
经　　销	新华书店	
开　　本	890 mm×1240 mm　　1/32	
印　　张	13.5	
字　　数	280 千字	
版　　次	2022 年 10 月第 1 版　2022 年 10 月第 1 次印刷	
书　　号	ISBN 978-7-225-06280-8	
定　　价	76.00 元	

序

李经纬

中国医药学有着悠久的历史，曾对中华民族乃至人类的卫生保健有过光辉的贡献。

全世界各民族在其发展的历史上，都有着自己医疗发展的业绩，然而我们可以这么说：中华民族所创造的传统医学，是现今人类社会各民族传统医学中最富有生命力的；所保存下来的历代医药学典籍也是最为丰富的；所形成的医学理论与医疗经验、技术，更是比较完整与最为多姿多彩的。就此而言，据现在所知，目前还没有一个民族或国家的传统医药学能与中国传统医药学相媲美。

中国医药学在历史上早已为亚洲及欧、美、非洲许多国家的人民的保健作出过自己的贡献，其所服务的人群可能列于各种传统医学之冠。至今，虽然现代医学科学已经成为人类共享的医学，但传统医学仍保持着一定的优势。以针灸学、中药学、中医学为代表的中国传统医药学，目前在140多个国家与地区或多或少地为其医疗保健所选用。这不但居于世界传统医学之冠，而其服务面或仅次于现代医学科学。它还是联合国号召2000年"人人享有医疗保健"的重要保证之一。

世界各民族的传统医学，由于种种原因在近百年来多日趋萎缩，或已被现代医学所取代。然而，中医药学几经现代化浪潮的无情袭击，甚至蒙受多次被取缔之厄运，不但没有被消灭，而且焕发了青春，从而得到了迅猛的进步，重新走向了世界，大有与现代医学科学并驾齐驱之趋势，为有识之士所青睐。回答其中的奥秘，自然是由许多因素决定的，不过我以为，中医药学在其不断地自我完善和发展中，有个十分重要的因素，就是不断地进行着十分成功的自我间的交流与十分成功地进行着异质文化间的交流。这些重要的交流在其2000多年的繁荣发展中，从来没有停止过。而且这些交流几乎都是双向的，不加任何条件的。这些交流在完善自己、提高自己、发展自己的长河中，曾经发挥了巨大的作用。

近百余年来，由于帝国主义文化侵略以及我国发展医药卫生政策的失误，中国传统医学的发展步履艰难，学者们在分析其原因的探讨中，误认为中医学在近百余年发展缓慢，是由于自身封闭型特质造成的；或进而指责其守旧、保守、故步自封；或更有甚者，将提倡和发扬中国医药学视为复古倒退。我不能否认在中医学发展的长期历史上曾有过上述种种不良倾向的存在，但综观2000多年的发展史，那些思想倾向从未居于统治地位。因此，作上述结论者，很难说是符合历史实际的。

在中医药学的发展过程中，在其有2000多年存在着丰富文献记述的历史上，中外医学交流的事迹层出不穷，在一些交流的繁盛时期，甚至年年有或一年多次进行着有影响的交流，若与同时期之其他民族医药学相比，毫不逊色，或多有过之而无不及：中医学发展史上，内部交流与中外之医学交流，历来都是促进中医药学发展进步的一个重要方面。我们这部《中外医学交流简史》，是以史实为依据而论述的，历代中外医学交流之盛况，每每使我们叹服。而我们这部书由于字数限制，不可能展开论述。因此，在许多方面只能是述要，或摆出史实而无法展开分析。尽管如此，这本书的内容已足足可以证明，中医学在自己发展的历程上是如何重视内外交流的。

在设计《中外医学交流简史》的编写方案时，我们作了如下的考虑。首先，为了在有限的篇幅内更多地提供给读者中外医学交流史的知识，力求以详史略论，史论结合，尽量增加交流史分量，给读者尽量多的交流史方面的知识，至于分析研究论述，当然是研究历史的一个重要方面，但本书对交流之理论阐述不做重点，仅或偶有涉及。也就是说：在史论结合方面不在强调之列。其次，为了使读者对2000多年的中外医学交流有一个比较清晰的印象，我们按历史时期分章，按国别分节，再以内容为目。叙述上力求给读者以不同领域内单向的、双向的医药卫生交流史迹与影响的知识。再次，对一般人而言，涉及交流史或其他史学知识，大多是知今较多而知古较少，因此，我们在交流史的知识介绍上，基本上是详于古而略于今。因为，医学的发展进步，相互交流和促进是越来越频繁且越来越深入广泛，如果以古今成比例论述，则现今之交流将会比古代特别是公元前后之交流不知要多几百倍。所以我们对人们比较生疏的古代交流史介绍叙述较多较详，而对人们比较熟悉的近现代医学交流史介绍叙述从简就要。在医学科学的日益发展与进步、学术交流对其促进作用日益明显且为越来越多的人所重视的今天，学术研究者也多期望对学术交流的史学知识有更多的了解，或从中得到启示与借鉴。我们所以重视中外医学交流之研究与编撰，或可视之为从业动力之一，希望前人发展医学科学并从学术交流中获益的历史经验，能在现实中发挥一些有益的促进作用。我们相信，重视中外医学交流史的历史经验，借鉴其启示，在扩大自身的知识领域、设计自己的研究课题、教育学生和年轻一代、发挥学术交流史知识之作用方面，一定会有莫大的效益。

当然，中外医学交流，在中国各门学科与国外之学术交流中，恐怕是最为繁荣而且是最富有成效的，特别是中国医学对外影响之广且深入，也是诸学科难能与之相比的。而现代医学之大量传入及其发展壮大，在其过程中所碰到的困难之大可能也是其他学科或知识类型难以相比的。其中的历史经验与学科之间的关系还有待学者进行更深入的研究，本书尚不能在所有疑难的问题上，都给读者以清晰的参考意见，这是很遗憾的，但我们希望本书的问世能引起同仁的共勉共励，共同做更好的研究与论述。

目 录

第一章　秦汉时期中外医药交流之萌芽

（公元前 221 年—公元 265 年）

第一节　中朝医药交流之萌芽

中国与朝鲜，山水相连，自古以来，两国间之文化、医药交流就比较频繁，且日益发展，医药卫生之相互学习借鉴甚是紧密。

两国之间医药卫生交流，根据史籍记载者，可追溯至西周之初，即公元前 11 世纪。《史记·宋微子世家》有这样一段记载："于是武王乃封箕子于朝鲜而不臣也。"[1] 有意思的是，太史公司马迁在记载这一史事之前，明确称赞了箕子谏纣而不听，乃被发佯狂而为奴的品质。在周武王灭纣后,访问箕子治国之道，箕子一一论述了五行、五事、八政、五纪、皇极、三德、稽疑、庶徵、向用五福、畏用六极的致治伦理。其中：五行、稽疑、

---

[1] 司马迁. 史记 [M]. 北京：中华书局,1982:1620.

庶徵、五福、六极，虽然多为回答武王"维天阴定下民，相和其居，我不知其常伦所序"的道理，但其中颇多涉及后世医药学引以为用的五行学说、阴阳概念以及选择卜筮之人等。春秋时期医家所论之阴阳风雨晦明六气学说，也已在箕子的论述中间断出现。更有价值者，箕子在对答武王问时，所论五福，即寿、富、康宁、攸好德、考终命；所论六极，即凶短折、疾、忧、贫、恶、弱。其内容基本上是以人的生、老、病、死等医药卫生保健为模式，对统治者提出了理想之境界和要达到的要求。正是由于箕子无保留地回答了武王的咨询，箕子又不肯为周臣，武王才封箕子于朝鲜的。在此，我为何要费此笔墨而引述箕子答武王问？因为箕子被封朝鲜，必然会以其对纣王之谏言，对武王之答问，来实践自己的理想。小则恭身或及亲朋好友以及随从侍卫，大则或可影响其统治者。这是否无据之推断？否。且看班固《汉书·地理志》所述："殷道衰，箕子去之朝鲜，教其民以礼义，田蚕织作。"[1] 班固所记虽未涉及医药卫生，但相信其所论必包括之。元人周致中撰《异域志》，在论及朝鲜史地人文时有这样一段文字，或能更有说服力地为我们提供依据。他说："古朝仙，一曰高丽，在东北海滨。周封箕子之国，以商（指殷商）人五千从之。其医巫卜筮，百工技艺，礼乐诗书，皆从中国。衣冠随中国各朝制度，用中国正朔，王子入中国太学读书。风俗华美，人性淳厚，地方东西三千，南北六千，王居开城。"[2] 由此不难看出，箕子到朝鲜，中国之礼义、田蚕织作技术、医药

---

[1] 班固. 汉书 [M]. 北京：中华书局,1982:1658.

[2] 周致中. 异域志：卷上 [M]// 王云五. 丛书集成初编. 上海：商务印书馆,1936:3.

卫生知识，已被带到当地。必须指出，公元前 11 世纪之中国医药卫生知识，尚处于比较原始的水平，其时医药卜巫还多混杂在一起，特别在统治阶层，医药卫生多由卜巫之人所掌握，能传至朝鲜者，自然不会有太高明之处。

秦末，燕、赵、齐等地，又有不堪战乱之民大量逃往朝鲜，其间当不乏掌握农桑医药卜巫之士，带去了中国的耕作技术、医药卫生知识，生产工具、铁器、货币等也流入朝鲜。此期当是中国科学文化、生产技术对朝鲜的第二次较大的影响。

西汉初，燕人卫满率众千余人，渡清川江，于平壤附近建都，自立为王，统治朝鲜半岛之西北部，不断大量招徕汉人去朝鲜，为汉武帝所不容。公元前 108 年，汉武帝派水陆大军，由渤海、辽东两路并进，一举消灭了卫氏在朝鲜之政权。次年，汉武帝在朝鲜设置乐浪、真番、玄菟、临屯四郡，汉人大量地从北部向中部、南部迁移。汉人统治朝鲜由西汉历东汉、魏、晋诸王朝。乐浪（今平壤一带）、带方（今首尔一带）更多地接受了中国经济、文化之直接影响，中国之医药卫生方术也多经由这两个中心而传入，更是中国医药卫生文化在一段时期内与日本交往的中转站。

旧题刘向之《列仙传》有关于瑕丘仲的一段文字，记有"瑕丘仲者，宁人也，卖药于宁百余年，人以为寿矣。地动（地震）舍坏，仲及里中数十家屋临水皆败。仲死，民人取仲尸，弃水中，收其药卖之，仲披裘而从诣之取药，弃仲者惧，叩头求哀。仲曰：恨汝使人知我耳，吾去矣。后为夫馀胡王，使复来至宁，北方谓之谪仙人焉"。[1]

---

[1] 刘向 . 列仙传：卷上 [M]// 王云五 . 丛书集成初编 . 上海：商务印书馆,1936:27.

据考，瑕丘为复姓，乃鲁桓公（公元前711—前694年）庶子食邑瑕丘，后以为氏。又瑕丘仲，宁人也，宁当为宁海，即今之山东牟平。牟平汉置，故城在今山东蓬莱东南，濒临渤海。又"地动舍坏"，查《汉书·元帝纪》："建昭二年冬十一月，齐楚地震，大雨雪，树折屋坏。"其姓氏、贯里、家临水、地震等均相合，"冬十一月"与"仲披裘"亦合，山东多渡海移东北者亦相合。由上似可认为，瑕丘仲乃今山东烟台人，以卖药为生，由于家乡地震家败人亡，乃去辽宁、吉林谋生。弃仲尸（实则伤而未死），仲披裘生还，亦当为事实，本不足为奇。只是在仲未真正死亡情况下弃仲于水之人，恐惧，叩头求哀，亦属自然，并从而神化、仙化之也。瑕丘仲遭地震之灾家破人亡，复为谋财之辈弃水中害之，恨而去之，也都是顺乎常理之事。

又夫馀胡王。夫馀，即扶馀，宋徐兢撰《宣和奉使高丽图经》卷一之《封始》称："高丽之先，盖周武王封箕子胥馀于朝鲜……有国八百余年，而有卫（满）氏，卫氏有国八十余年。先是，夫馀王得河神之女，（有子）朱蒙"，"（朱蒙）至纥升骨城而居，自号曰高句丽，因以高为氏，而以高丽为国"。[1] 朱蒙即东明王，朝鲜有"东神祠"，供夫馀王像，以为始祖者。徐兢治学严谨，自谓"非敢矜传洽，饰浮剽以糜上听，盖摭其实"。因此，"（宋）徽宗皇帝览其书，大悦，召对便殿，赐同进士出身，擢知大宗正丞事，兼掌书学"。徐氏所论虽有神话色彩，但其史实，《后汉书》《魏书》《朝鲜史略》等均有记述，并非空穴来风。朱蒙建高句丽当在汉元帝建昭二年（公元前37年）之后，瑕丘

---

[1] 徐兢.宣和奉使高丽图经：卷1[M]//王云五.丛书集成初编.上海：商务印书馆,1937:1.

仲由山东蓬莱去吉林自立为夫馀胡王，当为公元前 37 年。他本系卖药者，精于采药，识药性、明药效，为人治病，其术当影响于朝鲜者则无疑。

又《酉阳杂俎》："魏时有句骊客，善用针，取寸发斩为十余段，以针贯取之，言发中虚也，其妙如此。"此事之描述虽有些神奇，但朝鲜针灸医生技术之精者，且来中国行医，恐非虚也。

第二节　中日医药交流之萌芽

中国与日本，是"一衣带水，一苇可航"的邻国。两国之间的文化、科学技术与医药卫生之交流，历史悠久，源远流长，友好往来随着时代之进步，日益频繁昌盛。

王充《论衡》曾指出："周时天下太平，越裳献白雉，倭人贡鬯草，食白雉，服鬯草，不能除凶，金鼎之器，安能辟奸。"又说："成王之时，越常献雉，倭人贡畅。"[1] 按鬯即畅，鬯草是用以酿造香酒、祭祀天地以求吉祥者。王充的两段记述，当系同一事实，只是以之为例而论其时政是非者。所述倭人即今之日本。日本于周成王时已向中国贡献鬯草，可见两国之医药交流远在公元前 1000 年前后便已经开始。日本国是较早接受中国古代文明并经吸收消化而产生巨大影响的国家之一。在早期，徐福入海求仙是一件影响极大的历史事件。

---

[1] 王充 . 论衡 : 卷 8，卷 19[M]. 上海 : 上海人民出版社 ,1974:127,302.

《史记·秦始皇本纪》：二十八年"既已，齐人徐市（即福，字君房，道士）等上书，言海中有三神山，名曰蓬莱、方丈、瀛洲，仙人居之，请得斋戒，与童男女求之。于是，遣徐市发童男童女数千人，入海求仙人"[1]。

又《史记·淮南衡山列传》："又使徐福入海求神异物，还为伪辞曰：'臣见海中大神，言曰：汝西皇之使邪？臣答曰：然。汝何求？曰：愿请延年益寿药。神曰：汝秦王之礼薄，得观而不得取。即从臣东南至蓬莱山，见芝成宫阙，有使者铜色而龙形，光上照天。于是臣再拜问曰：宜何资以献？海神曰：以令名男子若振女（即童男女），与百工之事，即得之矣。'秦皇帝大悦，遣振男女三千人，资之五谷种种百工而行。徐福得平原广泽，止王不来。"[2]

由此可见，徐福入海求延年益寿药至少有两次，第一次入海得知求取延年益寿药之条件，回奏秦始皇，允以童男童女三千人，并五谷种种百工而行。百工自然包括有掌握各种学识技艺之能工巧匠，医药卫生之上工自然是不会少的，因为要保证三四千人航海之安全与保健，那是绝对需要的条件。

有谓：徐福自知入海求长生不老药是不可能的，即存心率童男女、百工等入海寻求安身生息之地，以保安宁。因为，如此巨大耗费而不能求得仙药，必然难免杀身之祸。因此，他"得平原广泽，止王不来"。正如《太平御览》卷 780 东夷条所述："秦始皇遣方士徐福将童男女数千人，入海求蓬莱神仙不得，徐

---

[1] 司马迁. 史记 [M]. 北京：中华书局,1982:247.

[2] 司马迁. 史记 [M]. 北京：中华书局,1982:3086.

福畏惧不敢还，遂止此洲，代代相传。"由于徐福一去八年不返，朝廷百姓必然议论纷纷，故有侯生、卢生相与谋曰"始皇为人，天性刚戾自用……贪于权势至如此，未可为求仙药，于是乃亡去"之论，秦始皇闻亡，乃大怒辩解曰："悉召文学方术士甚众，欲以兴太平，方士欲练以求奇药，今闻韩众去不报，徐市等费以巨万计，终不得药"。以至"犯禁者四百六十余人，皆坑之咸阳"。[1] 无论如何，秦始皇命徐福入海求药，必然以失败告终，因为天下本无长生不老之药，何以求之而能得。

据近人研究，徐福第一次入海求仙是在公元前 219 年，即秦始皇出巡齐国期间，"未能至，望见之焉"（《史记·封禅书》）。第二次是次年，徐福随始皇东巡，至芝罘时，所谓"得观而不得取"者。第三次徐福至日本，史谓"畏惧不敢还"。

徐福率众入海求仙不回，那么，徐福之众究竟何往呢？

首先，关于长寿之国者，似又有扶桑国、长生国之称，皆东海与日本国相近者，或即指日本。元周致中《异域志》载："扶桑国，在日本国之东南，大汉国之正东，无城郭，民作板屋以居，风俗与太古无异，人无机心，麋鹿与之相亲，人食其乳则寿，罕疾……草木尚荣而不悴，何况人乎。"又："长生国，其国在穿胸国之东，秦人曾至其国，其人长大而色黑，有数百岁不死者，其容若少，其地有不死树，食之则寿，有赤泉饮之不老……凡草木鸟兽皆寿，何况人乎。"[2]

扶桑，为日本之别称，众所周知。长生国虽不能肯定即日

---

[1] 司马迁. 史记 [M]. 北京：中华书局,1982:258.

[2] 周致中. 异域志：卷上 [M]// 王云五. 丛书集成初编. 上海：商务印书馆,1936:1-2.

本，但"秦人曾至其国"；人"有数百岁不死者"，亦为徐福之流访长生药之所在，似亦不疑。以下，再引该书所记之日本国："在大海岛中，岛方千里，即倭国也。其国乃徐福所领童男女始创之国，时福所带之人，百工技艺，医巫卜筮皆全，福因避秦之暴虐，已有遁去不返之意，遂为国焉。而中国诗书，遂留于此，故其人多尚作诗写字，自唐方入，中国为商，始有奉胡教者，王乃髡发为桑门，穿唐僧衣，其国人皆髡发，孝服则留头。"[1] 此段则明确指出徐福入海求仙药，确至日本国，并对日本国之文化、科学技术及医药卫生之发展，曾有过广泛而深刻的影响。

明人薛俊《日本考略》亦认为："先秦时遣方士徐福将童男女数千人入海，求仙不得，惧诛，止夷、澶二州，号秦王国，属倭奴，故中国总呼曰徐倭，非日本正号也。"

中国历代学者在有关徐福的记述上虽略有出入，然其基本点：入海求仙至日本国，则几乎是看法一致。那么，日本的看法如何？从其有关记载与民俗传说来看，日本人与中国学者的观点也十分类似。例如，日本人几乎都很相信，古扶桑国即指日本国，日本平安、镰仓时代（794—1334 年）的富士古文书记载："徐福一行，奉秦始皇之命，到富士山采不老长寿之药，因以居焉。"日本的古历史年表也记载有"孝灵七十二年徐福来朝"。[2] 又日本古史《日本书记》载："应神天皇十四年（公元前 3 世纪），秦人来归。"《日本古籍姓氏录》（8 世纪）："秦人流徙各处，天皇（仁德）使人按索鸠集得 18760 人。"据考，"富士"日语为"不

[1] 周致中 . 异域志：卷上 [M] // 王云五 . 丛书集成初编 . 上海：商务印书馆,1936:4.
[2] 马伯英,高晞,洪中立 . 中外医学文化交流史 [M]. 上海：文汇出版社,1993:8.

死草"之意，日本人名之羽太、羽田、八田等，与秦字读音一致。这些日本文献可以充分说明，徐福辈确曾由中国入海而至日本落户为民，数千童男女已归宿日本。[1] 他们为"百工技艺""医巫卜筮"，在当时必成一个小社会，长久与日本原居民和睦相处，其文化，科技医卫卜巫、风俗必然相互影响，相互交流。日本历代相传有徐福东渡的遗迹多处，如纪伊国的徐福祠，熊野山的徐福墓，以及徐栖村与日人在富士山麓曾发现过秦朝金印等等，都是说明这一历史事实的有力证据。现在，再让我们引述一段清末黄庆澄得安徽巡抚沈秉成与中国驻日公使汪凤藻之资助，东渡日本考察后所撰《东游日记》（1894 年）的有关内容："隶纪伊境，其地有熊野山，徐福所谓海上有三神山者即此处。徐氏（徐继畬）《瀛寰志略》云：福所居之地，名徐家村，冢在熊指山，今不知指何地。据日人云：福墓在新宫旧城故陇中，前有老樟二株，碑题'秦徐福之墓'五字，墓北有孤峰，土人呼曰蓬莱山，盖因华人言而文饰之者。其四有小山，山下有飞鸟社；社旁有一祠，即福祠也。今已久圮，仅存础址而已。又云：距福墓二三町，有小垅七，系福从者坟。相传福所携者至则仅七人，死皆葬于此。又距小垅东数里，有秦栖村，土人省曰秦村，盖即福初至时所居处也。福初至时，在日本孝灵帝年间（公元前 290—前 215 年），所赍鞍辔，今犹藏熊野社神库中。"

又如中国台湾学者彭双松先生在日本各地经 10 余年亲自踏勘考察，曾对日本本土有关徐福遗迹 56 处、古文献记载 46 项、

---

[1] 张继忠.中日友好之源头 [C]// 中国中日关系史学会.中日关系史研究，1994（1）:34-36.

传说 32 宗，进行了深入的调查研究。他认为：日本人民尊徐福集团为司农神、司药神。日本人民为纪念徐福及百工技艺、医巫卜筮、千童男女东渡日本，在和歌山建有徐福墓，富士山下有徐福神社，佐贺县有徐福上陆碑，新宫市建有徐福庙。[1] 由以上近百年间的两次考察来看，其结果也是比较一致的。所有这些均说明徐福辈东渡日本，将中国比较先进的医药文化、铜铁文化、陶器技术等等，带到日本，为日本社会进步作出了积极的贡献。

如此等等，不难得出，徐福入海求仙药确曾至日本，无论何种原因，在日生息，不返也是史实。这就给予我们很大启发。他之入海去了日本，按其所奏及秦始皇之期望，是求神仙不老、延年益寿之仙药。虽然并未从大海中三神山取得延年药，即未能由此而影响中国者，或可称此次期望得到日本仙药的交流目的未能达到。除史载徐福未获得不老药而不敢返回复命外，日本当时尚处于原始社会，如果有医药卫生活动者，也远比中国落后，追求延年益寿之知识技术，恐怕尚未发生，自然一无所获。无疑，徐福不返的原因与此不无关系。当然，其奏请入海求仙之动机，或者本意就是利用秦始皇企图长生不老的强烈要求，骗取童男童女、百工技艺、医巫卜筮，另寻安土乐业，划地为王。参阅中日历代学者之研讨记述，似也不能排除这种可能。

归纳上述，徐氏既至日本，又有数千童男童女、百工技艺之众，其文化、科学技能、农业生产技术等等，由于均经择其优者，不但在日本是先进的，在中国也必是高明者。徐福本人是方士，

---

[1] 张继忠．中日友好之源头 [C]// 中国中日关系史学会．中日关系史研究，1994（1）:34-36.

秦汉方士一般都精通阴阳术数、医药占卜，以及黄老吐故纳新延年益寿之知识与技术。在其百工技艺之中，也恐不乏此类有识之士。他们既在日本长期生活，其与当地之习俗、文化、科学技术、医疗保健等等之相互交流，更是情理中事。因此，徐福等对日本的影响，必然是很大的。视徐福给日本带去了中国文化、医药卫生，并非没有根据的。必须指出：公元前 3 世纪，日本社会还比较落后，人们的文化生活均较原始，就是比较文明的中国，此时此刻的医药卫生知识也处在总结与初步发展阶段，因此，要比较确切地指明中国医学给日本医学发展所能造成的影响的强烈痕迹，特别是今天还能清晰可见者，的确是十分困难的。

两汉时期，由于汉武帝在朝鲜设置乐浪、真番、玄菟、临屯四郡，中国与朝鲜之医药交流也日益发展。日本距朝鲜比距中国近，且海上交通比中日之间要方便安全得多，故日朝之间围绕吸收中国文化之活动趋于频繁。在此影响下，日本诸多部落小国也纷纷前来中国朝贡。《汉书·地理志》第八下载："乐浪海中有倭人，分为百余国，以岁时来献见云。"这说明日本当时尚处于分裂的局面，诸小国林立，竟有 30 余国派人到中国交流。中国继徐福之后也多有成批率众前往日本者。如秦始皇十三世孙弓月君率秦人 20 县之民，于公元 283 年到达日本；汉灵帝三、四世孙阿知使主及其子都加使主，率汉人 17 县之民于公元 289 年到日本。据日本古文书《雄略纪》《姓氏录》等记载，雄略天皇（约 5 世纪）时，有秦人等 92 部，18670 人。《钦明纪》记载：钦明天皇元年（540 年），秦人在日本已达 7053 户。或谓：

大和国高氏郡居民几乎都是汉人；日本原住民称秦人、汉人为"渡来人"。在这些渡来人中，不乏百工技艺与医药卫生人员。这些渡来人，或其后相继东渡者被称为"新汉人"，以区别东渡日本不同时期之中国人。其中，不论早期之秦人，还是后继之汉人，无疑均由各类人才组成，精于百工技艺、医药卫生者，自不乏其人。中日之间之物资交流、人员东渡归宿，其相互之医药卫生交流肯定也是十分频繁的。

汉代，中日关系趋于密切，《后汉书·东夷列传》载，"（倭）凡百余国……使驿通于汉者三十许国"，"其大倭王邪马台国（日本古国名）……在会稽、东冶之东，与朱崖、儋耳相近，故其法俗多同"。"建武中元二年（57年），倭奴国奉贡朝贺，使人自称大夫，倭国之极南界也。光武赐以印绶。安帝永初元年（107年），倭国王帅升等献生口（奴隶）百六十人"。"桓、灵间（147—188年），倭国大乱……有一女子名曰卑弥呼，年长不嫁，事鬼神道，能以妖惑众，于是共立为王"。"会稽海外有东鳀人，分为二十余国，传言秦始皇遣方士徐福将童男女数千人入海，求蓬莱神仙不得，徐福畏诛不敢还，遂止此洲，世世相承，有数万家，人民时至会稽市"。由上述情况可知，一是日本诸多小国纷纷与中国交往，一是由中国移居日本之归宿者们，作为中日交流之桥梁，使两国文化交流趋于频繁。值得注意的是，汉光武帝刘秀于公元57年赠给倭奴国王之金印，这颗金印于公元1784年在日本九州的志贺岛上被发掘出来，这一考古实物充分印证了《后汉书》有关记载的真实性。此期，中国的铜器、铁器、丝帛织造等制作技术，不断传入日本。中国汉字也大约在这一

时期传入日本。《三国志·乌丸鲜卑东夷传》载，景初二年（238
年），魏明帝接受倭女王所奉献之礼品后，"答汝所献"之物品中，
除铜镜等卫生用品外，还有"真珠、铅丹各五十斤"，"悉可以
示汝国中人，使知国家哀汝，故郑重赐汝好物也"。

　　综上所述，在我国的秦汉时期，日本尚处在神话传说时期，
医药卫生也处于鬼神观之制约之下，卜巫仍是医疗的主要手段。
相对而言，中国医药卫生虽然已是医、巫分立，也有大批人员
移居日本，两国诸多风俗、器物、生产技术等文化交流也相当
频繁，但严格讲，中国先进的医药学对日本之影响，恐怕还处
于萌芽状态。

第三节　中越医药交流之萌芽

　　中国与越南山水相连，交往也有着悠久的历史。不过，与
中朝、中日相比，由于文献记载比较贫乏，能知之可靠史料亦少，
给了解秦汉时期中越间的医药交流状况带来了困难。

　　据陈存仁称，越南史书载有一位医生名崔伟，撰《公余集
记》，他曾医治过雍玄、任休两位官员之虚弱症，这说明公元前
257 年中医即传入越南。陈氏并称，汉武帝时，越南医界即有越
南派、中国派之别。医史学家范行准先生亦称之为南方派、北
方派者 [1]。（其论证尚待进一步研究）

---

[1] 陈存仁. 中国医学传入越南史与越南医学著作 [J]. 医学史与保健组织 ,1957(3):193.
范行准. 中国医学史略 [M]. 北京 : 中医古籍出版社 ,1986:90.

王充《论衡》在有关论述时曾以"周时天下太平,越裳献白雉","成王之时越常献雉"为喻。由此可知,中国与越南早在周成王时即有贡白雉之使节交往。《后汉书》卷86载:"交趾之南,有越裳国。周公居摄六年,制礼作乐,天下和平,越裳以三象重译而献白雉。""成王以归周公,公曰:德不加焉,则君子不飨其质……其使请曰:吾受命吾国之黄耉,曰:久矣,天之无烈风雷雨,意者中国有圣人乎? 有则盍往朝之,周公乃归之于王"。王充所论或即此。

以下再引《后汉书》有关越南与中国交往之史实:"逮王莽辅政,元始二年(公元2年),日南之南黄支国来献犀牛。""光武中兴(22—57年),锡光为交趾,任延守九真,于是教其耕稼,制为冠履,初设媒娉,始知姻娶,建立学校,导之礼义。""建武十三年,南越缴外蛮夷献白雉、白菟"。"章帝元和元年(公元84年),日南缴外蛮夷究不事人邑豪献生犀、白雉","顺帝永建六年(公元131年),日南缴外叶调王便遣使贡献,帝赐调便金印紫绶"。在这些交往中,其间虽也颇多攻伐与冲突,但其友好交流还是比较频繁的,特别是文化交流影响较大。医药交流之犀牛等,或系中药药用犀角之来源要地。

新息侯马援"在交趾,常饵薏苡实……军还,载之一车"。"援病卒,(梁)松宿怀不平,遂因事陷之";"(松)上书谮之者,以为前所载还,皆明珠文犀"。文犀为有文彩之犀角,乃犀之上等佳药,此为梁松陷害马援之诬告,但也说明此期有从越南进口文犀者。

关于天花从越南传入者,晋人葛洪《肘后救卒方》曾有论述。该论对研究天花何时、何处传入中国等有着极重要的意义。但是，因葛氏原著已经陶弘景等多人增删编撰，有关天花的记述唐代王焘《外台秘要》及张文仲引用抑或有别，故其内容究竟哪些属于葛氏原文，很难辨析清楚。然而辨其原文又十分重要，为此，本人于 1964 年对此做了比较全面的考察辩证，将《肘后救卒方》《外台秘要》《肘后百一方》仔细参阅研究，认为葛洪的原文应系："比岁有病时行，仍发疮头面及身，须臾周匝，状如火疮，皆载白浆，随决随生。不即治，剧者多死。治得差后，疮瘢紫黑，弥岁方灭，此恶毒之气。世人云：以建武中于南阳（当为安阳）击虏所得，仍呼为虏疮。诸医参详作治，用之有效方……"[1] 经考察与比较研究，其历史意义重大的建武，当是指汉光武帝之年号而言，亦即天花是马援征交趾时，由越地带回中原。傅运森《世界大事年表》，也于光武帝建武二十五年条下，明确记述有："马援卒于军，始传痘疮。"《后汉书·马援列传》："（建武）二十年秋，振旅还京师，军吏经瘴疫死者十四五。"马援在交趾约 5 年之久，即建武十六至二十年（40—44 年），其军吏经瘴疫死者十四五，瘴多为恶性疟，疫则至少包括有天花。由此不难看出，天花乃经由越南而于公元 44 年时因马援作战交趾而首次传入中国。

关于越产薏苡仁传入中国，《后汉书·马援列传》载："初，援在交趾，常饵薏苡实，用能轻身省欲，以胜瘴气。南方薏苡实大，援欲以为种，军还，载之一车，时人以为南土珍怪，权贵皆望之。援时方有宠，故莫以闻。及卒后，有上书谮之者，以为前所载还，

[1] 李经纬. 记载天花最早文献的辨证 [J]. 广东医学（祖国医学版），1964(2):35-38.

皆明珠文犀。"同郡朱勃上书曰："……又出征交趾，土多瘴气，援与妻子生诀，无悔吝之心……吏士虽疫，援不独存"。"二十年（公元 44 年）秋，振旅还京师，军吏经瘴疫死者十四五"。结合晋葛洪《肘后救卒方》所述，《后汉书》所述之瘴疫，恐其所指，主要当属烈性传染病天花之流行。马援部之军吏经瘴疫而死之者，多属天花之害，所以百余年后之葛洪在探讨天花之来源时，强调"世人云：建武（25—55 年）中，于南（当为"安"）阳击虏所得，仍呼为虏疮。"此亦可印证其死亡原因多由天花流行所致。马援以服薏苡等，虽于交趾未染天花等瘴疫之病，但回京后也可能是因天花而卒。所以同郡朱勃直言上书皇帝不要听信谗言，给予马援丧还旧茔。"前后六上，辞甚哀切，然后得葬"。

马援因载越南薏苡仁一车返回，本原欲作种子在中原种植此良药，不料死后竟被梁松之流诬告为一车珍珠文犀，实在可悲，幸有耿直者上书为之昭雪，方得入祖茔而安。马援之良苦用心，为梁代著名医药学家陶弘景所称道："薏苡交趾者子最大，彼土呼为䅥，音干珠，马援大取，将还。人谗言以为珍珠也。实重累者为良，用之取仁。今小儿病蛔虫，取根煮汁，糜食之甚香，而去蛔虫大效。"薏苡仁，马援用以轻身省欲以胜瘴气，陶弘景谓可除小儿蛔虫，历代医家用以祛湿健胃，清热止泻，现代研究证明其杀虫、抑制癌肿有效，实为临床最常用之药物之一。

马援由越南引进薏苡良药而遭诽谤，为其鸣不平者，既有史学家，也有文学家、诗人等，现仅列举北宋几篇名作为例。

司马光薏苡诗：

佳实产南州，
流传却山瘴。
如何马伏波，
坐取山丘谤。
夫君道义白，
复为神明相。
厉气与流言，
安能逞无状。

苏轼小圃薏苡诗：

伏波饭薏苡，
御瘴传神良。
能除五溪毒，
不救谗言伤。
谗言风雨过，
瘴疠久亦亡。
两俱不足治，
但爱草木长。
草木各有宜，
珍产骈南荒。
绛囊悬荔枝，

雪粉剖枇榔。

不谓蓬荻姿,

中有药与粮。

春为艾珠圆,

炊作菰米香。

子美拾橡栗,

黄精诳空肠。

今吾独何者,

玉粒照座光。

梅尧臣和石昌言学士官舍薏苡诗:

叶如华黍实如珠,

移种官庭特匆蕳。

但蠲病渴付相如,

勿恤谤言归马援。

关于中越之医药交流,史籍可见者还有多处。《三国志·士燮传》:"士燮……至王莽之乱,避地交州。六世至燮父赐,桓帝时为日南太守……父赐丧阕后,举茂才,除巫令,迁交阯太守。"士燮传注:"葛洪《神仙传》曰:燮尝病死,已三日,仙人董奉以一丸药与服,以水含之,捧其头摇消之,食顷,即开目动手……四日复能语。"考《神仙传》称:"董奉者,字君异,候官人也……又士燮为交州刺史,得毒病死,死已三日,奉时在彼,乃往与药三丸，内在口中，以水灌之，使人捧举其头，摇而消之，须臾手足似动，颜色渐还，半日乃能起坐，后四日乃能语。云：死时奄忽如梦，见有十数乌衣人，来收燮上车去，入大赤门，径以付狱，狱各一户，户才容一人，乃以土从外封塞之，不复见外光，恍忽闻户外人言云，太乙遣使来召士燮，又闻除其户土，良久引出，见有车马、赤盖，三人共坐车上，一人持节呼燮上车，将还至门而觉，燮遂活。因起谢曰：某蒙大恩，何以报效？乃为奉起楼于庭中。奉不食他物，唯啖脯枣，饮少酒，燮一日三度设之。奉每来饮食，或如飞鸟腾空来坐，食了飞去，人每不觉，如是一年余，辞燮去。燮涕泣留之不住，燮问曰：君欲何之，当具大船否？奉曰：不用船，唯要一棺器耳。燮即为具之，至明日日中时，奉死，燮以其棺殡埋之。七日后，有人从容昌来见奉嘱云：为谢燮加自爱理。燮闻之，乃起殡，发棺视之，唯存一帛，一面画作人形，一面丹书作符。后还豫章，庐山下居。"

综阅上述，语虽涉神奇，但士燮、董奉均为实实在在的东汉人物，只是由于医术之高超妙用，传说之中方加色彩并为葛洪神化而然。史实说明，在东汉时期即有中国医生到越南行医。

董奉，三国时吴人，他由交趾回国后，居庐山下，为人治病不收分文，但求治愈者在其居室周围种杏多株，不数年杏树成林，每年所收之杏，奉令换成谷，施于贫病之人。中国医德高尚之人，誉为"杏林春暖"，典故即源于董奉。

董奉与马援，可谓中越医药交流较早的使者。

第四节　佛教传入为中国带来印度医学

　　印度，在中国古代文献里又称身毒、贤豆、天竺、摩伽佗、婆罗门等。中国与印度之间约有 2000 公里的边界把这两个文明古国紧密地联系在一起。两国的交往可以上溯到先秦时期，而中印两国医药交流，从现有的资料来看，最早与印度佛教传入有关。

　　佛教渊源于古印度。它的创始人是乔答摩·悉达多（Siddhartha Cautama，公元前 565 年—前 485 年），佛教徒尊称他为释迦牟尼。他是古印度北部迦毗罗卫国净饭王的太子，因感于人世生、老、病、死各种苦恼，又对当时婆罗门教的不满，于是舍弃王族生活，出家修道。他先后在摩揭陀国王舍城、尼连禅河畔独修苦行,终于在伽耶（菩提伽耶）毕波罗树下静坐思维,"悟道成佛";35 岁后周游印度列国,宣传"四圣谛""十二因缘""八正道"以及慈悲严等等教义，从者甚众，流传下来，称为佛教。公元前 3 世纪时，印度孔雀王朝阿育王定佛教为国教，派遣教徒四出传教，南到锡兰，北到中亚，后来中亚方面的佛教由陆路传入中国，锡兰方面的佛教由海道传入中国。

　　一般认为，佛教最初传入约在西汉末、东汉初。据史书记载，汉哀帝元寿元年（公元前 2 年）大月支国（原居我国甘肃的一个强盛的少数民族西迁中亚后建立的国家）国王使臣来华口授佛经。汉明帝永平七年（公元 64 年）派遣使者前往西域求佛法，后返国带回佛像和经书，并在洛阳建立我国最早的佛寺。

佛教在中国传播与佛经的翻译事业分不开。佛经的译入和印度僧侣来华为中国带来了印度医学。

印度医学发明很早。可考者为公元前 2000 年—公元前1000 年的吠陀时期。吠陀是当时的诗集。最初的"四吠陀",包括《梨俱吠陀》(Rig-veda)、《娑摩吠陀》(Sama-veda)、《夜柔吠陀》(Yajur-veda)、《阿闼婆吠陀》(Atharva-veda),其中记载了不少解剖、疾病、草药治疗、保健术及其有关内容。还有附属作品即四种续吠陀,其中《寿命吠陀》(或称《阿输吠陀》)将医学分为 8 科,论述了医学、健康、长寿等问题,唐代译为八医。8 科指拔除医方(拔除异物敷裹绷带等外科)、利器医方(用利器治疗头部五官等病)、身病医方(内科)、鬼病医方("鬼"所致各种精神病的治疗)、小儿方(胎儿、幼童、产妇病的治疗)、解毒剂论、长寿药科、强精药科。此书为印度古典医学之圭臬。在后来的婆罗门教时期(约公元前 1000—前 500 年)被列为古来圣学之一,婆罗门教定为教徒学习的"三十二明"之一;佛教时期(公元前 5 世纪—公元 5 世纪)也被纳入"五明"(声、工巧、医方、因、内明)之"医方明"中。

佛教反对婆罗门教的"等级",主张一切人平等,以慈悲为怀,得到当时一部分受压迫人民的支持。为了扩大佛教的影响,佛教徒亦钻研医学,把"医方明"作为重要的学习内容,因此这一时期的印度医学最发达。当时著名的御医耆婆的名字,随着佛教的传入,被中国医药等书籍屡次收载,颇有影响。另一位名医也为中国医生所熟知,他就是龙树。

印度医学传入中国,到东汉由于佛教东来,僧侣将佛典汉译而裹入。据《开元释教录》记载："东汉之末，安世高医术有名，译经传入印度之医药。"安世高，名清，以字行，原安息国（亚洲西部的古国）太子。据《出三藏记集》卷13载：他对"外国典籍，莫不该贯，七曜五行之象，风角云物之占，推步盈缩，悉穷其变，兼洞晓医术，妙善针脉。"汉桓帝建和二年（148年），安世高经西域来洛阳译经，先后译出佛经34部40卷，其中属"医方明"的有《人身四百四病经》《人病医不能治经》《佛说温室洗浴众僧经》等，此外涉及医药内容的有《佛说㮈女耆域因缘经》《大安般守意经》等。介绍医方明颇多的一部佛医经《佛说佛医经》是由三国时东吴两位胡僧竺律炎、支越合作译入的。这些译品论述了印度医学理论、医疗技术、卫生保健等内容，使我国对佛国彼邦的医药卫生有初步的了解，为进一步交流的良好开端。

"四大"学说，是古代印度医学有关生理病理的一种理论，初为"六师"之一阿耆多·翅舍钦婆罗一派所提倡，后为佛教医方明所吸收。"四大"学说认为世界万物由地、水、火、风四大基本要素构成。与中国古代"五行"学说——木、火、土、金、水五大要素构成自然界万物不同，"四大"学说认为，人为万物之一，其生、老、病、死亦不离"四大"的调和与变化、异常，因此以"四大"学说来阐述人体生理病理变化。如皮肉筋骨属地大，精血液沫属水大，体温暖气属火大，呼吸运动属风大。四大和合则身生，分散则身亡。若身亡，肉体溃烂无存，骨肉归地，湿性归水，暖气归火，呼吸归风，所谓"四大皆空"。据现存资料，最早把"四大"学说介绍给我国的，要推东汉安世高所译的《人身四百四病经》，可惜该书已佚。较多介绍此说的是孙吴时译入的《佛说佛医经》。经首即论"人身中本有四病。一者地，二者水，三者火，四者风。风增气起，火增热起，水增寒起，土增力盛。本从是四病，起四百四病。"接着论述了四元素与人体器官的对应关系："土属身，水属口，火属眼，风属耳。"印度"四大"学说传入之后，对我国晋唐时期的医学产生过一定的影响。

在《佛说佛医经》中，还论及古印度其他医学理论知识。如认为一年四季气候变化对万物、人体的影响有所不同。对万物："春正月二月三月寒多……何以故春寒多？以万物皆生为寒出，故寒多"；"夏四月五月六月风多……何以故夏风多？以万物荣华阴阳合聚，故风多"；"秋七月八月九月热多……何以故秋热多？以万物成熟，故热多"；"冬十月十一月十二月有风有寒……何以故冬有风有寒，以万物终亡热去，故有风寒"。对人体，则认为"火少寒多目冥"，具体说，"三月四月五月六月七月（人）得卧。何以故？风多，故身放。八月九月十月十一月十二月正月二月不得卧。何以故？寒多，故身缩。"又如人体饮食有四时之宜忌："春三月有寒，不得食麦豆，宜食粳米醍醐诸热物；夏三月有风，不得食芋豆麦，宜食粳米乳酪；秋三月有热，不得食粳米醍醐；宜食细米麨蜜稻黍；冬三月有风寒，阳与阴合，宜食粳米胡豆羹醍醐。"再如认为"人得病有十因缘"，即久坐不饭、食无贷、忧愁、疲极、淫泆、瞋恚，忍大便、忍小便、制上风（保护性呕吐）、制下风（人体下部的自然排泄）。可见，其病因学说已涉及饮食劳倦、七情五志等因素；并认为能知病因而预防之，可得"两福"，一者得长寿，二者得闻道（佛经教义）。

《佛说佛医经》还提出预防的方法，如不食肉、不杀生、不贪、不愁、行善、精勤，皆与佛教教义有关，反映了佛教借医学以弘法的本质。

古印度医学在外科方面颇为发达。外科鼻祖苏斯拉他已能做肿瘤切除术、脓肿切开术、穿刺术、异物摘除术、白内障术、鼻成形术、骨折整复术、剖腹产、开腹术、肠吻合术、膀胱截石术等，所用的手术器械有刀、剪、锯、针、套、镊、钩、管、探针等125种。在安世高翻译的《佛说㮈女耆域因缘经》中，可窥见古印度外科手术之一斑。

据《佛说㮈女耆域因缘经》载，耆域（一译耆婆）为㮈女与缾沙国王之子，出生时"手持针、药囊"，时人云，"此国王之子而执医器，必医王也"。后拜德叉尸罗国名医阿提黎·宾迦罗为师，学医7年，遵师言，持一笼器及掘草之具出城寻药，"所见草木一切物，善能分别；知有所用处，无非药者"，"医道已成"。"于是，耆域便行治病，所治辄愈，国内知名"。他的行医事迹和他的身世一样，富有传奇色彩。据载，耆域途经宫门前，遇一男童肩挑木柴，其童"五脏肠胃，缕悉分明"。他想，"《本草经》说，有药王树，从外照内，见人腹藏"。于是，从中选出"一小枝，裁长尺余，试取以照，具见腹内"，此即为药王树，有透视作用。耆域得此而四出行医，尽见病症所在而能随症治之。如迦罗越家有一15岁女儿，临出嫁时，"忽头痛而死"。耆域用药王树"照视头中，见有刺虫，大小相生乃数百枚。钻食其脑，脑尽故死"。于是，"以金刀披破其头，悉出诸虫，封着罂中，以三种神膏涂疮。一种者，补虫所食骨间之疮；一种生脑；一种治外刀疮"。后静养 7 天乃"瘥"，10 天而愈。又如另一迦罗越家有男儿，好武，从木马上摔下，"落地而死"。耆域往诊，用药王树"照视腹中，见其肝反戾向后，气结不通，故死"。即"以金刀破腹，手探料理，还肝向前。毕，以三种神膏涂之。其一种补手所攫持之处，一种通利气息，一种生合刀疮"，调养 3 日而病愈如初。诸如此类，印度医王的神奇医术，不乏其例。其中开颅、剖腹、神膏之类与《后汉书》记载的我国神医华佗事迹相仿，是中外医学比较研究的史料。

　　印度卫生保健的成就，只有与佛教有关的部分被介绍进来，主要表现为洗浴、揩齿、禅定气功方面。安世高译出的《佛说温室洗浴众僧经》详细论述了人体洗浴的卫生意义，认为入温室洗浴，"令众生长夜清净，秽垢消除，不遭众患"，可"除去七病，得七福报"。所谓除七病，指四大安稳，除风病，除湿痹，除寒水，除热气，除垢秽，身体轻便、眼目精明。所谓七福报，是指由于洗浴而获得的 7 种良好的报应或效果。如四大无病，所常安，勇武丁健体，众所敬仰；所生清静，面貌端正，尘水不着，为人所敬；身体常香，衣服洁净，见者欢喜；肌体润泽，威光德大，莫不敬叹；口齿好香，方白平齐，所说教会，莫不肃用等。总之，洗浴于人体本身、于佛教教仪皆有裨益。佛教所论洗浴非常讲究，除用温水洗浴外，还要求用杨枝揩齿，酥膏涂身，香药熏衣。毋庸置疑，这些皆有利于人体卫生。其中杨枝揩齿对我国口腔卫生医学有较大的影响。

　　安世高译入的佛经主要为传布小乘佛教说一切有部的毗昙学和禅定理论。如《佛说大安般守意经》，即是一部禅定经书。

安般守意，即"数息观"。坐禅时专心默数呼吸（出入息）次数，使分散浮躁的精神集中于数息一处，进入禅定意境。这与气功入静原理相吻合，故有人称为佛教禅定气功；同时还谈到练功时必须配合饮食补养和情志调谐。这些对我国气功锻炼者曾起过启发、借鉴作用。如隋代佛教天台宗创始人智颛曾亲授《修习止观坐禅法要》《六妙法门》《摩诃止观》诸书，详尽、系统地论述了"止观法"关于调身、调息、调心等内容，"数息"是他所倡用的坐禅入门妙法之一，至今仍是气功入静的重要方法。

第五节　中国与西域诸国之医药交流

秦汉时期，中国建立了前所未有的统一的封建国家，其西部疆域，达到了今甘肃西部地区。由此，玉门关、阳关以西地区统称为"西域"，所指包括亚洲中西部（包括今新疆）、印度半岛、欧洲东部及非洲北部在内。当时，在这一广阔区域内的主要国家，在中亚细亚有乌孙、大宛、大夏、大月氏等，在印度半岛有身毒、天竺等，在阿拉伯地区有安息等，在地中海一带则有大秦等国。

早在先秦时期，中国中原地区就与西域有了交往。秦汉以来，统治者出于政治、军事、经济利益的考虑，采取了积极经略葱岭以东诸国，并以之为中介，加强与葱岭以西诸国联系的政策，以利于扩展和巩固新生的大一统的封建帝国。受统治者派遣，不少军事将领、使节等为执行这一政策而付出了艰辛的努力，并取得了骄人的历史业绩，如西汉的张骞、东汉的班超等就是其中的著名代表人物。而草原部民世代驰骋的道路，约在汉初得以疏通，形成了横贯亚洲的通道，这就是后世所称的"丝绸之路"。同时，还开拓了自广州、交州经南海到印度洋及远至亚丁湾的"海上丝绸之路"。这些通道，成为当时中国与西域诸国进行人员与物产交流的重要途径，它将黄河中下游中华文明的发祥地与远处黑海和波斯湾的文明世界联成一体，传播着文明的信息。通过这些通道，汉代还形成了中西文化交流的两次高峰：一次是西汉武帝时期，一次在东汉桓灵之世。从中，我们可以追寻到医药文化交流的踪迹。

我们先来看看与中亚诸国的交流情况。据《吕氏春秋·本味篇》记载，商臣伊尹在给汤论述天下饮食美味的极品时，曾道："大夏之盐，宰揭之露尸其色如玉。"这里的"大夏"，是当时中亚的一个国家。该国位于今阿富汗北部、阿姆河上游一带，约于公元前3世纪中叶建国。《史记·大宛列传》载，张骞第一次出使西域时，曾到过大夏，并为汉武帝做了介绍，称："大夏在大宛西南二千余里，妫水（按：即今阿姆河）南。"其后张骞还曾遣使出使大夏，使者后又与大夏使者一同来汉。盐为大夏国特产之一，如大夏国故境、今阿富汗北境重镇昆都士（Kunduz）一带的盐矿，自古驰名。作为主要调味品的盐，自古以来也入于药用，从这个意义上说，大夏之盐入于汉土，与医药交流也不无关联。应该指出的是，与商汤相距约1300年后成书的《吕氏春秋》不可能记录伊尹的原话，而《吕氏春秋》的成书年代（约在公元前239年）又正当大夏国甫立并渐趋强盛的时代，所以这条史料实际上记载的是战国末年中国对大夏国的认识，也是这一时期两国经济文化交流的一个反映。

对于汉代中国与西域文化交流第一次高峰的形成来说，张骞的两度出使西域，可谓筚路蓝缕，功不可没。这两次出使，张骞曾亲至中亚的大宛、康居、大月氏、大夏、乌孙等国。后来不少记载曾提到张骞从中亚诸国带回了多种当地的植物，这些植物由此传入中国。据载，其中可入于药用的植物即有葡萄、红蓝花、胡桃、胡荽、安石榴、大蒜等，如《史记·大宛列传》称："张骞使西域，得其（按：指葡萄）种而还，种之，中国始有。"晋人张华《博物志》有云："张骞使西域还，乃得胡桃种。"虽然张骞及其随员有可能将上述某些植物携归而引种中国，但将十数种植物的传入汉土全归于张骞名下，当也有附会与传闻的成分在内。不过，这些中亚诸国的植物在汉代传入中国，是可以肯定的事实。其中有些可供药用的植物，逐渐成为重要的传统中药品种。

汉武帝时期，还有成药自中亚大月氏国传入汉庭。旧题汉代东方朔撰《海内十洲记》（一说为六朝人依托所作）载有"凤麟洲，在西海之中央"，产"神药百种"；又有：

聚窟洲，在西海中申未地……洲上有大山，形似人鸟之象，因名之为人鸟山。山多大树，与枫木相类，而花叶香闻数百里，名为反魂树……伐取木根心，于玉釜中煮取汁，更微火煎如黑饧状，令可丸之，名曰惊精香，或名之为震灵丸，或名之为返生香，或名之为震檀香，或名之为人鸟精，或名之为却死香，一种六名。斯灵物也，香气闻数百里。死者在地，闻香气乃却活，不复亡也。以香薰死人，更加神验。

这里的"西海"，据《史记·大宛列传》："于阗之西，则水皆西流注西海。"所指非今咸海即里海；又《汉书·西域传》："条支国临西海。"指今波斯湾。故所谓风麟洲、聚窟洲，地当中亚或西亚阿拉伯地区。《海内十洲记》又载，聚窟洲所产香药经由"西胡月支国"献于汉武帝：

征和三年（前90年），武帝幸安定。西湖月支国王遣使献香四两，大如雀卵，黑如桑椹。帝以香非中国所无有，以付外库。……到后元元年（前163年），长安城内病者数百，亡者大半。帝试取月支神香烧之于城内。其死未三月者皆活，芳气经三月不歇。于是信知其神物也，乃更秘录余香。……明年，帝崩于王柞宫，已亡月支国人鸟山震檀、却死等香也。

月支古族，史载仅见于中亚，原游牧于敦煌、祁连间，汉文帝前元三至四年（前177—前176年）间，遭匈奴攻击，大部西迁塞种地区（今新疆西部伊犁河流域及其迤西一带），称大月支，其余入南山（今祁连山），称小月支。虽然"西胡"一词西汉时多指葱岭以东各民族，但据贡香使者称其国离长安路途遥远，而其时大月支正当活跃之时，故这里的"西胡月支"当系葱岭以西的大月支。又提到"月支国人鸟山"，则聚窟洲、西胡月支实为一地也。晋初张华《博物志》亦载有此事，文字较为简略，记武帝以香药疗疫事亦仅行于宫中，"宫中病者即日并差"，较为切实一些。看来，此事记载虽不无荒诞难测之处，但西汉时大月支来献丸药一事当属可信。这也是中国与西域中亚国家医药交流的较早记载。

南亚次大陆的印度在西汉时被称为身毒，东汉时改称天竺。由于喜马拉雅山脉的相阻，所以与中国的陆路交通更为不便。秦汉时期中国与印度在医药方面交流的记载甚少。惟旧题西汉刘歆撰、实为晋葛洪所作之《西京杂记》载，汉宣帝刘询即位前因巫蛊之祸被系狱中时，曾臂系"身毒国宝镜一枚，大于八铢钱。旧传此镜照见妖魅，得佩之者，为天神所福，教宣帝从危获济。及即大位，每持此镜，感咽移辰。"刘询在位时，曾设置西域都护，对发展西域地区的生产，保障东西商路畅通，都有一定作用，也可见其对中西交通的重视。身毒宝镜的作用之说虽不免流于迷信，但毕竟在客观上反映了人们仰以消灾祸、保安康的期待，从这个意义上说，宝镜与医药卫生也不无联系。

值得注意的是，虽然秦汉时中国与印度间直接的医药交流记载甚少，但印度医药知识借佛教传入中国却另有踪迹可寻。印度佛教的全部学问概称为"五明"系统，包括内明、因明、工巧明、声明与医方明。据《大唐西域记》卷二载，印度佛教教授学徒，"七岁之后渐授五明大论"。其中内明即佛学，是佛教特有的宗教内容；而医方明是关于医药的知识，本非佛教自身特有的学问，其来源是古代印度医药知识。从理论上讲，佛教僧尼对医药知识都应有所了解。从历史情况看，兼行医术的僧尼历代也不乏其人，而佛教经典中也有一些有关医药卫生的文献。

早期的中印陆路交通主要是经由中亚。两汉之际，贵霜帝国成为中印交通的枢纽。贵霜帝国是大月支人在约公元1世纪中叶所建的一个庞大帝国，其盛时疆域西起咸海，东至葱岭，南达北印度的恒河和印度河流域，国都富楼沙（今巴基斯坦白沙瓦市）。其国迦腻色迦王时期（约120—162年）成为佛教的中心，对于佛教的发展及其向中国的传布起了极大的作用。佛教（主要是大乘佛教）最初即由大月氏于两汉之际传入中国。尤其在东汉末年，不少大月氏僧人如支谶、支谦等东来中国，传布佛教，翻译佛经，自然也传播了有关的印度医药卫生知识。（参见上节，此处从略）

张骞通西域后，中国人的地理知识扩大到亚洲西部，对欧洲也开始有所了解。《史记·大宛传》载有"黎轩"一国，《后汉书·西域传》称为"大秦"，云："大秦国一名犁鞬，以在海西，亦云海西国。"此皆指罗马帝国，当时其版图西起西班牙、不列颠，东达幼发拉底河上游，南自非洲北部，北迄多瑙河与莱茵河一带，正当极盛期。公元1世纪末，西域都护班超曾遣甘英使大秦，但未果。《后汉书·西域传》载大秦亦有制作香药之俗："合会诸香，煎其汁，以为苏合。"又载"桓帝延熹九年，大秦王安敦遣使自日南徼外献象牙、犀角、瑇瑁"。安敦当即罗马皇帝马可·奥里略·安敦尼（Marcus Aurelius Antoninus，121—180年），其于162年至165年间遣兵东征安息直至波斯湾头。大秦使所献之物，是作为珍异之物进献的，但中医学历来也入于药用，尤其犀角一味为重要的中药品种。

秦汉时，在中国与西域诸国的经济文化交流日渐增多的情况下，除西域诸国医药传入中国外，中国医药外传西域诸国也应是情理中事，但这方面的史料几付阙如。唯据《海内十洲记》载，"凤麟洲"之"西国王使"曾于武帝天汉三年（公元前98年）向汉武帝进献胶、裘二物，后武帝"厚谢使者而遣去，赐以牡、桂、干姜等之诸物，是西方国之所无者。"所赐牡、桂、干姜，均为传统中药。此事如属实，当为具体中药外传西域的较早事例。另外，中国蜀地特产邛竹杖至少在秦汉时已可能通过缅甸等地输往印度，因张骞出使西域时曾在大夏得见从印度买到的此物。杖类多为老年保健用品，故此事也与中国医药卫生用品外传印度不无关联。

第二章　两晋南北朝时期中外医药交流

（公元 265—581 年）

中国医学历经春秋战国与秦汉之经验总结与理论提高，日益步入成熟阶段。首先，中医学的发展已坚决地与巫术、巫医决裂，逐渐形成、完善着自己独特的理论体系；其次，在十分丰富的医疗经验积累的基础上，不但概括了脏腑、经脉、营卫气血、四气五味、四诊八纲以及阴阳五行学说之引进，而且成功地运用这些理论思维以为疾病之诊断、治疗原则及遣方用药之指导，使千百年积累的用药经验及非药物疗法的针灸、按摩、导引及诸种外治法，绳之以理论指导。此外，对疾病的认识水平也由于经验积累而更加提高。更重要的是，此期奠基性著作也已完成，而且达到内容丰富、指导性强、理论结合实际、容易掌握的先进水平。例如，中医学理论奠基之作——《内经》，包括《素问》与《灵枢》两部还有《八十一难经》；中医学临床奠基之作——《伤寒杂病论》，包括以治疗传染病、流行病为重点的《伤寒论》，以及治疗内、外、妇、儿各科杂病为重点的《金匮要略》；中药学奠基之作——《神农本草经》等，在世界东方居于领先的地位。

中医学以其在亚洲之先进水平，秦汉以来已渐渐引起周边国家与民族的注意，其相互交流尚处于萌芽状态，或只限于某些药物之互通有无之赠送，医疗交往还比较少见。两晋南北朝时期，中国医药卫生理论与技术水平进一步提高，相继出现多种诊断与临床学科奠基之专著。例如：切脉诊断专著《脉经》，针灸专著《针灸甲乙经》，中药学专著《本草经集注》，临床急救手册《肘后救卒方》，外科专著《刘涓子鬼遗方》等，特别是后来传至日本并成为教科书的综合性著作《经效小品》方，也完成于此一时期，从而更扩大了中外医学之交流。

第一节　中医药在朝鲜影响扩大

两晋南北朝时期，朝鲜仍处于高丽、百济、新罗三国分立局面，三国与中国之西晋、东晋、宋、齐、梁、陈等政权大都保持着比较密切的关系。在文化交流、商品互易、人员交往方面，虽然有时多时少或短时中断者，或因政权交替，或地域隔阻未能相继者，但中、朝两国之交流，在此期仍然得到不断的发展，富有成效，对促进两国之间文化、医药卫生交流有着极大的作用。还在公元 372 年，高句丽已仿照中国设立"太学"，教授儒家经典著作。僧医边布道边施医，把中医学在朝鲜传播开来。[1]

　　关于医药卫生文化交流，朝鲜引入了汉文字、佛经、儒家经典等，并仿中国"太学"之制，进行文化教育培养学人、国家管理人才等，使中国科学文化在朝鲜产生了深远的影响。特别是中国由于政局动乱，多次成批难民人等移居朝鲜，这些人中，又多有统治阶层之有知识、有文化之人士，或为有特殊才能、具科技知识而被挟裹到朝鲜，或应朝鲜方面要求而派往者。如此为数众多的中国人移居朝鲜，其对两国文化、科学技术、建筑、医药卫生之交流产生的影响是不能低估的。

　　梁武帝萧衍，"修饰国学，增广生员，立五馆，置五经博士……于是四方郡国，趋学向学，云集于京师矣。兼笃信正法，尤长释典，制涅盘、大品、净名、三慧诸经义记……名僧硕学，四部听众，常万余人……阴阳纬候，卜筮占决，并悉称善"。[2] 在此盛况影响下，朝鲜十分重视引进中国文化、医药卫生等。

　　朝鲜百济国"中大通六年（534年），大同七年（541年），累遣使献方物，并请涅盘等经义、毛诗博士，并工匠画师等，敕并给之。太清三年（552年），不知京师寇贼，犹遣使贡献；既至，见城阙荒毁，并号恸涕泣。侯景怒，囚执之，及景平，方得还国"[3]。由此可以看出百济与中国梁王朝建立了十分密切的友好关系。同时可知，百济在引进中国文化方面的重大举措：派遣使节专程向梁武帝请求六朝时期盛行的佛教经典和精通当时普遍重视的毛诗的学问家，以及引进佛经、修建寺庙的建筑师、

[1] 张文宣. 古代中朝医药交流简史 [J]. 中华医史杂志 ,1991(2):107.
[2] 姚思廉 . 梁书 : 武帝纪下 [M]. 北京 : 中华书局 ,1971:96.
[3] 姚思廉 . 梁书 : 诸夷 [M]. 北京 : 中华书局 ,1971:805.

雕塑师、绘画寺院壁画的画家美术师等图书与人才。在精通佛经、毛诗者及工匠、画师等人才中，必不可少的包括有中国之医僧、医师等。梁武帝满足了百济的要求，命以所请数给予。这批各方面专家与文化典籍到了百济，必定受到十分的重视，他们在朝鲜文化、科学技术，包括医药卫生等方面的工作，在发展朝鲜科学文化事业方面的作用和影响是可想而知的。

《北史》在记述高丽官制以及与中国之交往史事时称："官有大对卢、太大兄、大兄、小兄……褥奢、翳属、仙人，凡十二等，分掌内外事……书有五经、三史、《三国志》《晋阳秋》。"又于论述百济国时指出："其人杂有新罗、高丽、倭等，亦有中国人。""又知医药、蓍龟，与相术、阴阳五行法……其王每以四仲月祭天及五帝之神"。[1]《周书》在记述上述有关史事更为明确："百济者，……兼爱坟史，其秀异者，颇解属文，又解阴阳五行，用（刘）宋元嘉历，以建寅月为岁首。亦解医药卜筮占相之术……土田下湿，气候温暖，五谷杂果菜蔬及酒醴肴馔药品之属，多同于内地。"[2]其官制"各有部司，分掌众务"，"内官有前内部、谷部、肉部……功德部、药部、木部、法部、后官部"等。综观上述史料，不难看出，朝鲜三国时代不但大力引进了中国文化、艺术、科学技术，而且大力引进了中国医药理论与医疗经验。所设药部，显然是管理医药事务之机构。其学人不但爱好坟史古籍，其才能出众之士，对其属文颇能释解阐发。《周书》《北史》等如此评论朝鲜学人之水平，亦足见其研究中国典籍之出众才

---

[1] 李延寿. 北史：卷 94[M]. 北京：中华书局,1971:3115,3119.

[2] 令狐德. 周书：百济 [M]. 北京：中华书局,1971:887.

能和实际水平。需要说明的是，南北朝时期之史书在此评论的同时，还强调了"又知医药、蓍龟，与相术、阴阳五行法"，"又解阴阳五行"，"亦解医药卜筮占相之术"，并说，"多问于内地"。这就明确反映出朝鲜三国时代，特别是百济、高丽两国在引进中国医药学方面，也已有了一定的深度，其富有中医学理论修养和专长中医学医疗技术经验者，并非只是中国移居朝鲜的中医师，而且很可能早已为朝鲜医药学家所掌握且运用自如。

又考《周书》所记朝鲜百济之职官，其十三等之"嫛属""仙人"，或与医药卫生有关。因为"嫛"，亦可作"醫"解，有可能为管理医药事务之官职，待考。至于"仙人"一职，属于方士，或有医疗技术者，应无疑。可作旁证者，如：北魏"天兴中（398—403 年），仪曹郎董谧因献服食仙经数十篇，于是置仙人博士，立仙坊，煮炼百药……而炼药之官，仍为不息"[1]。朝鲜百济王朝仿中国北魏王朝，亦设有仙人博士一职。两个王朝在自己的官制系统中均设"博士"一职，其职能当类似。

公元 561 年（陈文帝天嘉二年），吴（今苏州吴中区与相城区一带）人知聪，携内外典、本草经、脉经、明堂图等 164 卷，经由高句丽赴日本传授医学。日本学者研究认为，知聪在居留朝鲜一年间，向朝鲜医学界、僧界传授中医学、佛学等，影响很大。朝鲜学者认为，中医学之医方也已为朝鲜医学家所引用。他们指出，《百济新集方》所收录之治肺痈方和治丁肿方等，即来自中国葛洪之《肘后救卒方》。又如医事制度，朝鲜百济国即

---

[1] 魏收 . 魏书：释老志 [M]. 北京：中华书局,1971:3049.

仿照中国南北朝之体制，设置有医博士与采药师。[1] 与此同时，朝鲜的医疗技术与药物也传至中国，为中国医药学家所赞叹和引用。梁代以山中宰相而著称的医药学家、炼丹家陶弘景，在其《本草经集注》中，已收录高丽、百济药材有：人参、金屑、细辛、五味子、款冬花、白附子等 11 种，并强调："人参乃重百济者，形细而坚白，气味薄于上党；次用高丽……形大而虚软，不及百济。"可知梁代不但大量引入朝鲜产中药材，而且对人参之产于百济、高丽及中国上党（治所在今山西长治）之质量优劣，亦颇有研究鉴别，这说明其知识、经验可能系中、朝两国医药学家的共同心得。又如，另一部药物学名著——《名医别录》，有以为亦系陶氏所撰，记述有"生金不炼，服之杀人，高句丽炼成器，可服"。由此可知，高丽在朝鲜三国时代曾掌握了高水平的炼金技术，并为其在医疗上成功应用之经验所肯定。

中国针灸传到朝鲜并为其针灸医师所掌握，而且得到了令人叹服之发展。《酉阳杂俎》记述："魏时有句骊客，善用针。取寸发斩为十余段，以针贯取之。言发中虚也，其妙如此。"此术或有夸大之嫌，不过也能说明当时高句丽针灸医师之诊疗技术以及其冶金炼制医针之技术已达到十分高超的水平。这亦可见新罗王以医针作为献礼，贡献给唐高宗，并非偶然，也足以说明其制针技术确实高明。隋代杨上善《黄帝内经太素》一书中，曾有"人毛发中虚，故邪从虚中入也"的论点，杨氏之观点或本于内经之发挥，或接受上述高丽医学家之经验，或杨氏之论与高丽医学家之论同出《内经》。总之，高丽医学家关于发中虚

---

[1] 张文宣. 古代中朝医药交流简史 [J]. 中华医史杂志,1991(2):107-110.

以及用针可以贯取者，语虽玄妙，但足可说明高丽医学家掌握了中国针灸学技术，反过来游学中国而能为中国针灸学家之师，令人钦佩。

第二节　中医学在日本影响扩大

两晋南北朝时期，中国政权南北分裂，西晋、东晋、魏、齐、梁、陈等，处于分立的局面；朝鲜也是高句丽、百济、新罗三国鼎立之势；日本更是小政权林立，以本州大和地区为中心的大和国自3世纪始，征讨周围诸政权而统一了全日本。这个历史时期，中、朝、日之分裂内战实有类似之处。然中国儒家文化、佛教文化、医药卫生，以及政治、经济、国家体制等等方面，均在亚洲处于先进行列。朝鲜与中国山水相连，接受中国之先进文化、科学技术、艺术、医药卫生等，比日本更早。因此，朝鲜之文化艺术、医药卫生此期虽不如中国发达，但较日本却要进步得多，这显然与地理环境有着较密切的关系。因为，朝鲜与中国陆地相连，虽然也相隔大海，但距离较近。而日本距朝鲜很近，与中国虽然也是一衣带水之邻邦，但去朝鲜却要比到中国便利得多。所以，日本引进中国文化、科学技术、儒佛文化、医药卫生，大多始于此时而转引自于朝鲜。特别是朝鲜半岛南部之百济与日本的关系更为密切。不久，中日之间之直接往来日益增多，日本引进中国之文化、科学技术、医药卫生，比较朝鲜，其规模反而大大超过了。

中日此期的文化、科学、医学交流，在内涵上、层次上、形式上，与中朝之间的交流颇多类似。如向中国奉贡特产，要求修好和赐予封号，请诸涅槃经义、五行三史、历法、医学家、医学书籍等。或由儒、僧带出，或由日方派遣使节专程请求，或由中国移民直接及经由朝鲜移居日本而带去者。如此，时不间断，代不乏人。通过与朝鲜、中国之交往，日本着力引进较自己先进的生产技术，促进了本国农业、手工业的发展；通过较广泛的吸收中国地文化、科学技术，为加强王权之统治地位等，也提供了政治思想武器。儒学、佛学以及与人们密切相关的中医药学、卫生保健等，也都从这一时期有目的地被引进日本，或称之为正式开始传入日本，并在日本得到发展、壮大，从而产生了巨大的影响。例如：公元 285 年，朝鲜百济国王应日本朝廷的要求，派遣王仁儒学博士到日本传授中国儒学，王仁将中国儒学经典《论语》10 卷，以及中文启蒙课本《千字文》等献给应神天皇，为日本朝野王公大臣等所重视。王仁即为日本皇家、贵族举办教育，传授儒家理论与学识，担任其教授。此后多时，百济一直担当着向日本传播中国儒学的桥梁角色。日本医史学家富士川游认为："吾邦人往来高丽，散见于神代之历史记载，与中国交流则始于彼邦周代。吾邦与外国交通，发端于太古时代，此后与吾邦交通之有关记载，散见于中国之书，然此仅为我西陲一带人民与彼土之往来。崇神天皇时，经任那而致外国之风渐入吾邦。神功皇后征服新罗后，文艺智巧自海外传入，吾邦文化因而受其影响，然此多限于物质方面，尤止于工艺之术，精神文化所受之影响并不明显。应神天皇时，百济贡《论语》《千字文》等汉籍，吾邦朝廷始有文字，中国之学随之而入，儒教亦伴之而来。

此前，孝灵天皇朝，秦人徐福来吾邦求取仙药，留于斯土，其方因有百工技艺，医人亦在其中，然正式采用外国医方则始自允恭天皇朝（452—461年）。允恭天皇三年秋月，新罗王金波镇汉纪武（金为姓，波镇乃官名，汉纪为号，武为名）任调贡大使，御调八十一艘船进贡。此人熟谙医方，治天皇之疾获效，天皇喜而厚赏赐归。雄略天皇三年（506年），诏征良医于百济；百济贡以高丽医人德来，德来应征至，居于难波，子孙世代以医为业，世称'难波药师'。钦明天皇十四年（567年）夏六月，诏遣使于百济，欲使医博士、历博士、易博士等轮番来朝，并随送种种药物。翌年春正月，百济国奉诏献医博士王有陵陀、采药师潘量丰及丁有陀。允恭天皇朝，征彼邦良医，二百年间，非但药方，医博士、采药师亦求自彼邦，随着其术之传播，韩医方日愈兴盛。"[1]又如公元513年起，百济曾先后派五经博士多人去日本，传授《易经》《书经》《诗经》《礼记》与《春秋》等儒家经典。公元538年，日本又经由朝鲜之百济引进中国之佛教。《北史》称"倭国……无文字，唯刻木结绳，敬佛法，于百济求得佛经，始有文字。知卜筮，尤信巫觋……略与华同"。朝鲜有文字，由中国引进汉字，当早于日本。日本有汉字，看来也从朝鲜引入佛经开始。汉文字被朝鲜、日本引入应用，无疑为中日文化交流和医药卫生交流创造了良好的条件，发挥了极为重

---

[1] 富士川游. 日本医学史 (决定版)[M]. 东京 : 形成社 ,1979:16.

要的作用。

中国医药卫生传入日本，根据日本学者研究，始于公元 4 世纪末的仁德天皇时代，是通过朝鲜南部的医学家带入日本的，这是日本接受外来医学的最早记载。但其人之名姓已不能考知了。

围绕允恭天皇即位问题，涉及诊治天皇之病，有一段记载。《古书记》载有："此时新罗国贡进船八十一艘来，御调之大使名号金波镇汉纪武。斯人深知药方，使彼使治天皇之疾病，服药数剂，大有效验。"浅田惟常《皇国名医传前编》也载有："（金武）新罗人，允恭帝自为太子时得疾，艰于步行。即位三年，征医于新罗。新罗王遣武为调贡大使兼献方，帝服之而愈。"《古事记》述此情节时，指出反正天皇驾崩，皇太子是当然的继位者，但是太子提出他有慢性病，不肯即位。"然上自太后，下至诸卿，因强奏以遂践大祚"。正值此刻，朝鲜之新罗派金武大使赴日本贡船，由于金武深知药方，为皇太子（允恭天皇）诊治而病愈。然而，《十训钞》却记载，"然疾病未瘳，群臣虽劝即位，不许之，于是遣专使于新罗招良医，以使治之，弗豫忽愈，以践帝祚"。此说与前述稍有不同，即皇太子是在请求朝鲜医生金武治愈后才即天皇位的。无论如何，允恭天皇曾请朝鲜新罗医生诊治疾病这一点上则是共同的。而《日本医事大年表》对此事之记述，情节较为详细，且比较可信。此书认为，允恭天皇为皇太子时所患慢性病（长病）见于史籍当为初登帝位的元年，即公元 412 年。同时，引《日本书记》语："皇子谢曰：我之不天，之离笃疾，不能步行，且我已欲除病。独非奏言，而密破身治病云云。"不难看出，允恭天皇因为自己有病不愿登帝位，以及请金武为其诊疗等, 似乎是可信的, 否则不会有那么多日本学者屡述此事。有人怀疑, 即使允恭天皇有病, 并请朝鲜新罗医师金武为其治病, 均属事实, 但也不能说明这位朝鲜医师掌握之医术即为中医学。这似乎是个问题。但考察朝鲜三国时期与中国的医药学关系, 以及朝鲜固有医疗保健技术水平等, 也并不难作出判断。至少, 金武所掌握的医疗技术最大的可能还是中医学, 我想, 其理由是显见的, 兹不赘述。日本著名医史学家富士川游一针见血地指出, "破身治病"一词, 可能就是针刺放血治疗。这可证明, 金武给允恭天皇治病是运用了中医学特有的针灸疗法, 或放血疗法。按照历代医学家经验, 针灸疗法、放血疗法等, 均对步履艰难之慢性骨关节疾患是确有疗效的。

公元 459 年, 雄略天皇依允恭天皇遣使到朝鲜请医疗病之事例, 再次下诏征求朝鲜百济良医, 百济派遣了高丽医师德来应征。德来赴日后即定居于难波(今大阪), 其子孙世代以医为业, 史称其为"难波药师"。据载, 公元 608 年随推古朝遣隋使到中国学习医药学之药师惠日, 即德来医师的第五世孙。

公元 553 年夏六月, 日本钦明天皇时, 由于日本天花流行, 又先后承继惯例, 第三次向朝鲜百济王朝提出请求派遣医师药师等, 并要求引进药物, 以兴办医学教育, 培养医学人才。次年春, 百济王应聘派遣医博士王有陵陀、采药师潘量丰、丁有陀等人赴日传播医药知识。同时赴日的还有应邀的五经(《论语》《礼记》《易经》等)博士, 以及历博士等同往, 是一个阵营大而有实力的博士讲学团。按照中国隋史、唐史记载, 医博士、采药师其职能是负责教授内、外、妇、儿、五官、角法等临床各科医学理论与医疗技术的教官的最高职务；药师则是负责本草学之药效、药剂、药物栽培、药物鉴定，以及采药、制剂、炮炙等理论与技术的教师。朝鲜医博士、采药师、五经博士、历法博士等是由中国引进的，故其所派遣到日本者，其传授之医学、药学理论知识与技术，无疑本自中医学。

必须指出，日本有关医史文献所载，或称金武、德来等等，所传入日本的所谓"韩医方"，正如日本近代著名医学家、医史学家大塚敬节先生在《东洋医学史》中认为，韩医方可能就是经朝鲜传入日本的中国医学。我国著名医史学家范行准先生也认为"朝鲜也很早有由中国医学孕育而成的'韩医方'"。

前已提及，中医学传至日本，其早期多经由朝鲜百济或新罗朝实现的。稍后，中日两国之医学交流即步入了直接的交往。据现代学者考证，中日医学直接交往者，即吴人知聪携带医书赴日了。但对此事的细节，也有一些不尽一致的看法。范行准先生考证认为："于钦明天皇在位二十三年（562年）兴兵侵略高句丽，掳吴人知聪而归，当时并携大批医书如《明堂图》等共164卷而去。这对日本建立汉医的历史起着巨大作用。至公元602年推古天皇时，有百济僧劝勒携方术等书至日本，政府即派三四人向他学习医学，实为日本医学教育的开端。"据考，当时日本泛指中国南朝为吴地，称其人为吴人。知聪，是吴王照渊之孙，国亡后寄居朝鲜。知聪带到日本的书籍有内外典、药书及《明堂图》等164卷。无疑这是中国医药书籍直接传至日本的最早记载。关于知聪赴日，另有一说，知聪是在日本的大伴狭手彦率兵攻高丽，于公元562年8月班师时，随狭手彦移居日本的。总之，无论被掳，或随往，知聪到日本，为中日医学交流及为日本发展中国医学作出了巨大贡献。除知聪外，知聪之子善那使主也继承父业，继续在日本业医，于公元645年（大化元年）以制牛酪进献孝德天皇，得天皇信任，赐以"和药使主"（医药学权威）的称号。从此，知聪之子孙世袭"和药使主"之职位，均为中医学在日本的发展，以及为日本医学的进步，发挥了重要的作用。例如，知聪之后裔，和药使主黑麻吕与其弟和药使安主雄均受天皇赐给亲近臣下之姓氏——宿弥，以嘉奖其在医疗上之贡献。知聪家族子孙后代已不再是中国人，而成为日本人了，或称其为渡来人，又或称为归化人。其实，日本所称为渡来人之中国移居日本者，是成批成批或个别被邀、被征而到日本定居之中国人，以公元4、5世纪从大陆或朝鲜半岛赴日者为多。如应神十四年（283年）秦始皇之后代弓月君率领秦人20县之民移居日本；应神二十年（289年），汉灵帝的后代阿知使主及其子都加使主率领汉人17县之民迁居日本。又如雄略天皇七年（463年），原留居朝鲜百济的带方郡中国人，其中多陶、鞍、画、锦等精工巧匠之辈，也都举家大批由朝鲜再迁日本。为区别于前期东渡日本之秦人、汉人，史称这批迁居日本者为新汉人。

此外，关于《针经》之传至日本者，目前还有不同看法。据浅田惟常《皇国名医传前篇》："传云，钦明帝十三年，梁文帝赠《针经》，帝赐其书于纪河边多兔麻吕……按皇国通于彼，以隋大业中为始，而云梁文帝，盖自百济而献之也。"对此，史世勤所考有一定说服力。史世勤称："按浅田氏所记梁文帝当是梁元帝之误。因梁代帝王无'梁文帝'之称，有简文帝，但已于551年死于侯景之乱，552年正是梁元帝萧绎主事之时，故以元帝为是。关于赠书日本，我国史书未见记载。当时日本并无使者来梁，包括僧侣在内的民间往来亦未见录，因此，推测赠书是通过百济国使者转达给日本的。据《梁书·诸夷传》，百济曾多次遣使朝梁，如'献方物并请《涅盘》等经义、《毛诗》博士，并工匠、画师等，敕并给之'，又'太清三年（549年），不知京师寇贼，犹遣使贡献；既至，见城阙荒毁，并号恸哭泣。侯景怒，囚执之，及景平，方得还国。'考侯景占据京都（今南京），于552年农历三月被杀，'传其首于江陵'。当时梁元帝在江陵（今湖北荆州）。百济使者被释后，如往江陵拜谒，元帝赠书，或在此时。史称元帝好读书，藏书极丰，故赠书之举，亦在情理之中。正值当年9月，百济有使者赴日，向日本钦明天皇赠送释迦佛金铜像和幡盖经籍等，此时转达梁元帝所赠的《针经》是完全有可能的。梁元帝是该年农历十一月于江陵即皇帝位的，此前虽未称帝，但后人写史习惯以帝称之，而谓梁元帝赠书。"[1]

第三节　中越医药卫生交流

中越医药卫生交流在两晋南北朝时期，因中国内乱，政权分立，对外影响缩小，故两国交流显著减少。医药卫生方面的

---

[1] 史世勤. 中医传日史略 [M]. 武汉：华中师范大学出版社,1991:12-13.

往来则更为稀少。公元 265 年，扶南曾遣使向西晋贡献方物，其中有香药等。《晋书·四夷传》："（扶南）食器多以银为之，贡献以金、银、珠、香。亦有书记府库文字……武帝泰始初（晋武帝司马炎即位）遣使贡献，太康中（280—289 年）又频来，穆帝升平初（357 年），复有竺旃称王，遣使贡训象，帝以殊方异兽，恐为人患，诏还之。"可见在晋初，扶南遣使至晋者尚较经常，所贡之珠、香等，虽属生活装饰之用，但也早已是中国常用之药物了。又《南方草木状》一书论述豆蔻时指出："旧说红豆蔻花，食之破气消痰，进酒增倍。泰康（即晋武帝太康）二年（281 年），交州（晋时治所，包括今越南及广西、雷州半岛等地）贡一筐，上试之有验，以赐近臣。"可知交州所贡豆蔻在当时即用以破气消痰及解酒精中毒，而且经晋武帝司马炎亲自试用有效而尝赐给近臣，其后之大量引入当属意料中事。《南史》卷七十八记述有关中越交流之史实有多条，如，大明二年（458 年），林邑王范神成又遣长史范流奉表献金银器、香、布诸物；又（刘）宋文帝十八年（441 年），跋摩（林邑王范天凯之子弼毳跋摩）复遣使送天竺旃檀瑞像、婆罗树叶，并献火齐珠、郁金、苏合等香;（梁）普通元年（520 年）、中大通二年（530 年）、大同元年（535 年），累遣使献方物，五年（539 年），复遣使献生犀。《梁书》卷五十四在叙述林邑国时指出：又出磈瑠、贝齿、吉齿、沉木香，多为药用之品。该书还特别介绍了沉木香："沉木者，土人斫断之，积以岁年，朽烂而心节独在，置水中则沉，故名曰沉香。次不沉不浮者，曰筏香也。"《梁书》也多类似记述。此论点为多家本草著作所引以为据。又南齐时文学家阴铿，他的妻子在越南时，由于感受地气卑湿而患下腹胀病证，适遇由苍梧（广西梧州）来的道士林胜在越南采药，为阴铿妻用"温白丸"而治愈。从此，该方流传越南。林胜也曾行医于越南。这是继汉代董奉在越行医治病后的又一突出例证。

第四节　中国与东南亚诸国之医药交流

中国古籍记录中国和东南亚的海上交通，以班固的《汉书·地理志》为最早。汉武帝时（公元前140至公元前87年），中国汉使的船只从南印度和锡兰回程时，常通过马六甲海峡和新加坡海峡，[1]并在马来半岛或苏门答腊补充购买日用品和粮食，或进行贸易。

汉代以后，除了中国使节外，中国之高僧和商人也常经过马来西亚、新加坡和文莱。

根据《梁书》的记载，在中国南北朝时，马来半岛北部的狼牙修（今属泰国的北大年或丁加奴）[2]、中部的丹丹国（今吉兰丹）和婆罗洲北部的婆利国（即宋代的勃泥，今文莱）[3]以及槃槃国（今沙捞越）等，都和中国有邦交往来。丹丹国曾6次派遣使者到中国，并献上火齐珠、古贝、牙像、牙塔、香药、金、

[1] 朱杰勤.汉代中国与东南亚和南亚海上交通路线试探[C]//暨南大学历史系东南亚史研究室.东南亚史论文集:第1集.广州:暨南大学历史系东南亚史研究室,1980:1-9.
[2] 吴元黎,等.华人在东南亚经济发展中的作用[M].汪慕恒,薛学了,译.厦门:厦门大学出版社,1989:198.
[3] 林远辉,张应龙.新加坡马来西亚华侨史[M].广州:广东高等教育出版社,1991:29.

银等物。婆利国和槃槃国也曾遣使馈赠沉香、檀香等香药给中国。

《后汉书》记载：顺帝永建六年（131年），印度尼西亚的叶调国（今爪哇岛）最早取海道到中国通商；较后的中国史籍如《梁书》《南史》《宋书》等，也提到在南朝的刘宋王朝和梁王朝时期，爪哇中部的诃罗单国、西部的多罗磨国（又称为阇婆达国或阇婆婆达国），苏门答腊东南部的干陀利国（即宋时的三佛齐）和婆皇国（又称为婆皇国或蒲黄国），都曾遣使前来中国。当时，各国输入中国的主要物产是璩瑂、象牙、犀角和各种香料，而中国从番禺输往东南亚各地的主要物品是青铜器、陶器和黄绢等。[1]根据《汉书·地理志》记载：汉武帝曾派遣外交使节及随行商人出国访问都元国（今越南岘港）、谌离国（今缅甸丹那沙林）和邑卢没国（今泰国叻丕）等地，他们携带了黄金、杂绢（帛），以交换受访国的明珠、璧琉璃及其他香料异物等。[2]

秦汉时期，中外海上交通不限于两地政府间的交往，民间的贸易关系，也逐渐密切。

泰国位于亚洲中南半岛上，最迟在公元前后，泰国地区就出现了早期的国家组织。关于古代泰国地区国家的历史，因为没有文字资料保存下来，只能依据中国史籍的零星纪录作为依据，可窥见泰国与中国在医学交流方面的一些痕迹。为了清楚，中泰医药交流于此章中叙述。

在泰国，首先建立林阳这个国家组织的是孟族，林阳又称嘌扬，是Rammanya的同音异译。《太平御览》引用东吴时的

[1] 余思伟. 中外海上交通与华侨 [M]. 广州：暨南大学出版社,1991:96.
[2] 李学民，黄昆章. 印尼华侨史 [M]. 广州：广东高等教育出版社,1987:9.

康泰著《扶南土俗记》说：“扶南之西南有林阳国。”又同书引万震的《异物志》说这个国家“地皆平博”。所以，孙权在公元229 年派康泰到扶南访问时，已得知在公元 1 到 2 世纪时，泰国有林阳国的存在。当时的林阳商人十分活跃，经常到印度和扶南经商。林阳国后来在扶南国势强盛时，被扶南征服。

自秦汉时起，中国文化向南传播，据《太平御览》卷 790中的“金邻国”条记载：“金邻一名金陈，去扶南可二千余里。”地出银，人民多好猎大象，生得乘骑，死取其牙。“条目中的金陈，就是孟族建立的另一个古国。暹罗湾古称金邻大湾，就因为金邻国而得名”。

公元 5、6 世纪时，泰国中部地区出现了堕罗钵底国（Dvaravati），首都设在今日的佛统。堕罗钵底国位于湄南河下游的广大地区，人民种稻、麦、麻和豆，也盛产闻名的“堕和罗犀”，被誉为“美犀”。《通典》卷 188 中，有“民多以农商业”的记载，堕罗钵底国商业贸易发达，由此可证明。

泰国	邑卢没国	堕罗钵底国	罗斛 兰那 素可泰	阿瑜陀耶王朝 （暹罗） 曼谷王朝
马来西亚	狼牙修 （马来半岛） 丹丹国 （马来半岛） 槃槃国 （沙捞越）	丹丹国 （马来半岛） 赤土国 （马来半岛）	佛啰安 （马来半岛）	满剌加国 柔佛王朝
新加坡	（略）	（略）	单马锡 （龙牙门）	单马锡 （柔佛王朝属地）
印尼	叶调国 （爪哇） 诃罗单国 （爪哇） 多罗磨国 （爪哇） 干陀利国 （苏门答腊）	室利佛逝 （苏门答腊） 诃陵国 （爪哇）	三佛齐 （苏门答腊） 马打蓝国 （爪哇） 新柯沙里国 （爪哇）	满者伯夷 （爪哇） 苏木答剌（苏门答腊）
菲律宾	（略）	（略）	麻逸国 （民都洛岛） 三屿 （加麻延） 猫里雾 （明多罗岛）	苏禄 （苏禄群岛） 猫里雾 （明多罗岛）
文莱	婆利国	婆利国	勃泥	渤泥（文莱）

第五节　印度医学继续传入及其影响

两晋南北朝时期，印度医学继续伴随着佛教而传入，并对我国医学开始产生影响。

这一时期，佛教医方明经书继续翻译为中文，诸如西晋法护译的《佛说胞胎经》；东晋昙无兰译的《佛说咒时气病经》《佛说咒齿经》《佛说咒目经》《佛说咒小儿经》；南朝刘宋沮渠京声译的《治禅病秘要经》，法贤译的《迦叶仙人说医女人经》《啰嚩拿说救疗小儿疾病经》，施护译的《佛说医喻经》，昙摩密多译的《五门禅经要用法》；北朝后秦鸠摩罗什等译的《禅秘要法经》《坐禅三昧法门经》《禅要诃欲经》等；北周攘那拔陀罗与耶舍崛多译的《五明论》等等。还有未被《大藏经》收录的古代印度医籍，如后秦释罗什译的《耆婆脉诀》。此外，我国西域地区的医书也被译入，如后秦时佛陀耶舍诵译的《羌籍药方》。这些以印度为主的医药译著，丰富了当时中国的医药学宝库。

关于"四大"学说，《禅秘要法经》论述了"四大"的特性，云："风性不住，水性随流，火性炎盛，地性坚硬，此四大性。"自然界万物借"四大"而生长、变化，所谓"假于地大，体坚不坏，火大照育，水成众性，如是动作"。"四大"在人体有其所合，如"身内地大者，骨齿爪发，肠胃腹肝心肺，诸坚实物，悉是地大"。"四大"学说除了用来说明人体生理运动之外，还用来解释人体发病、疾病变化之理。如发狂一证，依"四大"说认为是"因热病故，生大瞋恚，心脉悉开，风大入心，是故发狂"。到两晋南北朝时期，"四大"学说已开始影响我国医学。最明显的要数南朝名医陶弘景整理东晋葛洪《肘后救卒方》为《补阙肘后百一方》(简称《肘后百一方》)。其理由是："昔应璩为《百一诗》，以箴规心行，今余撰此，盖欲卫辅我躬。且《佛经》云，人用四大成身，一大辄有一百一病。是故深宜自想，上自通人，下达众庶，莫不各加缮写而究括之。"百一，是指四大除本身之外，尚能各变生一百，合为四百零四种，对疾病则为四百零四种病。如《佛说胞胎经》载："地水火风，一增生百病，风适多则百病生，热多则生百病，寒多则生百病，食多则增百病。三事合会，风寒热聚，四百四病，同时俱起。"

关于受胎、胚胎发育，《佛说胞胎经》有较集中的论述。佛教认为，神灵凭借父母不净之精而成胞胎，父母只是受胎的条件，与胚胎无因果关系，所谓"神入彼胎则便成藏。其成胎者，父母不净精亦不离，父母不净又假依倚，因缘和合而受胞胎"。并引入"四大"学说进行阐述，"因父母缘则立地种，谓诸坚者。软湿水种，热暖火种，气息风种"，遂"得成四大"。接着叙述了胚胎发育规律，以七日为一律（一周期），逐一论述每一律"四大"在胚胎发育过程的作用。如第一律："七日处彼停住而不增减，转稍而热，转向坚固则立地种，其软湿者为水种，其中暖者则为火种，关通其中则为风种"；第九律："第九七日，其胞裹内于母腹藏，自然风起，吹变九孔，两眼两耳、两鼻孔口处及下两孔"；第二十一律：自然化风"吹其儿体令出肌肉"；第三十七律："自然风起，吹其儿体，令生毛发……"；第三十八律：自然风"吹转儿身，令应所在，下其两手，当来向生……脚上头下，向于生门"。其中"风"的作用尤为突出，所谓因"风种而得长大"。这里介绍的七日一律、共三十八律的胚胎发育期与现代观点非常接近。这种学说的"四大"曾为中国学者所引用，但这种胚胎发育规律在现存中国医学典籍中尚未发现。也许因为中国汉代已有了自己的胚胎发育理论。例如北齐徐之才的"逐月养胎方"以十月为期，与马王堆汉墓出土之《胎产书》所记一致。以后医家多从此说。

在印度医学中，以针拨白内障术对我国的影响最大。至迟在南北朝时期，金针拨障术已为国人所知。在当时两度汉译的《大般涅槃经》卷8中就有记载说，目盲者求医，"良医即以金箆决其眼膜……（盲者）乃言少见"。这种针拨术在当时还不仅仅限于佛典文献的介绍，而且在我国已有施行的实例。如《南史》载，梁文帝（424—453年）第10子萧恢"有目疾，久废视瞻。有道人慧龙，得疗眼术，恢请之。及至，空中忽见圣僧。及慧龙下针，豁然开朗"。另一佐证是，《北史》载，张元的祖父丧明3年，张元为其祖求佛祈祷，"经七日，其夜梦见一老翁，以金箆疗其祖……"金箆，即状如箆子的金针。

咒禁，是人类医学不发达时期的共同现象，宗教则延长了咒禁的生命。这一时期，有关佛教咒禁疗法的译品颇多。如《佛说咒时气病经》《佛说咒齿经》《佛说咒目经》《佛说咒小儿经》《啰嚩拿说救疗小儿疾病经》等，用咒法治疗时气病、目齿病、小儿病等，除了记载了一些病名之外，别无意义。其中也有咒法配合药物治疗的情况，如《啰嚩拿说救疗小儿疾病经》，记述了印度僧侣给小儿治病的情景：一边念咒，一边焚香，然后用药洗方（蓖麻油、麻荆子或叶、荜茇、罗树叶、啰嚩迦药）水煎，洗浴患儿，反映了神力无能而借用药力这样一个事实。这是佛教医学乃至宗教医学的重要特质。另外，在佛教医方明译品中，无一不带有佛教因果、轮回、报应之类的说教，这也是其特点之一。

南朝时昙摩密多和北朝时鸠摩罗什等译出的几部禅定佛典，是佛教禅定气功的重要著作，和东汉安世高所译的《大安般守意经》一样，对隋代智颢所创"止观"禅法也曾产生过影响。

东汉安世高译的《佛说㮈女耆域（婆）因缘经》有所见一切草木，无非药者的记载，至北凉（397—439 年）昙无谶译的《大集经》卷9更有明确的总结性名言，即"天下所有，无非是药"，这是古代印度名医耆婆"凡物皆药"思想的概括。唐代名医孙思邈对此大为赞赏，在他撰著的《千金翼方》卷一中说："有天竺大医耆婆云：天下物类，皆是灵药。万物之中，无一物而非药者，斯乃大医也……所以述录药名品，欲令学徒知无物之非药耳。"这种凡物皆药的思想对于扩大药用物品种类有积极意义。在这一时期，印度产药物已见诸我国医书。如东晋葛洪《肘后救卒方》记载"药子"一物，署明婆罗门胡名叫"船疎树子"，这是现存中医书中可以见到的最早的印度药物的记载。

在佛经译品中，有古代印度医生诊疗及其方法的记述。如《佛说医喻经》云：世有4种良医"知病识药"，可称之为"医王"，即"一者，识知某病，应用某药；二者，知病所起，随起用药；三者，已生诸病，治令病出；四者，断除病源，令后不生"。采用的治病手段，除了药物内服之外，还有"烟熏水灌鼻""从鼻窍引气"、泻、汗等法。古印医行医施药,在敦煌壁画中有形象生动的描绘。如敦煌莫高窟296窟北顶东端,绘于北周的《福田经变》"广施七法"之三"常施医药疗救众病"的壁画是一幅诊病施药的画面:两位家属扶着半躺的患者,医生在一旁精心诊脉,身后一人正在用药臼捣制药物。

中印医学交流是伴随着两国佛教徒的交往进行的。据《晋书》载,天竺佛图澄(232—348年)于两晋怀帝永嘉四年(310年)到洛阳,善咒禁方术,当时后赵主石勒之子暴死,经佛图澄救治而复生,于是说服石勒信佛,"百姓因澄故多奉佛,皆营造寺庙,相竞出家"。《神僧传》亦载,"有痼疾世莫能治者,(佛图)澄为医疗,应时疾瘳"。这一例子再次说明佛教借医术以传教,医学藉佛教以流传的交互关系。《续高僧传》卷2载,北天竺僧那连提黎耶舍于天保七年(556年)来北齐,住太平寺中,"收养厉疾",进行必要的护理和治疗。我国医学对印度也有过一些影响,如6世纪高僧宋云西行求法,后在《行纪》中介绍了华佗医术在印度传播的情况。

第三章　隋唐时期中外医药交流

（公元 581—960 年）

隋统一中国后，结束了将近 4 个世纪两晋南北朝政权分立、内战不息、人口减少、经济衰退、科学文化与医药卫生发展缓慢的局面。中国重归统一，为科学文化、医药卫生之发展创造了良好的环境与条件，加之隋唐两代的一些统治者比较重视文化与医药卫生，单就医药学而言，出现了许多规模宏大的总结性著作。例如，《四海类聚方》2600 卷，又如集大成的《诸病原候论》《小品方》《千金要方》《新修本草》《千金翼方》与《外台秘要》等，不但为中医学的发展作出了影响深远的贡献，而且为中医学同国外的交流及向外传播发挥了巨大的作用。与中国政局发展趋势相仿，日本、朝鲜也先后统一，进入较为稳定发展的时期，他们渴望学习中国高度发展的文化、科学艺术与医药卫生，从管理体制、机构到人才和学术著作的引进，以及派遣留学人员到中国考察、访问，都十分活跃。

隋唐时期，特别是唐代，是中国封建社会的盛世，政治稳定，经济繁荣，科学文化、医药卫生先进，国内外海陆交通发达，对周边甚至远在欧洲的许多国家与民族，产生了巨大的吸引力。例如，朝鲜、日本、越南、印度、阿拉伯各国，多派使者、学问僧、学者来到中国，考察科学文化艺术及宗教、政治经济，或加强彼此之贸易与交流。隋唐盛世，约有近百个国家和地区与中国建立了相互交往的官方或民间关系。中国的科学文化不断传至外国，国外的科学文化也相继被传至中国，并为中国学者所吸收发展。当时的中国首都——长安（今陕西西安），成为中外文化与经济交流的中心。正如英国研究中国科学文化历史的著名学者李约瑟博士所指出："在迎外与仇外两种态度反复交替为特色的中国（欧洲也如此）历史中，唐代确是任何外国人在首都都受到欢迎的一个时期。长安与巴格达一样，成为国际人物荟萃之地。阿拉伯人、叙利亚人和波斯人从西方来到长安，同朝鲜人、日本人、中国人和印度支那的东京人相会……"当时的长安是世界最大的城市，居住着国内外人民近百万，国内外客人往来于长安络绎不绝，学者云集，商贾伙众。长安不但是当时世界商贸交易的中心，更是世界科学文化艺术的交流中心之一。围绕人类保健的医药卫生理论与技术，更是这一欣欣向荣的互易巨流的重要组成部分。特别是中朝医学交流、中日医学交流、中印医学交流、中国与阿拉伯医学交流，都空前活跃，十分频繁。中国医学被大批甚至完整地传至朝、日、阿拉伯等国家或地区。同时，印度医学、阿拉伯医学，也相继被比较完整地引进中国。各国医学发展相互借鉴和吸收先进成果，促进了各自保健事业的进步，也促进了各国医疗事业不同程度的迅速发展。

第一节 中医学在日本的蓬勃发展

中国隋唐时期,相当日本飞鸟(593—710 年)、奈良(710—794 年)与平安时代(794—1192 年)之早期,此时,日本已进入统一的封建社会,政治经济、科学文化日趋进步。公元 7 世纪,圣德太子执政期间,提倡儒、佛文化,推行改革和发展科学文化的政策。为了较迅速的进步,他通过派出"遣唐使"直接到中国寻求帮助,从而大量移植中国先进的儒文化、佛文化。公元 645 年,留学中国多年的高向玄理、僧旻等,是"大化改制"革新政治的主要设计者。日本的改革效法唐代的政治律令制度,结合自己的实际,建立了一整套比较完备的管理国家的体制。公元 701 年,文武天皇颁发了《大宝律令》。至此,大化改制基本完成,史称为"律令国家"。公元 710 年,天皇迁都平城京(今奈良),公元 794 年再次迁京平安城(今京都),在此期间,日本不断派遣"遣唐使",进一步引进中国政治、科学、文化,完善其律令,形成了日本统治国家的基本法典。

遣隋使与遣唐使:在隋代统治短短 38 年中,日本派遣"遣隋使"先后 4 次。推古八年(600 年)日本即遣使来中国,公元 607 年再次派遣小野妹子与归化日本之中国人鞍作福利作为翻译,携带国书途经百济国(朝鲜)到隋。公元 608 年,隋朝派裴世清为使节,陪同小野妹子一行到达日本,受到推古女王、圣德太子及百官群臣的欢迎。同年 9 月,裴世清辞别日本回国,日本推古天皇派遣小野妹子为大使,鞍作福利为翻译再次来中国，同行者还有药师惠日、倭汉直福田、高向玄理、僧旻等 8 名留学生；公元 614 年，第 4 次遣隋使，又派犬上御田锹等来中国。在唐代，日本天皇先后 19 次派遣遣唐使，最初每次 1—2 船，每船约 120 人。其后规模逐渐扩大，每次 4 船，约有 500 人。据木宫泰彦《日中文化交流史》统计，公元 7—9 世纪的 200 年间，日本派遣唐使 19 次、38 船，计有 5000 人次入唐，其成员有大使、副使、判官、录事等外交官员；另外有造船、修船之工匠，掌握航行的航海长、卜部、舵师、桨师、水手长、水手、武装保卫人员等；船上还有负责汉语、新罗语及奄美语的翻译、文书以及主神（掌祭祀）、医师，阴阳师、画师、乐师，以及各种手工艺匠人等等。其次，就是来中国学习各种科学技术等的留学生、学问僧及大量朝贡、互易的物品。每次遣唐使都集中了日本外交、儒学、佛学、科技、工艺、美术、音乐、医药卫生等方面的优秀人才，以取得遣唐引进中国科学文化之最佳效果。

日本人为了学习掌握中国文化、科学技术、医药卫生知识，有的甚至两次、三次至中国，或在中国滞留多年，甚至有人终生定居中国以方便日人在中国学习考察者，或更邀请中国各方面学者赴日讲学。在约 200 年间，形成了中日历史上文化交流的鼎盛时期，中国文化被系统全面而深入地引进日本，给日本文化、礼俗、文字、艺术等等，几乎可以说是无微不至的影响，其影响之深远至今每每可见。随着官方遣唐使于公元 894 年停止，民间商船往来逐渐兴盛。公元 842 年至公元 907 年的 60 多年间，民间商船往来达 37 次之多，这一举动虽属商贸，但其中不乏学者、学问僧之往来，对促进中日间的文化交流、中国图书带到日本，继续发挥着重要的作用。中日文化交流更趋向民间发展。日本医史学家富士川游在《日本医学史》中指出：

佛教传来后七十余年，唐医方亦进入吾邦，吾医术因而蒙受巨大影响。推古天皇十六（608 年）年九月，遣药师惠日、倭汉直福田等入唐学医，后十五年归朝，奏曰："唐国法式完备，鲜有也，宜与之交通。"较此更早，虽有钦明天皇朝（539—571 年），吴人知聪携药书、《明堂图》等医书来朝，然唐医方之兴乃始于惠日、福田等留学彼邦而直接传习其术归朝之时。时隋已亡，唐代之，医书有《诸病源候论》（隋）、《千金方》之类鸿篇，以此二书为中心，发达之隋、唐医方遂取代韩医方，予当时之医学以显著影响，此从唐医方兴盛七十余年后制定之《大宝令》中可窥一斑。

一　成套引进中国医事教育制度

从日本推古朝遣隋使始，日本政府即以大力引进中国之典章制度等为要务。特别是大化元年（645 年）开始的改制，更加加速了日本全面效法隋唐统治体制的进程，似已成为日本的国策和求发展进步的必由之路。公元 668 年，日本政府制定了第一部法典——《近江令》，十多年后又编出《飞鸟净御原朝廷令》，又名《天武令》。大宝元年（701 年），日本政府在前两部法典的基础上，制定了第三部法典——《大宝律令》，从而基本完成了大化改制所预定的目标，由此也表明了日本已步入了封建制国家。公元 718 年，日本政府在执行《大宝律令》的过程中，又对《大宝律令》进行了若干增补，养老二年又公布了《养老律令》。

《大宝律令》之律为 6 卷，令为 11 卷，其中《医疾令》可以说是日本最早的、用法典形式确定的医事制度。以下仅据日本学者根据平安朝（794—1192 年）初期编纂辑录的《令集解》等书之内容，以及日本医史学家整理的古代医事制度面貌做些介绍，从中可以明显看出，日本改制几乎完全是模仿隋唐时中国的医事制度。这里让我们引用日本医史学家富士川游博士的评述予以说明：

孝德天皇即位初年（645 年）始立年号为"大化"，又仿隋、唐之制立法，然尚未制定律令。天智天皇时（662—671 年）撰令十二卷，天武天皇（672—686 年）朝修定之，至文武天皇大宝元年（701 年），据天智天皇以来之制撰定律六卷、令十一卷，此名《大宝令》，吾邦至此始有医事制度。然《医疾令》散佚不传，集《类聚三代格》《政事要略》《令集解》《续日本纪》诸书引用之佚文，亦仅能见其梗概。

医官：依《大宝令》，中务省置内药司，内药司设正一人、佑一人，令史一人、侍医四人、药生个人、使部十人、直丁一人，掌督御药（此官宽平八年 [896 年] 并于典药寮）。宫内省置典药寮，设头一人、助一人、允一人、大属一人，少属一人、医师十人、医博士一人、医生四十人、针师五人、针博士一人、针生二十人、按摩师二人、按摩博士一人、按摩生十人、咒禁师二十一人、咒禁博士一人、咒禁生六人、药园师二人、药园生六人、使部二十人、直丁二人、药户、乳户等，总管医事。较此更早，天武天皇（672—685 年）《日本书记》有"四年正月，丙午朔，大学寮诸学生、阴阳寮、外药寮云云，捧药及珍异等物进"之文。外药寮之名不见于《大宝令》，典药寮即《天武记》所载之"外药寮"。

除内药师、典药寮外，卫门府设医师一人，左右卫士府各设医师二人，左右兵卫府各设医师一人，太宰府设医师一人，诸国设医师一人。

规定充任医师者须受典药寮国学之教习，毕业后经一定考试，博士由医人中取医术精良者任之，各国之博士及医师，取国内医人任之，若国内无，乃从旁国选用，补任之后，不得无故离职。

医事制度：据《大宝令》，学校有大学与国学之分，大学教习五位以上官员及史部之子弟，置于京师，由大学寮掌督。国学置于各国，教习郡司子弟，由国师掌管。医学教育准此，其学校亦有大学及国学。大学设于典药寮，其学生取自以"药师"为姓（如蜂田药师、奈良药师）者及三世相承习医之名家，次取庶人之聪明伶俐者，年龄在十三岁上、十六岁下，限四十人。

国学置诸国，教授之医方及生徒之修业年限并准典药寮教习之法。其医生限大国十人，上国八人，中国六人，下国四人。生徒别为医生、针生、按摩生、咒禁生、女医、药园生。其讲习之科目如下：

医生讲读《甲乙经》《脉经》《新修本草》，兼习《小品方》《集验方》等，既读诸经，乃分业教习之，即医生四十人，分二十四人学体疗、六人学创肿、六人学少小、四人学耳目口齿，以专其业。

针生讲读《素问》《黄帝针经》《明堂》《脉诀》等，兼习《流注经》《偃侧图》《赤乌神针经》等书。

按摩生学按摩、伤折之方及绑缚之法。

咒禁生主咒禁，学解忤、持禁之法。

女医取官户之婢年十五上、二十五岁下性识慧了者三十人，教以安胎、产难及创肿、伤折针灸之法。

药园生讲读《本草》，习辨识诸药形性及采种之法。

学习年限，医生习体疗者七年，少小及创肿各五年，耳目口齿以四年学成，针生七年，按摩生三年、女医以七年业成。

考试之法依准大学生之例，医生、针生、按摩生、咒禁生由博士试之，每月一试；典药头，助试之，每年一试；宫内卿，辅年终总试。若有术业灼然过于任官者，虽不及其业成年限，摈退旧人，以新生补之；若在学九年业无成者，退之。

医、针生业成之日，具其形状及学业成绩申送太政官，式部更试之，以及第者补医师、其选叙与进士同格，过于明法（习法律之人）。自学而知医者，投名典药寮请试，可准医、针生之例受试。

国之医生，由医师每月试之，年终由国司试，以定优劣。若有考试未及第者，随状科罪，不充课业；终无长进者，命其退学。

由此观之，规定医生讲习之课程、制定考试法规、限定修学年限、使自学者考试而采用之等诸般制度，其时略已完备。又别体疗（内科）、创肿（外科）、少小（儿科）、耳目口鼻等专科，业已始于其时。

大化改革至此凡六十年，模仿隋、唐制度，遂致《大宝令》之制定。

不难看出日本学习引进中国卫生设施和推行医学教育制度、医学教材等是何等深刻与广泛。中日医学交流达到历史上第一次高潮。正如日本学者木宫泰彦先生在《日中文化交流史》一书中所概括的那样："日本有识之士，由于遣唐使一度接触到优秀的中国文化，并多少吸收了一些以后，决不会就此满足，必然倍加赞叹向往，狂热地试图汲取、模仿，遣唐使的派遣就是实现这种愿望的手段。"虽然日方在9世纪末因某种原因停止了遣唐使的派遣，但终由民间商船之往来所替代，实则更深入地促进了交流的发展，一般人士也能有机会互访了。

二　大量引进中医学典籍

随着日本广泛引进和深入学习中国医药保健制度及学术，中医学学术著作经由遣唐使、留学生以及中国应邀访日人员等携带至日本者，其数量之大令人吃惊。

关于医学教科书，《大宝律令》中规定，当时日本医学生所用课本有《针灸甲乙经》《脉经》《新修本草》《小品方》《集验方》《黄帝内经素问》《黄帝针经》《黄帝明堂经》《脉诀》《流注经》《偃侧图》《赤乌神针经》等。天平宝字元年（757年），孝谦天皇发布命令重申：医学生学习的教科书有《黄帝内经素问》《黄帝针经》《针灸甲乙经》《脉经》《本草》《明堂》《脉诀》等。公元927年成书的《延喜式》更进一步明确规定："凡应讲医经者,《太素经》限四百六十日,《新修本草》三百十日,《小品》三百十日,《明堂》二百日,《八十一难经》六十日。""凡《太素经》准大经,《新修本草》准中经,《小品》《明堂》《八十一难经》准小经"。上述教材之几次调整和规定,说明日本之医学教育来自中国,而较中国又有发展,且比较具体。上述文献作为教科书必对日本医生有着巨大的影响。

关于隋唐五代传入日本的中医学著作,根据公元891年日本宇多天皇宽平三年藤原佐世奉天皇之命编辑登记日本图书目录《日本国见在书目》来看,该书比较全面系统反映了日本政府收藏中国传入日本典籍的情况。其内容分为易、书、诗、礼、乐、春秋、孝经、论语等40类,1579部,16790卷。医方是其中一类。除极少数日本书籍外,几乎全系中国传至日本者。据研究,《日本国见在书目》所载典籍约为中国《隋书经籍志》《旧唐书经籍志》《新唐书经籍志》所载文献的1／2。也就是说,当时日本所收藏的中国典籍仅比中国本身少一半。更有价值的是《日本国见在书目》还收录了中国书目所未收藏的文献。富士川游《日本医学史》叙述《日本国见在书目》之中医书目时,详列了160余部、1309卷之书名、卷数及其作者,而中国学者统计为166种、1107卷。

能够确证《日本国见在书目》所记载的中国传至日本的中医学典籍的,那就是北宋时日本医学家丹波康赖于公元984年所撰《医心方》所引用、参考的中国医书。该书虽编撰于北宋太平兴国年间,其所引用参考者当系五代之前已传入日本之中国医书,现抄录如下,以显示隋唐时期中日医书交流之盛况。

《医心方》引用书目

明堂经（黄帝明堂经）	扁鹊法
素问经（黄帝素问经）	华佗针灸经（华佗针灸法、华佗法）
黄帝九卷	
圣记（纪）经	湛余经
太素经（太素、黄帝太素经）	背腧度量法
针灸经	本草经
蛤蟆经	陶弘景本草注（陶氏、本草注）
蛤蟆图经	苏敬本草注（新修本草、苏敬）
金腾灸经	药性论
通玄经（通玄）	本草拾遗（拾遗）
最胜王经	本草稽疑
龙衔素针经	本草食禁
八十一难	本草杂禁
八十一难杨注	神农经
扁鹊针灸经（扁鹊针灸法、天医）	神农食经
食经	医门方
马琬食经（马琬）	龙门方
孟诜食经	广利方
脂玄子张食经（脂玄子）	广济方
集验方	救急方
录验方	急药方
效验方	灵奇方

应验方

随时方（随时应验方）

新录方（新录）

集要方

集略方

单要方

新录单要方

救急单验方

华佗方（华佗）

崔禹锡食经（崔禹食经、崔禹）

朱思简食经（朱思简）

七卷食经

柏子七卷食经

新撰食经

药对

徐之才方

膳夫经

病源论

千金方（按《见在书目》未列，

故其传日当在891年后，

984年前。）

小品方

张仲景方

张文仲方

令李方（令季方）

经心方

如意方

膏药方

玄感方

玄感传尸方

博济安众方

枕中方

撰集要方

样要方（极要方、拯要方）

备急方

要急方

龙花妙方

龙华方

慧日寺方

玉箱方

玉筋箱方

玉箱要录

葛氏方

删繁方（删繁论）

石论

服石论（靳邵服石论）

魏文帝秘方

隋炀帝后宫香药方

陶潜方	落年方
秦丞祖方（丞祖方，秦丞祖）	仙经
徐伯方	千手经
杂酒方	老子道德
龙树方	河图纪命符
治眼方	服气导方抄
眼论	黄帝养身经（养身经）
疗眼方	养生要集
痛疽方	养生要抄
招魂丹方	产经（产经妬乳方）
子母秘录	崔侍郎方
梅略方	苏敬脚气论（苏敬论）
传信方	三家脚气论
真人集辨方	稽康养生论
得富贵方	延龄经
徐大山方	延龄图
鉴上人秘方（鉴真方）	候水镜图
德贞常方（德贞常）	素女经
刘涓子方	玄女经
胡洽方	大清经
范汪方	玉房秘诀
僧深方	玉房指要
耆婆方	吕氏春秋
耆婆脉诀经	淮南子

百济新集方	礼记
新罗法师方（新罗法师流观秘密	史记
要术方）	晋书
文子	华佗别传
庄子	颜氏家训
南海传	续齐谐记
搜神记	平诗
养性要集	抱朴子
养性要抄	药像敦
养生志	私记（甲乙经私记）
养生方	金遗录（金匮录）
延寿赤书	西王母玉台丸方
大唐延年方	外台秘要
发命书	圣惠方（原书引用一条，
博物志	恐为后人旁记误混正文）
广志	

从《医心方》引用书目来看，丹波氏撰述时所参考之中医学典籍，几乎囊括了中国隋唐前之医学要籍，其中许多在当时的中国也是流传不广的。所引书目共计 160 余部，在数量上约与《日本国见在书目》相当，这不但说明了《医心方》是日本的一部权威著作，无疑也大大增加了该书的文献学价值。

三 中药材之引进与移植

日本中医学术之繁荣，必然要大量引进中药（日本称中药为汉药），中日两国商船之往来，中药材贸易是其重要内容之一。令人钦佩的是，唐代传入日本的中药材有一部分至今还珍藏在日本著名的皇家文物宝库——正仓院。正仓院本是奈良时期东大寺存放宝物的仓库。公元756年圣武天皇逝世，光明皇后将天皇在世时所用的一部分遗物施献给东大寺，这其中包括纳入药账的中药材60种，账外药材20余种，共7柜，21盒，以及药物容器10余种。这些药材至今仍然完好如初地保存在正仓院。从时间上估计，鉴真和尚公元754年到达日本，756年5月圣武天皇逝世，光明皇后于6月将其生前未用完之中药材施献东大寺，光明皇后于公元760年也逝世，正仓院所藏中药材恐怕主要还是由鉴真东渡带至日本的。其中药物容器盖之内侧还墨书有药名斤两等。

正仓院药物别添第一号，奉卢舍那佛种种药帐，详列60种药材之数量、包装、剂、斤两分。如"麝香卌剂、重卌二两……赤石脂七斤二两，右纳第一柜；人参五百卌四斤七两，右纳第九、第十、第十一柜；大黄九百九十一斤八两，右纳第十二、十三、十四柜……冶葛卅二斤并壶，右纳第廿一柜。……天平胜宝八岁六月廿一日"。署名者有"从二位行大纳言兼紫微令中卫大将近江守藤原朝臣仲麻吕"等五人。

鉴真和尚东渡时带至日本的药物，据朱晟研究，有麝香、沉香、甲香、甘松香、安息香、零陵香、青木香、薰陆香、荜茇、诃黎勒、胡椒、阿魏、蜜、蔗糖、甘蔗等。其中部分交由正仓院完好保存至今。《日本药学史》作者清水藤太郎认为这是"千古未有的世界奇迹"。1948—1950年间，以日本药学界元老——朝比奈泰彦博士为首的10位专家，对正仓院所藏中药进行了深入细微的研究，获得许多成果，其中芒硝并非一般所述的硫酸钠，而是硫酸镁，而硫酸镁一直被认为是英国学者于1695年发现的，英国研究中国科技史专家——李约瑟，对此予以特别关注，因为这一发现将硫酸镁的发现向前推了1000年，而发现者是中国、日本学者。

唐代的香药也是日本遣唐使喜欢携带回日的药品之一类，有关记述甚多。如园仁《入唐求法巡行记》所述，仁明朝遣唐使藤原常嗣（838年入唐）回国时，该遣唐使团中有人在扬州市场上抢购香药。《续日本后记》还记述了这个团曾将带回日本的药品、礼物等，在建礼门前搭起临时帐篷3个，向官员出卖，时称之为"官市"。此外，那些被带回的药品、香药、礼物，首先要留作皇宫使用，并作为天皇分赐亲王、参议与近臣的珍贵奖品。香药除用以防疫驱邪外，主要用作许多疾病的预防与治疗。正仓院保存的中国唐代传入日本的药物如麝香等即香药之一种。公元874年，日本为了满足国内对香药之需求，更"令大神己井、多治安江等入唐要求香药"。他们于公元877年回国时带回很多货物与香药，可见当时日本天皇对中国香药的需求明显增多。

除遣唐使团人员与天皇直接派人至中国购买香药之外，中、日两国商人也做香药生意。在《新猿乐记》一书中记载了冷泉天皇时（967—969年），有一位名叫八郎真人的商人，一年四季往返奔波于中日之间，"贮财宝于波涛之上，任风前浮沉，付命运于街衢之间，悬生死于路头"。在他所贩运的货物中，大多均属中药材与香药。例如：沉香、麝香、薰陆、龙脑、鸡舌、白檀、紫檀、巴豆、槟榔、空青、朱砂、胡粉、犀牛角等等。

日本在大量引进中药材的同时，也大力发掘其本土所产药材，称之为和药，但终因疗效不及中国所产者优越而并不理想。

总结以上，日本在公元 6—9 世纪之三四百年间，医疗用药从文献统计已达 920 种，其中大部分需由中国进口，这种状况至今还未明显改变。

四　鉴真和尚东渡传授中医药

鉴真（688—763 年），唐高僧，亦称过海大师，唐大和尚，本姓淳于，广陵江阳（今江苏扬州）人。他学究佛教三藏，游历洛阳、长安等地，后归扬州大明寺讲律传法，成为江淮间知名授戒大师。除佛学外，他对医药、建筑、文学、艺术也颇有修养。唐天宝元年（742 年），他应日本僧荣睿、普照等之邀请，东渡日本传经，经过前后 6 次航行，历尽千辛万苦，终于天宝十二年（754 年）抵达日本今九州南部鹿儿岛大字秋月浦，次年到达奈良，天皇派专使迎接，被迎入东大寺。在日本，鉴真因治愈光明太后宿疾，更受日本朝野的信赖，影响也日益扩大，朝野僧俗等重要人物都来拜谒。四月，鉴真在东大寺设坛，为圣武太上皇、光明皇太后与孝谦天皇等授戒。稍后，孝谦天皇授予鉴真大僧都，并于东大寺修唐禅院供其留宿，并赐给唐禅院水田一百町。公元 759 年，淳仁天皇又赐旧宅一座，按唐式修建 "唐招提寺"，孝谦太上皇亲自题写匾额，鉴真于唐招提寺建成后移居其内，讲经、授戒、看病、施药以及传播盛唐文化艺术等，均在此进行。公元 763 年 5 月 6 日，鉴真逝世于唐招提寺，葬于寺后园林之石塔中。

鉴真在日本生活了 10 年，他以精通佛学五明之医方明理论与技术、中医药学理论与技术，为发展日本汉方医学作出了巨大的贡献。日本医史学家富士川游引《本朝医谈》说："日本古代名医虽多，得祀像者仅鉴真与田代三喜二人而已。"他在论述日本僧医之作用时，又详细指出：

奈良朝时代，因佛法弘通，吾医术亦深受影响，其中尤当提出者有二：僧尼行医治病，受佛教影响而设立慈惠医院。

佛法渡来之初，已有依赖僧尼祈祷于佛陀，以图治愈疾病之事，此后二百余早，佛法逐渐盛行，僧尼以咒符祛除灾厄兼以治病者愈多。《大宝令》规定："凡僧尼，卜相吉凶及小道巫术者皆还俗，其依佛法持咒救疾，不在禁限。"（《僧尼令》第二条）禁止僧尼据小道（小道者，厌符之类。《令集解》曰："古记云，小道谓小厌小符之类，俗云小用师也。"）及巫术（巫术者，巫者之方术）治病，然公开允许据佛法、持经咒拯救病苦。元正天皇养老元年（717 年）四月壬辰，诏曰："僧尼依佛道，持神咒，救病徒，施汤药而疗痼疾，于令听之。方今僧尼则向病人之家，诈祷幻怪之情，庆执巫术，逆占吉凶，恐胁毫稚，稍致有求，道俗无别，终生奸乱。"（《续日本书记》卷七）由此推测当时之僧尼既兼巫职又行医事。

可见，令许据佛道持咒救疾，施汤药而疗痼疾，故此期僧兼医者甚多。据云为圣武天皇（724—758 年）诊病之禅师多达百二十六人之众，可知其盛况。僧医中著名者，天武天皇（672—686 年）时有法藏、元正天皇时（715—723 年）有法莲、孝谦天皇时（749—757 年）有法荣和鉴真。

鉴真对日本医药学发展有着很大的贡献，无论医学或药学方面，还是其所授之生徒门人都有着广泛的影响，据说《鉴上人秘方》即鉴真所传授者。另如《医心方》所引用之脚气入腹方、诃黎勒丸、鉴真服钟乳随年齿方等，亦来自鉴真医方。或谓奇效丸（百病药）等，也是由鉴真带至日本的。直到德川幕府时代，日本的药袋上还贴印有鉴真的图像，或印有奇效方图样者，可见中国鉴真和尚一行人对日本医药学影响之深刻了。

五　来华学习中医药学的日本医学家

药师惠日：又称慧日、医惠日，原籍朝鲜，是雄略天皇三年（459 年），日本向百济征求良医，百济所派医学家德来的五世孙，因留学隋唐学习医学获得佳绩而赐姓药师，故史称药师惠日。《续日本纪》载："远祖德来本高丽人，归百济，昔泊濑朝仓朝廷（雄略天皇）诏百济国，访求才士，爰以德来贡进圣朝，德来五世孙慧（惠）日，小治田朝廷（推古天皇）被遣大唐，学得医术，因号药师，遂以为姓。"木宫泰彦《日中文化交流史》

认为：公元 607 年小野妹子第一次使隋时，并未有留学生及学问僧随团；公元 608 年第二次遣隋时虽然带有留学生与学问僧各 4 位，但其中并无惠日之名；公元 614 年推古天皇派犬上御田锹为首的遣隋使，次年即回日本，随行人员不详。因此，木宫泰彦提出惠日可能是公元 614 年入隋的，按此则惠日在中国学习医药学当为 9 年。因为，他于公元 623 年才学成回国，是乘由唐返航的新罗使船回到日本的。又一说，认为惠日到中国学习医药学是随公元 608 年日本遣隋使小野妹子一行到中国的，如此则惠日在中国攻读中医学当为 15 年，其间经过隋唐之间的战乱。

惠日回到日本后，联合前后到中国学习中医药学的倭汉直福田、僧惠齐、惠光等人，向推古天皇上书说，"邦人（指日本）留学于彼（指中国）者，业皆熟习，宜召还"，并强调，"（中国）文物制度，具备于彼，聘使不绝，则于国家有洪益矣"；还特别向天皇提出发展日本文化医药事业的建议："大唐国者，法式备定，珍国也，常须达。"惠日等人的上书建议得到推古天皇朝野的重视，天皇遂于公元 630 年派出了日本第 1 批遣唐使，以犬上三田耜为大使，药师惠日被任命为副使。选惠日为副使，不仅因为惠日上书提出了加强日本与中国新政权——大唐进行文化医药交流的建议，更因为惠日曾长期留学中国，是对中国的风土人情、语言文化与医学已有颇多研究的学者。他热心中日交流传播也是选他作副使的重要原因。惠日两年后即公元 632 年回国，在唐留学的学问僧等也一同回国。公元 654 年，药师惠日第 3 次被派遣来到中国学习医学，引进中国医药文化与医事管理制度。药师惠日出身医药世家，长期热心向日本引介中国文物典章制度与先进的医学科学，30多年间3次来中国留学，而且有近20年是在中国度过，学习中医药文化，并将所学引进日本。他还两次任遣唐使副使,促进日本引进中医学等文化事业，他确实对发展中日医药学交流作出了重要贡献。

倭汉直福田：原是朝鲜籍中医学者，据《日本书纪》记载，他系"从新罗入本朝（指日本）投化，专功医术"。前已提及，公元608年他曾与药师惠日随日本遣隋使小野妹子一行到中国留学学习医术，他们都是日本派到中国的第一批日本留学生，于公元632年回国。前已指出，608年日本遣隋使名单有倭汉直福田，但未见惠日，因此可以说明，倭汉直福田在中国学习中医学确实度过了15个春秋，他被认为是日本派遣留学中国学习医学最早而且时间最长的一位。他也是热心参与上书天皇，建议引进中国医药文化、典章制度的学者之一。

秦朝元:其生父是一位日本遣唐僧人，法名弁正，一称辨正，俗姓秦，约于公元702年随日本遣唐使来到中国，与日本留学中国并通过中国科举考试，历任唐玄宗、唐肃宗、唐代宗三朝而官至三品的阿倍仲麻吕(701—770年)多有交往。弁正亦能诗，是一位围棋高手，在长安颇富声望，曾与唐玄宗对弈。他生而诙谐乐观，能言善辩，谈吐爽快，颇得玄宗皇帝的欢喜。弁正居中国多时，后还俗，与一中国女子成婚，生有二子，即朝元、朝庆，长子成年后回日本。故秦朝元是一位出生在中国、母亲是中国人、从小在中国受盛唐文化的熏陶教养、学识比较丰富的青年学人。回日本后，他仍坚持医药学钻研，医学修养更趋长进。公元 721 年，元正天皇为了表彰精于医药学术者，诏令赏赐，秦朝元以其精通医药方术而受赏，并获得从六位下之官职。公元 733 年，秦朝元以精通中国语言，被任命为日本遣唐使团之判官（或谓翻译）。由中国回日本后，他历任图书头、会计头等职。后来他第 3 次赴中国访问、探亲，但回日本不久就与世长辞了。秦朝元的父亲弁正，弟弟朝庆，长期居住中国，在长安终老。

羽栗翼（716—798 年）：羽栗翼也是出生在中国的一位日本医学家，他的父亲羽栗古麻吕，是公元 716 年随同日本第 8 次遣唐使团来到中国的。同来中国访求学问的还有著称于世的阿倍仲麻吕，即在中国科举为官的三品大臣——晁衡。他们都是互有交往的朋友。羽栗古麻吕在中国娶中国女子为妻，公元 718 年生一子名翼。羽栗翼 16 岁时，与父亲回到日本，即出家为僧，但朝廷以其才华而令还俗，继续研读中国文化。公元 775 年，羽栗翼奉命出任日本第 10 次遣唐使团准判官，在中国深入研习医药知识，回国后以医术而闻名遐迩。光仁天皇天应元年（781 年），羽栗翼曾奉敕于难波煎炼朴硝；公元 786 年更升任内药正兼侍医之要职，与当代名医和气广世并获良医之称谓。晚年，羽栗翼体衰，得到"帝悯其衰老，特许驾小车出入殿门"的殊誉，寿 80 岁而终。

菅原梶成（？—852 年）：菅原梶成，右京人，于公元 838 年随日本遣唐使团入唐请问医经疑义。他是以随团医师的身份，兼赴唐请教医经疑问的任务来中国访问的。由于梶成对医经已学有所成，医疗经验丰富，故朝廷命为遣唐使团的保健医师，更因其明达医经，特令其入唐请益，以释日本人学习中国医经之疑问难义。在中国考察中医两年后菅原梶成回国，但因所乘船只不幸遇飓风而漂流至南海，又与当地之人交战，故历尽艰难险阻，才驾着小舟回到日本。他由于在中国访问而提高了学识，历任针博士、侍医，还从事医学教育并担负为天皇保健等重任。他于公元853年升任从五位官职。

六　民俗所反映的中日医药卫生交流

公元7、8世纪，日本文学逐渐从民间口头相传承的状况，向着文学家创作的方向发展。例如：《怀风藻》（751年）、《万叶集》（771年）等诗集、歌集，标志着日本之中文文学与日文文学的形成。约于公元10世纪，日本出现了一部传说故事体裁的文学著作——《竹取物语》，这是日本古代日文小说形成的代表作。该书叙述了与中国嫦娥奔月十分类似的"赫映姬奔月"的故事。故事情节是这样的：一位伐竹老翁伐竹时，看见一根竹子发出光亮，走近一看原来是一个只有三寸左右的小人，便交老伴抚养，3个月光景，小人即长大成为一位漂亮可爱的大姑娘了，取名秀竹赫映姬。这时，远近向赫映姬求婚者不知多少，但均遭拒绝，唯独石作、车持、右大臣阿部御主人、大纳言大伴御行、中纳言石上麻吕等五位贵公子，他们死缠着赫映姬不放。姑娘给5位求婚者提出了5个永远也难以办到的难题，例如要石作皇子去天竺取大佛用的石钵……要右大臣阿部御主人去中国取火鼠裘……5位公子以冒险、欺骗、假造等手法，但均为姑娘所识破，未能得逞。其后天皇也企图强娶，也未能得逞。天皇又佯装打猎者向赫映姬求婚。然而，赫映姬和歌一首以示心志："只要一看到月亮，就禁不住感到这个世界很可怕，心里就悲伤起来……"并表示了誓不相从的心愿。她终于向养父母吐露真情。她说："我不是这世上的人，而是月亮上的人，只因前世有缘，所以才到人间来……本月十五的夜里，月宫就要派人来接我。"到了8月15日的子夜，果真很多人从天上腾云而降，在竹取翁草舍旁排下队列。他们带来一辆飞车，飞车顶上蒙着薄绢的盖子……一个天兵手里提着两只箱子，一只放着天仙羽衣，另一只放着不死灵药……赫映姬写好信后，就此乘上飞车，由百来名天兵天将护送，上天去了。赫映姬留下了不死之药，升天而去，奔入月亮。天皇命令把不死之药带到骏和国那座离天最近的山顶上点火烧掉，"这座山从此就被命名为富士山，据传那座山顶上至今还有浓烟直冲云霄"。富士，亦可写为不死，其意即长生不死之谓。

《竹取物语》接受了中国汉代方士们所编造的嫦娥形象，并将嫦娥改造成为一个日本女子，从而作为全书的主人公。而且以中国秦汉时期方士们妄求长生不老药的故事，引申而与日本国的象征富士山连接起来，也是十分巧妙的。如果说嫦娥与赫映姬还有一些并不完全相同的话，且看《竹取物语》（简称《竹取》）所述月仙下凡、五公子求婚，以及拒绝求婚之情节故事，若与中国四川藏族的《斑竹姑娘》（简称《斑竹》）做一比较，则更能看出其间的关系。例如，第一位求婚者，《竹取》作石作皇子去天竺取大佛用的石钵，《斑竹》则为土司的儿子去缅甸取金子制的吊钟；第二位求婚者，《竹取》作车持皇子取银根树上的白玉枝，《斑竹》则为商人的儿子取白玉的树枝；第三位求婚者，《竹取》作右大臣阿部御主人取火鼠裘，《斑竹》则为衙役的儿子取火鼠裘；第四位求婚者，《竹取》作大纳言大伴御行取龙头上发光的彩珠，《斑竹》则作患臆病的青年取龙额上的珍珠；第五位求婚者，《竹取》作中纳言石上麻吕取燕窝中的子安贝，《斑竹》则作高傲的青年取燕巢的金卵。何其相似乃耳。

七　日本医学专科与专著

隋唐时期，日本遣隋、遣唐使团之派出十分活跃，而且人数每每增加，在隋唐两代派往中国者约 23 次，总计 5000 余人次。在中国先进文化、医学的影响下，在日本有识之天皇、学者、佛教僧侣等的推动下，日本文化、宗教、医药卫生、国家管理等等，也都取得了显著的进步。日本医史学家富士川游在总结日本平安朝时期的医学成就时强调指出：

桓武天皇延历三年（784 年），迁帝都于平安，至文治二年（1185 年）源赖朝于镰仓设幕府，其间共四百年，称平安朝。因过去与隋唐交流，古代祭政一致之治日渐变化，至此以敬神崇佛为国政大纲。嵯峨天皇以降，朝野皆皈依佛教，国民思想皆为佛教左右，若疾疫起，先由僧徒祈祷，而后方为医药，忌秽恶之极，乃至有因厌恶病人弃之于途之陋习。且隋、唐阴阳五行之说随佛教而入，有了阴阳博士和阴阳寮，人多拘忌于朝仪。

社会风俗模仿唐风，益加浮华，人民尊从佛法，意志消沉。乘其社会风潮，吾邦奈良朝医学向前发展，穷力效仿唐医学，尤其是遣唐留学生归朝，大力倡导唐医方，名医哲匠在此期登场，有关学术著述亦多成于此期，至少京师医学已蔚然勃兴。其形骸模拟中国，其精神则移植于印度思想，但决不是融合或同化。当时之社会，神佛混淆，以至称神为菩萨，医学亦有此奇观。

以下我们再简要叙述一下日本有关医学专科与专著的发展情况，从中更可体察到中国医学此期对日本医学发展的深刻影响。在学科发展上当以医方之发展最为明显，其次为本草，以及针灸、解剖等等。

《大同类聚方》：隋唐时，传入日本的医学理论著作、医方著作等越来越多，前曾提及《日本国见在书目》所载日本当时所能看见的医书比之中国隋唐目录学著作所载医书，仅少1／2，有些还是中国未收录者。日本天皇仿中国重视典籍收藏与编制藏书目录的优良传统，也命令有关各方面的学者编撰目录著作，《大同类聚方》就是在平城天皇（806—808年）时，由于本身疾病以及全国疫病流行而命令出云广贞等集全日本有关各方面所藏医方编撰而成的。日本医史学家富士川游评介该书时指出：

据《大宝令·医疾令》之制，医生应学习《甲乙经》《脉经》《本草》《素问》《黄帝针经》《明堂》《小品方》《集验方》等舶来医书，其次为《诸病源候论》等隋唐医书。平城天皇（806—808年）忧古传之失，下命国造、县主、稻置、别首及诸国大小神社、民间望族、旧家等，征集传来之药方，使出云广贞、安倍真直等选编归类，撰《大同类聚方》百卷，（按约成书于公元808 年）古遗方由是而复现于世。

公元 868 年，又有菅原岑嗣（792—869 年）等奉敕编撰《金兰方》；公元 918 年，深根辅仁还撰有《掌中要方》，甚似医方手册之作。公元 930 年，源顺编撰《和名类聚抄》等，均在日本医方之发展上发挥了重要作用。

本草学与专著：中药学理论与药材知识早传入日本，不言自明。但中国药物学的日本化，成为日本学者自己的知识体系，必然要经过一个较长时间的吸收与消化过程。以下还是让我们引用富士川游的有关论述加以说明。他认为：

钦明天皇十五年（554 年），采药师施德藩量丰、固德、丁有陀自百济而来，此为识药之端。同二十三年（562 年），吴人知聪来，献《内外典》《药书》《明堂图》，至此始有药物书籍。推古天皇十九年（611 年）夏五月五日，天皇帅群臣药猎于大和菟田野，此后历代各朝屡有此事，（药猎者，言采药兼以田猎，以五月五日为期，《太平御览》曰："夏小正，曰五月，此月蓄药，蠲除毒气也。药猎源于中国习俗，甚明。）知此时已能辨识药物形状、推究药物性质。天智天皇十年（671 年）："春正月，以大山下，授（中略）火本日比子替波罗金须（解药）、鬼室信集（解药），以上小山上，授达率德顶上（解药）、吉大尚（解药）。"此处之"解药"通称药物学，这些韩人凭其学术而得进爵。

孝德天皇时，知聪之子善那使主献方书一百三十卷，药臼一尊，又献牛乳，赐姓"和药使主"。由此可知当时药物学之发展程度。

又如他所叙述：

本草学传入吾邦已久，然尚未能精西土药品。孝谦天皇时（749—758年），僧鉴真来朝，因精通本草，奉命鉴别药物之真赝，又将其学传予吾邦医家，始有本草学之名。（其传出上章）桓武天皇时，典药头大学头和气广世更编撰《药经太素》二卷，会诸儒于大学讲授，此为吾邦药物学著作之肇始。

公元918年，深根辅仁（一名深江辅仁，世代侍医出身）奉敕编成《本草和名》10卷，载药1025种，其药名以和汉对照，推动着本草学的日本化进程。

关于解剖：中国人体解剖学之发展，远在战国秦汉间已很先进，随着《灵枢》以及其他许多医书之相继传入日本，中国解剖学在日本也发挥着明显的影响，可惜当时尚未见有实际进行人体解剖者，但日本医生对人体体表及内脏之认识，也多以中国医书所论者为依据，不赘述。

《允恭天皇（411—421年）纪》载有"破身治病"，当系中国针灸已传入日本之证明。富士川游引述此段文字，指出："或有泻血一术，故不当云吾邦上古之时完全阙如，后世谓针术与灸术均传自中国。"当亦一家之言。

医经著作：日本嵯峨天皇弘仁二年（811年），日本医学家小野藏根编撰《太素经集注》，此书大约为日本医学史上第一部研讨《太素》之理论性著作。

中医学传入日本后，在隋唐时期，其影响可说是家喻户晓。例如，日本歌集《万叶集》（约771年），是古代日本文学逐渐从民间口耳相传趋于文人创作的最古老歌集之一，其中收有公元733年由山上忆良所编之《沉疴自哀文》。该文写道："吾闻前代多有良医……若扁鹊、华佗、秦和缓、葛秩川、陶隐居、张仲景，皆是在世良医，无不除疾也。"可见在公元8世纪前日本民间已广泛流传着中国隋唐前著名医学家事迹和故事，也说明日本人民对中国医学家的景仰和爱戴，将他们编成歌词，广为传颂。

八　中国饮食疗法在日本的传播

隋唐时期，中日的医学、宗教、文化、饮食等交流非常多，中国的饮食疗法也开始流传到日本，比如茶叶、豆腐、梅子、糖、屠苏酒以及一些成熟的药膳等。

豆腐，最早出现于汉朝，相传为由汉淮南王刘安发明，豆腐在历代一直发挥着较好的食疗作用，具有宽中、益气、消胀满，下大肠浊气及清热、解毒、散血之功效。豆腐大概是在日本奈良时代流传到日本，据传是由中国名僧鉴真和尚带到日本的。豆腐最早在日本遣唐使中的僧侣中流行，后逐渐传入贵族社会、武士阶层，最后传入庶民阶层。至今，日本豆腐制品的包装袋上，还可以看到"唐传豆腐干，黄山御门前，淮南堂制"的广告。豆腐传入日本后，也逐渐发展出了一些具有日本特色的品种。

　　梅，是中国较为普遍使用的药食两用佳品，历史悠久、品种繁多，在历代的中医药著作都有记载。如《神农本草经》载："梅实味酸平，主治下气，除热烦满，安心，止肢体痛，偏枯不仁，死肌，去青黑痣，蚀恶肉。"而近代医学界研究表明，梅的花蕾能开胃散郁，生津化痰，活血解毒，根研末可治黄疸。乌梅肉具敛肺涩肠，杀虫生津的功能，并对大肠杆菌、痢疾杆菌、伤寒杆菌、绿脓杆菌、霍乱弧菌等均有明显的抑制作用。梅大约是在奈良时期传入日本，平安时代丹波康赖《医心方》有日本最早记载"梅干"的记录。江户时代之前，梅干在日本一般只是作为药用；960 年，日本首都恶疫流行，以梅干和海带制成的茶在民众中得到普遍应用，从而平息了疫情。之后，梅干渐渐成为大众药食两用的果品。日本《本朝食谱》记载的梅干制法与我国《齐民要术》所载如出一辙。梅干至今仍是日本常用的食疗品种，常用于防止晕车、防治妊娠反应，治疗感冒，用于醒酒、解毒、防癌等。在日本近代战争中，梅干曾被作为军用物资而征用。另有一些药食两用的食材，自唐代也开始陆续传入日本而被广泛应用。如鉴真赴日时还带去了糖，当时是作为药品而引带去。又如苦瓜、牛蒡等，最初亦是以药物从中国引入日本，苦瓜最初用于治疗胃病，牛蒡最初用于祛热解毒而引入，传入日本后逐渐成为一种日常食材。

　　中国的一些药食两用的酒品也在古代传入了日本。平安时代，中国重阳节传入了日本，据日本古籍《延喜式》记载，日本宫廷举办菊花宴（重阳宴），天皇赐给臣下菊花酒。菊花酒有悠久的历史。葛洪曾在《西京杂记》载："菊花舒时并采茎叶，杂黍米酿之，至来年九月九日始熟就饮焉，故谓之菊花酒。"古谚有"九月九，九重阳，菊花做酒满缸香"之说。唐中宗时，曾在慈恩寺大雁塔宴客，群臣献菊花酒，为其祝寿。相传喝菊花酒能延年益寿。郭元振曾诗曰："辟恶茱萸囊，延年菊花酒"。屠苏酒，也是在唐代时传入日本，到现在日本有些地区还保留着正月初一饮屠苏酒的习惯。日本的屠苏酒是用清酒配制的，并成为清酒系列的一个品种。

此外，中国的一些节令养生药膳也传入了日本。比如，正月初七，俗称人日。《荆楚岁时记》记载："正月七日为人日，以七种菜为羹……登高赋诗。"中国南北朝时期，人日吃七草粥的习俗较为盛行。认为吃七草粥可以除去邪气、医治百病。平安时代，人日吃七草粥的习俗传入了日本，并延续至今。农历正月初七，在日本也称为"人日"，又称为"七草节"，亦秉承了认为喝七草粥能医治百病的理念。据日本《延喜式》记载，七草最初是指七种谷物：米、大麦、小麦、粟、黍、黄豆、红豆，后来才演变成象征迎接春天的七草。至镰仓时代，七草为芹菜、荠菜、鼠曲草、鹅肠菜、佛座、芜菁、萝卜。到江户时代，又有所变化，现在一般只在粥里放点青菜或荠菜。

第二节　中朝医学相互交流

中国与朝鲜之间的医药学交流，在两晋南北朝时期的国家医事管理制度到医药学家往来、医药学著作与中药交流、医疗经验传授等基础上，到隋唐五代时期有了更广泛的发展，相互交流也更趋频繁、深入；中国医药学在朝鲜已经有了较大的发展，无论医疗卫生保健制度的设施，还是医药学家理论知识与临床医疗技术，均已达到比较高的水平。因此，朝鲜才会有韩医方之产生，并且有可能为日本学者所重视，日本天皇及其朝野才不断邀请朝鲜医生去日本诊疗，或传授韩医方。但为时不久，由于中日两国的交往日益频繁，日本遣隋、遣唐使不断到中国考察学习，日本学者逐渐发现他们曾崇拜的韩医方源自汉医，医药学更先进者并非百济、新罗，而在中国，他们这才把学习引进的眼光由朝鲜转移到中国。朝鲜派医生去日本，经由朝鲜去日本的中国医学家及其随身携带的中国医药学著作等，至隋唐时期就很少了。这一趋势必然影响到朝鲜更多引进中国医药学的外部环境，从而也构成了影响中朝医学交流的一个不小的因素。尽管如此，中朝之间在隋唐五代时期的医药交流，仍然空前发展，日趋频繁，促进了相互间的继续提高。朝鲜学者在吸收中医学方面是令人钦佩的，特别是吸收中医学术消化而为韩医学方面，可能是周边各国之佼佼者。

隋唐时期，中国与朝鲜之医药文化交流更趋发展，不少高丽、百济、新罗的学生来中国求学，学习医药理论，官方也有计划地引进中国医事制度以完善自己的管理体制，或派人到中国索取医药书籍。与此同时，朝鲜所产的地道药材也批量传入中国，富有朝鲜色彩的医方等，也为中国医学家所吸收和运用，形成相互交流的繁荣景象。

关于朝鲜引进中国医药文化管理制度与医学教育体制，《唐会要》记载："贞观五年（631年）以后，太宗数幸国学太学，遂增筑校舍一千二百间，国学太学四门亦增新生员，其书算等各置博士，凡三千二百六十员……高丽、百济、新罗、高昌、吐蕃诸国酋长，亦遣子弟入国学，于是国学之内，八千余人，国学之盛，近古未有。"《唐语林》载："太学诸生三千员，新罗、日本诸国皆遣子弟入朝受业。"《旧唐书》"新罗国"载："开元十六年（728年），遣使来献方物，又上表请令人就中国学问经教，上许之。"由此可知，在朝鲜引进中国国学之时，或稍后，引进中国医事管理制度与医学教育制度当属意料之中事。朝鲜引进中国之医事制度，当在隋唐时期前已开始，只是因为朝鲜尚处于分裂局面，引进之制度亦不系统，文献记述也不详尽。公元668年新罗统一朝鲜前，朝鲜医学家即有《百济新集方》等医方著作出现。公元682年新罗已仿唐制建立国学。宋代赵汝适，乃宋太宗八世孙，于公元1208—1227年间任福建路市舶提举时，曾撰《诸蕃志》，该书在"新罗国"条追记中朝文化交流史时指出："开耀中（681—682年），遣使乞唐礼及他文，从之。屋宇器用服饰官属，略仿中国，其治峻法以绳下，故少犯，道不拾遗……其国信阴阳鬼神之事……地出人参、水银、麝香、松子、榛子、石决明、松塔子、防风、白附子、茯苓……"[1]新罗孝昭王二年（692年），唐武周天授三年，武则天遣使新罗册封，朝鲜仿依唐代医事管理与医学教育制度，设置医学博士二人，并以引进的中国医学典籍《本草经》《黄帝内经素问》《针经》《脉经》《针灸甲乙经》《明堂图》与《难经》等，为医学教材与提高医

[1] 赵汝适.诸蕃志：卷上[M]// 王云五.丛书集成初编.上海：商务印书馆,1937:27.

学理论的参考书，以培养医学生。其后又引进中国政府颁布不久的药典性专书《新修本草》，并以之为最新之药学教材。公元8世纪初，朝鲜引进中国医学书籍之规模不断扩大，如汉代张仲景的《伤寒论》，梁代陶弘景的《本草经集注》，隋代巢元方的《诸病源候论》，唐代孙思邈的《千金方》，王焘的《外台秘要》，以及由政府发布命令组织学者为适应防治疾病流行而编撰的医疗手册性专书，如《广利方》等。诸多大型理论、方书以及医疗急救手册等均传入朝鲜，这就为朝鲜完善医学教育，提高医学生培养质量等创造了条件，并奠定了良好的基础。

918年高丽建国，930年于平壤建西京学校，设置了医学，置教授以教之；958年举行科举，取医、卜之学；960年设尚药局，后又建济危堂，989年于中央官署设太医监。如此等等，均不乏中朝医药交流之痕迹。

《广利方》是唐德宗为了解决疾病流行，而许多地方医药知识贫乏，命医药知名之士编撰的，于贞元十二年（796年）完成并颁行各州、府、县，并令广为抄写流传，以提高人们医药知识。该书颁行后，在国内产生了广泛的影响，对流行病的防治发挥了良好的作用。因此，它迅即为邻国所关注。此时，朝鲜疫病也甚猖獗，公元785年新罗宣德卫因疾疹而亡，公元796年京都又疫病流行，在得知中国颁行《广利方》后，即派人到中国索取。公元803年（唐德宗贞元十九年），新罗派贺朴向唐政府请求该书，贺朴特请于淮南节度使观察杜相公，杜"即欲写付，未敢自专，谨录奏闻，伏听敕旨"，该奏状由唐代著名文学家刘禹锡代书。《为淮南杜相公论新罗请〈广利方〉状》称：

"淮南节度使观察处置等使敕赐贞元《广利方》五卷，右臣得新罗贺正使朴（一作怃）如言状称，请前件方一部，将归本国者。状以纂集神效，出自圣衷，药必易求，疾无隐状，搜方伎之秘要，极生灵之夭瘥，坐此华胥，咸跻仁寿，遂令绝域，逖听风声，美兹置功，爰有诚请。臣以其久称藩附，素混车书，航海献深，既已通于华礼，释痾蠲疢，岂独隔于外区，正当四海为家，冀睹十全之效，臣即欲写付，未敢自专，谨录奏闻。"[1]

《广利方》在中国早佚，但其部分内容却较好地保存在朝鲜的重要医方著作——《乡药集成方》中，使这段中朝医学之交流更富有浓厚的友好色彩。

中朝医学之友好交往，不单是朝鲜医学家吸收引进中国医学之先进设施和有效方书，而且还表现在朝鲜医学家之创造性贡献，特别是朝鲜地道药材知识，同时也不断传至中国，并为中国医学家所关注、吸收和发展。这一相互交流在两晋南北朝时已经提到，以下再略述数例说明之。

《外台秘要》成书于公元752年，该书已引用了高丽老师方："若毒气攻心，手足脉绝，此亦难济，不得已作此汤，十愈七八方。"该方由吴茱萸与木瓜两药组成。王焘指出，该方出自"千金云治脚气入腹因闷欲死腹胀茱萸汤方"。又说："苏恭云，服得活甚易……是高丽老师方，与徐王方相似，故应如神，《备急千金》，苏、徐同。"由这段记述与考源，虽尚不能确知其创用者，但高丽老师在创用或临床观察该方使用中是有不可磨灭的业绩的。由此而论，高丽老师方或由中国学得，或为独创而再传中国，

[1] 刘禹锡.刘宾客文集：卷17[M]// 王云五.丛书集成初编.上海：商务印书馆,1937.

事关徐王、孙思邈亦有所述,其为中国学者吸收、共用者当比《外台秘要》要早百年以上,或更早些。

唐玄宗开元十一年(723年),李隆基鉴于地方疾病流行,在10年前令诸州写《本草》与《百一集验方》的基础上,又令编撰了普及医药知识的《广济方》,并颁行全国各州府县。为了《广济方》能发挥更大作用,又于公元746年命令各郡县选《广济方》之要者,录于大板以示坊村。就在《广济方》一书中,强调应用高丽昆布,治疗膀胱结气,可见高丽所产之昆布已为中国医家所广泛应用。

朝鲜医方在隋唐时期不断传至中国,并有生动的故事为中国医药学所传云。例如《证类本草》《大观本草》在"威灵仙"条下均记有:"唐贞元(785—805年)中,高阳子周君巢作《威灵仙传》云:'先时商州有人重病,足不履地者数十年,良医殚技莫能疗,所亲置之道旁,以求救者,遇一新罗僧见之告曰:此疾一药可活,但不知此有否?因为之入山求索,果得。乃威灵仙也。使服之,数日能步履。'其后,山人邓思齐知之,遂传此事。"这位山人——邓思齐由于知威灵仙能治此疾并在宫廷中试用有效而升官发财。《唐会要》载:"贞元二年(786年)九月,山人邓思齐献威灵仙,出商州,能愈众疾,上于禁中试用,有效。令编附《本草》,授思齐太医丞。"

佛教在中朝医学交流中发挥着积极作用,这与中印医学交流、中日医学交流一样,在佛教活动中即包含着医药学之交流。新罗僧人慧超(一作惠超),幼年来中国,不久即由海上至印度,遍诣佛迹,后取道陆路于公元727年(开元十五年)回到中国。

佛教由中国传至朝鲜，僧人到中国学习者不乏其人，他们在中国或回朝鲜都作出了杰出贡献。其中朝鲜医僧与中国医僧发挥着同样的作用。《新罗法师方》（约公元 755 年）就是朝鲜医僧用法术与医术为人治病的著作。如："凡服药，咒曰：南无东方药师琉璃光佛，药王药上菩萨，耆婆医王……以疗病者，邪气消除，姜神扶助，五脏平和，六腑调顺，七十五脉，自然通畅，四肢强健，寿命延长，行住坐卧，诸天卫护。莎阿。"向东诵一遍，乃服药。由此咒语之内容来看，其中已颇多中医学之内容。也可知当时中医学对佛教医学影响之深之广，朝鲜僧医吸收之多了。

　　除医方由朝鲜再传中国外，朝鲜药物之传入中国，并为中国药物学家所喜用者更是相当普遍。这里我们仅以 662—929 年间朝鲜输入中国之药物为例，就可见其盛况空前。此期间，中朝使节互访相当频繁，有时甚至"一岁再至"者。现略举其例：唐高宗，龙朔二年（662 年）朝鲜金庚信赠定方牛黄九两；唐高宗咸亨三年（672 年），新罗文武王献医针四百，进贡牛黄百二十分；唐玄宗开元十年（722 年）频遣使献方物，十二年兴光遣使献人参、牛黄、头发；开元十九年（731 年）新罗圣德王献牛黄；二十一年奏国内有芝草生，绘图而献；二十二年（734 年），新罗遣王侄志廉谢恩，献牛黄二十两，人参二百斤；开元二十七年（739 年）赐那王寿辰人参一百斤；唐玄宗天宝七年（748 年），新罗景德王遣使献牛黄、人参、头发；天宝八年，遣使献牛黄、金、银、鱼牙、朝霞等；唐代宗大历八年（773 年），新罗惠恭王遣使献牛黄；后唐明宗天成四年（929 年），高丽广平侍郎张芬等53人赴唐献方物,计有人参、松子等多种药物。此外,如《本草拾遗》所记新罗所产之药材有:蓝藤根、大叶藻、昆布;《海药本草》所叙述有新罗产白附子;《海东绎史》记载的新罗药材有:土瓜、海石榴、海红花、茄子、石发、海松子、腽肭脐等。虽然还难以证明上述药物即为全部,但已足见其交流之盛况。至于中国药材随着医理、医方之传至朝鲜,并为其广泛之运用,至少当以百数计之。

第三节　中国与东南亚各国之医药交流

隋唐至宋元时期,随着海上丝绸之路的繁荣,中国与东南亚各国之医药交流也日益频繁。

婆利国(也称婆梨国,在今日的加里曼丹岛北部及西部)在隋炀帝大业十二年(616年)及唐太宗贞观四年(630年)曾派遣使者到中国。唐开元八年(720年),福建商人林銮、涂文轩等远航至婆利经商。[1] 中国商人甚至远达沙捞越的山都望(Santubong)进行贸易,带去纺织品、陶瓷、玻璃等,向土人换回土产、犀角、象牙、燕窝、树脂和香料等。[2]

隋炀帝大业十二年和唐高宗乾封、总章(666—669年)年间,

---

[1] 蔡永蒹.西山杂志:林銮官 [M].手抄本.

[2] 林远辉,张应龙.新加坡马来西亚华侨史 [M].广州:广东高等教育出版社,1991:37-39. 田英成.砂勝越华族社会结构与形态 [M].吉隆坡:华社资料研究中心,1977:1-3.

马来半岛上的丹丹国，多次遣使中国献上香药、火齐珠、琉璃、牙塔、古贝、金、银等礼物。从 530—669 年之间，丹丹国始终和中国保持着密切的友好关系。[1]

都城设在今日旧吉打的赤土国 [2]，取代了狼牙修 [3]。赤土（亦即唐代的羯茶）或称吉陀（阿拉伯人称 Kalak）。隋炀帝大业三年（607 年），朝廷派官员常骏出使赤土，并互赠礼物与药物。到唐代，赤土发展成为中国、印度、阿拉伯海上交通的中途站，也是这些国家的外贸货物的集散地。

唐初，印尼社会开始从奴隶制过渡到封建制。这个时期，苏门答腊东南部（原先干陀利国地区）兴起了室利佛逝国（Srivijaya），它吞并了摩罗游国（Malayu）、婆皇国等。据《新唐书》"南蛮列传"的"室利佛逝"条记载，唐高宗咸亨至唐玄宗开元（670—741 年）年间，室利佛逝曾多次向中国朝贡。

唐代末期，印尼已有华侨定居，尤其在巴邻旁（巨港）一带，中国人最集中，他们都是唐末黄巢起义军（879 年）攻占广州后逃难到此地的。

这个时期，爪哇中部兴起了诃陵国（Kaling），它沟通中国、印度、波斯和阿拉伯之间的海上贸易孔道。从贞观十四年（640 年）到咸通元和十三年（818 年）之间，诃陵国遣使中国，赠送鹦鹉、玳瑁及生犀等。此外，诃陵商人传入了以破故纸和胡桃合服的

[1] 钱文宝 , 林伍光 . 马来西亚简史 [M]. 北京 : 商务印书馆 ,1981:5.
[2]7 世纪初年，隋代常骏等使赤土。《隋书》中记载："大业三年（607 年），屯田主事常骏、虞部主事王君政等请使赤土，帝大悦。"
[3] 狼牙修和赤土是二而一的国家，所差的是在《梁书》时代，狼牙修名实均存。在《隋书》《唐书》中，有了赤土之名，狼牙修便名亡而实存。

医方，以温补肾阳。[1]

到了唐代中后期，室利佛逝和诃陵先后由夏连特拉家族统治。

公元 5、6 世纪时，泰国中部地区，出现了堕罗钵底国（Dvara vati）或称杜和钵底国、堕和罗、投和等，首都设在今日的佛统。堕罗钵底国位于湄南河下游的广大地区，盛产"堕和罗犀"。唐朝贞观年间，堕罗钵底国的使者曾访问唐国都长安（今陕西西安），给朝廷赠送金榼、金锁、宝带、犀角、象牙、海产等。它在 8 世纪后逐渐衰落，11 世纪时被真腊吞并。

第四节　中国医学吸收印度医学

隋唐时期，中外医药交流颇为活跃，尤以中印两国的交流更为明显。一方面随着佛教东渐和西行求法进行，另一方面通过政府使节、贸易等途径沟通联系。同时，印度医学经过五六百年的传入历程，已广泛被中国医学所吸收；印度医学开始传入中国藏族地区，对藏医学的形成、发展起过一定的作用。

这一时期译入的佛教医方明经书，有隋代天竺和尚阇那崛多译的《不空胃索咒经》，唐僧义净译的《曼殊室利菩萨咒藏中一字咒王经》《佛说疗痔病经》，唐代印度和尚宝思惟静译的《观世音菩萨如意摩尼陀罗经》，唐代于阗和尚实叉难陀译的《观世

---

[1] 苏颂.图经本草：草部中品之下卷第七 [M].胡乃长，王致谱，辑注；蔡景峰，审定.福州：福建科学技术出版社,1988:219-220. 李时珍. 本草纲目：草部草之三卷十四 [M].明万历二十四年金陵胡成龙刻本.

音菩萨秘密藏如意轮陀罗尼神咒经》，唐僧不空译的《大药叉女欢喜母并爱子成就法》《除一切疾病陀罗经》《能净一切眼疾陀罗尼经》等。同时，被译进的印度医籍，据《隋书》《唐书》记载，还有 8 种：《龙树菩萨药方》4 卷，《西域诸仙所说药方》23 卷，《西录波罗仙人方》3 卷，《西域名医所集要方》4 卷，《婆罗门诸仙药方》20 卷，《婆罗门药方》5 卷，《耆婆所述仙人命论方》2 卷，《龙树菩萨和香法》2 卷，《龙树菩萨养性方》1 卷，《干陀利治鬼方》10 卷，《新干陀利治鬼方》4 卷。此外，有唐波驰波利奉诏译入的《吞字帖肿方》等。这些译品的内容，除了前代已传入的"四大"学说、金针拨障术、揩齿、咒禁疗法等继续介绍进来之外，还涉及方药、导引按摩、医学道德等，并影响我国固有医学，使我国隋唐医学烙上佛国医学的时代烙印。

古代印度医学理论"四大"学说，自东汉传入，至隋唐已有 300 多年，被我国医书引用者日渐增多，且有医家试图把它纳入中医学理论体系。隋代巢元方《诸病源候论》卷二载："凡风病，有四百四种……"卷二十六载："又言觉四大不调……四大未羸……"唐代孙思邈《备急千金要方》亦多处引用，如"经说：地水火风，和合成人。凡火气不调，举身蒸热；风气不调，全身僵直，诸毛孔闭塞；水气不调，身体浮肿，气满喘粗；土气不调，四肢不举，言无音声。火去则身冷，风止则气绝，水竭则无血，土散则身裂"。"凡四气合德，四神安和。一气不调，百一病生；四神动作，四百四病，同时俱发"。唐代王焘《外台秘要》亦引有"四大"之论，如"身者，四大所成也。地水火风，阴阳气候，以成人身八尺之体。骨肉肌肤，块然而处，是地大也；

血泪膏涕津润之处，是水大也；生气温暖，是火大也；举动行来，屈伸俯仰，喘息视瞑，是风大也。四种假合，以成人身"。隋唐医家还把"四大"说与中医"五行"学说相参合来论说医理，如《诸病源候论》在"凡风病有四百四种"后云，"总而言之，不出五种，即是五风所摄，一曰黄风，二曰青风，三曰赤风，四曰白风，五曰黑风……"《备急千金要方》亦有"凡百病不离五脏，五脏各有八十一种疾，冷热风气计成四百四病"之句。但这样将两种不同学说相参合，实失之牵强。以后的医家虽然也偶用"四大"之说，如宋人整理的《金匮玉函经》、清代喻昌的《医门法律》，然其终未能在中医学里扎下根，而只能成为历史的记载。

金针拨障术在唐代已被人们所熟知。如以诗歌吟诵者就有：杜甫诗："金篦刮眼膜，价重百车渠"；刘禹锡以"师有金篦术，如何为发蒙"句"赠眼医婆罗门僧"；白居易诗："人间方药应无益，争得金篦试刮看"；李商隐诗："刮膜想金篦"，等等。而医书专门论述者，当推《外台秘要》引载的《天竺经论眼》。此文乃"陇上道人撰，俗姓谢，住齐州于西国胡僧处授"。文中记载了传自印度的金针拨障术："令观容状眼形不异，唯正当眼中央小珠子里，乃有其障作青白色，虽不辨物，犹知明暗三光，知昼知夜，如此者名作脑流青盲。眼未患时，忽觉眼前时见飞蝇黑子逐眼上下来去，此宜金篦决一针之后，豁然开云而是白日。"金针拨障术传入后，被我国医家所采纳，如《眼科全书》《眼科大全》《银海精微》等眼科著作中，皆载有"拨下法"，即金针拨障术。中国医家并不断改进，有新的发展。

这一时期，有冠以印度名医"龙树"名字的眼科书传入。据《日

本现在书目录》载,《龙树菩萨眼经》1 卷；又《崇文总目》载,
《龙树眼论》1 卷。日本多纪元坚认为,两者同为一书。唐代诗
人白居易有"病眼诗"云:"案上漫铺龙树论,盒中虚燃决明丸。"
这说明龙树眼科书在隋唐时已经译入。据周济考证,《龙树菩萨
眼经》即《医方类聚》所引之《龙树菩萨眼论》。[1] 多纪元坚从
中辑出者,可窥其大略。如论眼科病理云:"人有双眸,如天之
有两曜,乃一身之至宝,聚五脏之精华,其五轮者应五行,八
廓者象八卦,凡有所患者,或因过食五辛,多啖炙博热物面腻
之食,饮酒过度,房事无节,极目远视,数看日月,频挠心火,
夜读细字,月下观书。"而且较快地被中国医书所吸收,如唐《备
急千金要方》卷六载:"生食五辛,接热饮食,热飧面食,饮酒
不已,房室无节,极目远视,数看日月,夜视星火,夜读细字,
月下看书,抄写多年,雕镂细作,博弈不休,久处烟火,泣泪过多。"
唐初李谏议《近效方》亦有相似之论:"凡目疾,不问少长男女等,
所忌有五:一房室,二面酒,三目冲风冷霜雪、向日远视,四
哭泣嗔怒,五终身不吃生五辛。"[2] 它与前代如晋张湛关于目疾所
忌之论不同,《晋书·张湛传》载,"省读书一,减思虑二,专
视内三,简外观四,早起五,夜早眠六"。唐风为之一变,不得
不考虑是受了印度医学的影响。眼科的五轮八廓之说业已提出,
后经宋元明诸代,不断吸收、改进、完善,遂成为中国眼科解
剖学的重要理论,并指导临床实践。由此可见,中国医学受印
度影响至大至深者莫过于眼科。

[1] 周济. 我国传来印度眼科术之史的考察 [J]. 中华医学杂志 ,1936,22(11):1062.
[2] 王焘. 外台秘要:卷 21[M]. 北京:人民卫生出版社 ,1955:581.

杨枝洁齿始见于东汉译入的佛经，至隋唐已被中国医家吸收、应用。如隋《诸病源候论》载"以水杨枝洗口齿"，唐《备急千金要方》则把佛教揩齿与道教叩齿并提："每旦以一捻盐内口中，以媛水含，揩齿及叩齿百遍……口齿即牢密。"《千金翼方》亦载："口嚼杨枝，去口中秽气。"《外台秘要》更有升麻揩齿方，说"每朝杨柳枝咬头软，点取药揩齿，香而光洁"。敦煌莫高窟第196窟有晚唐时绘制的壁画"劳度叉斗圣图"，其中有用手指揩齿的画面。据说，印度人揩齿喜用菩提树，此树在我国少见而杨枝易得，遂改之。用于揩齿的树，称齿木树。义净《大唐西域求法高僧传》指出，齿木树可因地区的不同而有不同的种类。在中国普遍使用杨枝。最初将杨枝头嚼成絮状，用净水揩齿；后来，用嚼烂的一头沾"药"粉揩齿。由此可见，揩齿是刷牙的滥觞。

咒禁疗法仍由译经传入，如《佛说疗痔病经》《大药叉女欢喜母并爱子成就法》及数部"陀罗尼"咒经，尤其在密宗医方明里更为突出。这些不同于道教的咒禁，在隋唐医书中已有所反映。如《备急千金要方》卷三十载："禁令家和法：南无伽帝伽帝腻，伽帝收溜避。南无阿乾陀罗呵，弥陀罗灌陀沙婆呵。"卷十三有"却鬼咒"也是梵咒："然摩，然摩，波悉谛苏，若摩谒状阇提，若想，若想，若聪明易解。"《外台秘要》有"禁蝎螫人咒"。《医心方》收载了我国10世纪前的医书内容，其中卷七转录了《佛说疗痔病经》之咒，卷二十三引《大集陀罗尼经》之咒，又载《子母秘录》防产难咒（此咒又被《妇人良方》采用），甚至明代也还有这种影响，如《审视瑶函》载有"观音光眼咒"。唐代太医署中首次设立咒禁科，不能不说是当时咒禁（分道、佛两家）盛行背景下的产物。而佛家咒禁的输入，对于咒禁专科的产生，起到一定的推波助澜的作用。唐、宋、元、明各代均设此科，可见其影响之久远。

隋唐时期译入的佛教医方明中，有关方药的记载比较多。隋代《不空胃索咒经》载有 25 种药物，如龙脑香、麝香、荜茇、雄黄、石黛等；5 首药方，如揩齿方、荜茇蜜丸敷治恶疮等。唐代《曼殊室利菩萨咒藏中一字咒王经》，有关医药的内容相当丰富，涉及内、外、儿、妇产、五官科疾患的治疗，记载了 19 种药物，如齿木、牛膝根、石蜜、黄牛乳等。在《观世音菩萨如意摩尼陀罗经》中，着重谈到眼药的组成、制作和施药的方法，用雄黄、牛黄、郁金根、胡椒、荜茇、干姜等药，研极细末，再用龙脑香、麝香和之，涂眼，治疗目青盲胎、胬肉等。《观世音菩萨秘密藏如意轮陀罗尼神咒经》中第三、四、五品，分别介绍了媚药、含药、眼药的组成、制作及功效，所载药物尤以牛黄、麝香、郁金香、龙脑香、白檀香、丁香为常见。此外，相应记载了一些病名，如热病、蛊毒、丁疮等。

这一时期，不少印度产药物，作为贡品而传入中国，如《旧唐书》卷十六载，贞观十五年（641 年）"遣使献火珠及郁金香、菩提树"；《新唐书》卷二百二十一载，贞观十六年，乌茶国（今印度奥里萨邦北部一带）"遣使献龙脑香"；《唐会要》卷二载，开元十七年（729 年），"北天竺国王三藏沙门僧密多献质汗等药"；《册府元龟》卷九百七十一载，开元二十五年（737 年），"东天竺国三藏大德僧达摩战来献胡药、卑斯比支等及新咒法"。

在唐代医书中，亦载录了印度传来的方药。孙思邈《备急千金要方》《千金翼方》就有 10 余首方，如耆婆百病丸、耆婆治恶病方、耆婆大士补益长生不老方、阿伽陀圆、服菖蒲方等，其中在《千金翼方》卷十二所载"服菖蒲方"后，就署明"天竺摩揭陀国王舍城邑陀寺三藏法师跋摩米帝，以大业八年与突厥使主至，武德六年七月二十三日为洛州大德护法师净土寺主矩师笔译出"。《外台秘要》则载有 20 多首，如莲子草膏、酪酥煎丸、治肺病方等。这些药方与佛经中的方剂，尚未发现有完全相同者，不过在用药特点上有其一致性。如眼药方均配有盐、乌贼骨，酥、醍醐、蜜、牛乳、麻油等入罐煎煮，以及当时西域盛产的药物如诃黎勒、郁金香、阿魏、龙脑香、豆蔻、丁香的频繁使用，《外台秘要》媚药用白、红莲花等等。

关于按摩导引，《备急千金要方》卷二十七记载了"天竺国按摩"共"十八势"，说"此是婆罗门法"，这是一套活动身体肢节的自我按摩（导引）方法。观其操作，与我国固有的导引术式并没有原则上的差别。宋张君房《云笈七签》和明高濂《遵生八笺》都收载了此法。

关于卫生保健，除上文论及的揩齿之外，敦煌莫高窟有反映此内容的壁画，如盛唐时第 445 窟有关理发的卫生图，五代时第 61 窟"二女煮乳"图，是佛经图说，说明印度卫生情况。

印度佛教传入我国，其道德观、人生观、世界观深深地影响中国传统道德，包括医学道德。佛教有它自己的一套理论体系。早期的佛教，又称为小乘教，主张学习戒、定、慧"三学"，以期达到自我解脱证得罗汉果。后来出现的大乘教，主张兼修"六度（布施、守戒、忍辱、精进、坐禅、智慧）"，既求自我解脱，又能"普渡众生",以期证得菩萨果乃至佛果。因此,大乘教要求菩萨行者必须立普度众生之愿,发大慈大悲之心,"无有疲厌"地"为众生供给使",还认为"众生平等""一切众生是我父母"等等。这些思想也反映到我国医家头脑里,表现在有关医德的论述上。唐代医家孙思邈写的《大医精诚》,是一篇著名的医德专论,对后世影响很大。其中谈到医生必须先有救人的心愿,"凡大医治病,必当安神定志,无欲无求,先发大慈恻隐之心,誓愿普救含灵之苦";对待病人,"要普同一等,皆如至亲之想","不得问其贵贱贫富,长幼妍媸,怨亲善友,华夷愚智",要"一心赴救,无作功夫形迹之心"。在《大医精诚》中,还有不伤生、因果报应的内容。如"杀生求生,去生更远。吾今此方所以不用生命为药者,良由此也"。不过这种戒杀并不彻底,说"其虻虫水蛇之属,市有先死者,则市而用之,不在此例";又"如鸡卵一物,以其混沌未分,必有大段要急之处,不得已隐忍而用之……"另外,又引了报应之语:"人行阳德,人自报之……人行阳恶,人自报之……"虽冠以"老君云",实为佛家报应说。后世医书也有受此影响者,如宋代张杲《医说》专列"医功报应"一节,明代陈实功《外科正宗》卷十二辟"造孽报病说"一章,徐春甫《古今医统》也有"庸医速报"节。因果报应曾束缚医家的思想。譬如,某人口内生了菌状肿块,陈实功认为是患者宰鸡无数所致的报应,不能疗救,于是放弃治疗。把某些疑难病症归于业报,放弃了有关新药物、新疗法、新理论的探索,不能不说是因果报应的毒害作用。佛教报应说把主宰因果报应的力量归于个人行为的善恶,把造成人生苦难的社会原因归于主观自身，这在当时浓厚的宗教氛围中，对人们包括医生都会起到一种恫吓作用，这就在一定程度上起到劝善惩恶的宣传教育作用。隋唐之后，佛教文化已逐渐被中国传统文化所吸收，有关伦理道德的某些说教，如佛教的"慈悲""平等""爱人""普渡""行善积德"等观点，经过历代的消化、吸收，已改变了它特有的宗教内涵，也逐渐融入中国传统的伦理道德之中，同样也成为传统医德的组成部分，至今仍有继承的必要。

中外僧侣往来，与中印医药交流关系较大者有玄奘、义净。

玄奘是一代名僧，为中国法相宗始祖。唐贞观三年（629年）前往印度，贞观十九年回国，前后17年，他将所亲身经历110个和传闻得知的28个以上的城邦、地区、国家的见闻，撰成《大唐西域记》12卷，其中谈到不少印度医药的情况。如"馔食：凡有馔食，必先盥洗，残宿不再，食器不传，瓦木之器，经用必弃……馔食既讫，嚼杨枝而为净……"患病时，先绝食；如不效，方饵药。如"病死：凡遭疾病，绝粒七日，期限之中，多有痊愈；必未瘳差，方乃饵药。药之性类，名种不同；医之工伎，占候有异"。谈到教育时，说"教育：七岁之后，渐授五明大论：一曰声明，释诂训字，诠目疏别；二工功明，伎术机关，阴阳历数；三医方明，梵咒闲邪，药石针艾；四曰因明，考定正邪，研核真伪；五曰内明，究畅五乘因果妙理"。一般佛教徒都要学五明，而婆罗门则学四吠陀论："一曰寿，谓养生缮性；二曰祠，谓享祭祈祷；三曰平，谓礼仪、占卜、兵法、军阵；四曰术，谓异能、伎数、禁咒、医方。"这说明当时的僧侣都懂得一些医药知识，玄奘的眼见耳闻证实了这一说法。玄奘的弟子惠立也说过，玄奘所住过的那些大寺院，如那烂陀寺，对医药、天文学、数学和魔术都进行了研究。

义净，是继玄奘之后又一位西行高僧，在留学印度10年之后返归的途中，撰写了《南海寄归内法传》等书。在《南海寄归内法传》中记述了印度医药卫生方面的情况，其中在"先体病源"章中介绍了印度古代医学"八医"，即"一论所有诸疮，二论针刺首疾，三论身患，四论鬼瘴，五论恶揭陀药，六论童子病，七论长年方，八论足身力"。在"进药方法"一章中，谈到印度人患病时，先用绝食疗法；此外也采用药物治疗，尤其注重万应药的使用，如"三等丸（诃黎勒皮、干姜、沙糖等分为丸）能疗众病"。在第三、五、八、二十、二十三章中分别记述了印度僧人的卫生习惯，如食前洗手、揩齿刮舌、淋浴、散步等。同时，义净还向印度介绍了中国医药学的丰富内容和医疗特点。曾说："神州药石根茎之类……针灸之医，脉诊之术，瞻部洲中无加也。长年之药，惟东夏焉。"他自己也精通医学，曾经把苦参汤和茗（茶）治疗热病的经验介绍给沿途人民。义净还把中国的药物和饮食习惯与印度等国进行了比较，认为"西方药味与东夏不同……如人参、茯苓、当归、远志、乌头、附子、麻黄、细辛，若斯之流，神州上药，察问西国咸不见有……"，"飞丹则诸国皆无，服石则神州独有"。"西方则多诃黎勒，北道则时有郁金香，西边乃阿魏丰饶，南海则少出龙脑，三种豆蔻，皆在杜和罗，两色丁香，咸生堀伦国"。饮食习惯不同，如"东夏时人，鱼菜多并生食。此乃西国咸悉不餐，凡是菜菇，皆须烂煮，加阿魏、苏油及诸油和，然后方吃。葅齑之类，人皆不食"。

总之,义净《南海寄归内法传》是一份中外医药交流的珍贵文献。

这一时期,印度僧医或医人也有来中国行医的。如唐天宝七年(748年),鉴真和尚第5次东渡日本前,途经岭南的韶州,"时和上频经炎热,眼光暗珠,言有胡人言能治目,逆加疗治",[1]据说此胡人乃印度医生[2]。另外,唐诗人刘禹锡也曾邀印度眼医诊治过目疾,并写诗一首"赠眼科医婆罗门僧":"三秋伤望眼,终日哭途穷,两目今先暗,中年似老翁。看朱渐成碧,羞日不禁风,师有金篦术,如何为发蒙!"还有印度来的"方士",如曾为唐太宗炼制丹药的那罗迩娑婆寐及总章元年来华的婆罗门卢伽逸多等,亦多为兼通医药之士。

西藏在唐代称"吐蕃",由于地理上与印度接壤,因而西藏地区的医学也受印度的影响。当时,印度佛教传入,随之而来的医学也为藏族医学所吸收。唐代吐蕃王松赞干布十分重视与周边地区、国家的友好往来。一方面,加强与唐王朝的友好关系,组织翻译唐代汉族医学(中医学)书籍,同时也吸收印度、尼泊尔等国医学。藏医史上著名的藏医学家宇妥·元旦贡布等既到过内地,也去过印度、尼泊尔等国,博采诸种医学精华。因此,藏医学既有其本民族的特点,也受到汉医和印医的影响。仅就我国藏族医学吸收印度医学而言,如认为人体包括三大要素、七种物质、三种排泄物。三大要素为龙、赤巴、培根。龙相当于气,赤巴相当于火,培根相当于水和土;并将疾病分成龙、赤巴、培根三型。又如藏医经典著作《四部医典》有"土水火

---

[1] 真人元开.唐大和上东征传[M].汪向荣,校注.北京:中华书局,2000:74.

[2] 刘成基.中印历史上的医药关系[J].中医杂志,1959(4):281.

风四大尅，配伍吞毒多诒误"之语。由此不难发现藏医学受印度医学的诸种影响。

综上所述，唐代的中印医药交流已达顶峰，宋之后，阿拉伯医学、西欧近代医学的传入渐次成为主流，印度医学已成强弩之末，仅能在少数医家的医著中寻觅到带有佛教色彩的医学影响。如万历间医生卢复所撰的《芷园臆草》《医种子》等书中，尚存着佛教医学的内容，如唯识论、四大说等。又如明末清初医家喻昌撰《医门法律》"阴病论"中说"佛说四百四病……皆为阴病矣"；地水火风，"人所以假合成身"；"率禀四者，金性坚刚，不受和合，故四大惟金不与"。另外，在明代著名药物学巨著《本草纲目》中，注明出产于印度的药物约有金刚石、光明盐（石盐）、青木香、胡椒、刺蜜（蜜草）、天竺桂（月桂）、沉香、熏陆香、苏合香、龙脑香、阿魏、象牙等。

第五节　中国与西域诸国的医药交流

隋唐时期，中国与中亚诸国的联系有了较大的发展，相互间的往来与经济文化的交流比以往更加密切。尤其在公元 8 世纪中叶以前，唐朝正处于极盛期，从中亚来华的商人络绎于途，奔赴长安的中亚使节也踪迹不绝。他们携带来华的物品中，也有不少产自中亚的药材。如据《天下郡国利病书》卷一百三十载，唐代于广州"始置市舶使，以岭南帅臣监领之"。其时广州海外贸易颇为繁盛，贸易物品中香药与药材又称大宗，以至广州虽不产药材，也以药材著称于世。《诺维尔百科全书》引有一位 9 世纪的阿拉伯商人雅库比的话称："最好的麝香是吐蕃麝香，其次是粟特麝香，再次是中国麝香。中国最好的麝香来自广府。"广府又称康府，即广州。广州以麝香著名，其来源除中国自产外，也有来自中亚国家者。如雅库比所称粟特，即中亚古国，地当阿姆河、锡尔河之间（今乌兹别克斯坦共和国一带），都城马拉坎达（今撒马尔罕），隋唐时其地即康国一带，自汉以来与中国联系密切。广州的麝香即有来自粟特者。据莱奴德《耶稣纪元第九世纪阿拉伯人及波斯人之印度中国纪程》一书载，晚唐时有阿拉伯人伊本·瓦哈布（IbnWahab）曾在广州遇见一人，该人曾背负麝香一袋，由撒马尔罕步行至广州，足资证明。

中亚诸国向唐廷进献的物品中也多有香药、药材及药品，见于记载的尤以开元、天宝年间为多。如据《新唐书·西域传》载，安国于开元二十二年（734 年）献"郁金香、石蜜等"。安国为中亚古国，故地在今乌兹别克斯坦共和国布哈拉城一带，曾一度属唐管辖。又《册府元龟》卷九百七十一载，开元二十八年（740年）十月，"康国遣使献宝香炉及白玉环、玛瑙、水精眼药瓶子"。康国亦中亚古国名，故地在今乌兹别克斯坦共和国撒马尔罕一带，也曾一度属唐管辖，既献香炉与药瓶，同时也献有香药与治眼药料。

见载献药次数及其数量较多者当属吐火罗国。吐火罗又称土豁罗、觊货逻、吐呼罗等，居古大夏国地域。据《册府元龟》卷九百七十一载，开元年间该国向唐廷献药甚多，如"开元十二年（724 年）七月，吐火罗国遣使献胡药乾陀婆罗等三百余品"。"开元十七年（729 年）七月，吐火罗使僧难陀献须那伽帝释陵等药"。"开元十八年（730 年）五月，吐火罗僧难陀来朝，贡献瑞表香药等"。《新唐书·西域传》也称，开元、天宝年间，吐火罗数献"异药乾陀婆罗二百品"。来唐的中亚使僧，多精于医药之术，如据《大唐西域求法高僧传》卷上载，康国僧人伽跋摩来唐后，曾"奉敕令往交阯采药"，显然是一位富有药物知识的僧人。《册府元龟》卷九百七十一又载，"开元二十九年（741 年）三月，吐火罗遣使献红颇黎、碧颇梨、生玛瑙、生金精及质汗等药"。梨、玛瑙、金等虽非专门药物，但均可入于药用；尤其值得注意的是质汗一药，曾为后世中国本草著作收载，如宋《政和本草》云：

质汗味甘温无毒，主金疮伤折，瘀血内损，补筋肉，消恶血，下血气，妇人产后诸血结腹痛，内冷不下食，并酒消服之。亦傅病处。出西蕃。如凝血。蕃人煎甘草、松泪、柽乳、地黄并热血成之。

西蕃为宋时对吐蕃的异称，如宋人也称吐蕃唃厮逻为西蕃唃厮逻。宋时吐火罗已无复向中国进献质汗，而因吐火罗与吐蕃相距不远，质汗之制法有可能从吐火罗传入吐蕃，宋人从吐蕃闻之，故《政和本草》称此药"出西蕃"。从《政和本草》所载可看出宋代医药学家已对质汗一药的性味、功效等作了进一步研究，又因其功效确实，尚有仿制者，即以益母（夏枯草）煎汁为之，称为"土质汗"。

在西亚的伊朗和阿拉伯地区，隋唐时期先后经历了萨珊王朝末期（中国史籍称为波斯，灭于公元 642 年）、阿拉伯帝国的倭马亚王朝（661—750 年，中国史籍称为白衣大食）和阿拔斯王朝（750—1258 年，中国史籍称为黑衣大食）等的统治。尤其阿拉伯帝国伴随伊斯兰教的产生、兴盛而崛起，其疆域东达帕米尔高原，直接与唐代中国的边疆相邻。随着波斯、大食人员的东来，伊斯兰教和阿拉伯文化也传到中国。隋唐时期的医药等著作中载有不少波斯、大食医药卫生方面的情况。如《新修本草》《本草拾遗》《海药本草》《千金翼方》《酉阳杂俎》等记载了波斯所产药物胡黄连、荜茇、龙脑香、小茴香、诃黎勒、阿魏等。这些药物，中国史籍多有记载，如陈藏器《本草拾遗》称：“荜茇生波斯国，故人将来。”李珣《海药本草》则介绍诃黎勒的药效说“诃黎皮主嗽，肉主眼涩痛”等。《通典》卷一百九十三则称大食国“人多疟痢”，“又有荠树，实如夏枣，堪作油食，除瘴”。又称远在西北非的摩邻国（今摩洛哥王国，当时属阿拉伯帝国势力范围）“瘴疠特甚”。凡此都反映了唐代中国对波斯与阿拉伯地区医药卫生情况的一些了解。波斯与大食药材也继续输来中国。如《册府元龟》卷九百七十一载：“开元十二年（724 年）三月，大食遣使献马及龙脑香。”又：“开元十八年（730 年）正月，波斯王子继忽娑来朝，献香药、犀牛等。”另据《旧唐书·敬宗本纪》载：“穆宗长庆四年（824 年）九月丙午朔，丁未，波斯大商李苏沙进沉香亭子材。”可见这些药材尤其是香药一类进口量甚巨，以致有官宦以“沉香为阁，檀木为栏，以麝香、乳香筛土和为泥饰壁"[1]，至五代时甚至有以"沉香为山阜，蔷薇水、苏合油为江池，零藿、丁香为林树，薰陆为城廓"等者，这已远远超出了卫生学的意义，无异于暴殄天物了。不仅药材，也有波斯方剂传入于中国，且为中国医学家应用于临证者，如《千金翼方·养性》载：

服牛乳补虚破气方：牛乳壹升，荜茇半两末之，绵裹。右二味，铜器中取三升水和乳合，煎取三升，空肚顿服之。日一，二七日除一切气。慎面、猪、鱼、鸡、蒜、生冷。张澹云：波斯国及大秦甚重此法，谓之悖散汤。

此方又称"乳煎荜茇方"。据《医部全录》引《续前定录》称，此方曾治愈唐太宗之"气痢"证："太宗苦于气痢，众医不效。即下诏问殿庭左右，有能治此疾者，当重赏之。宝藏尝困是疾，即具疏以乳煎荜茇方进，上服之瘥。"

有些来华进行药物贸易的波斯商人留居不归，并接受中国的生活方式，以至世代相传称为"土生波斯"。其中唐末五代时的李珣（字德润）兄妹即属较著名者。李珣家系在华传世已久，陈垣先生认为，李珣兄妹为李苏沙之后人，[2] 此李苏沙即上述穆宗时进献沉香亭子材的波斯巨贾。更有言其先祖，隋时已从波斯来华者。唐末战乱，其家约于公元 880 年随僖宗入蜀，居于

[1] 王仁裕，等.开元天宝遗事十种：开元天宝遗事 [M].丁如明，辑校.上海：上海古籍出版社,1985:105.
[2] 陈垣.回回教入中国史略 [C]// 陈垣.陈垣学术论文集：第 1 集.北京：中华书局,1980:542-561.

蜀之梓州（今四川三台）。后李珣被地方作为人才向朝廷推举，事前蜀主王衍并以宾礼对待，贡于成都（此类人才称为"宾贡"）。李珣尤以诗词彰名，诗有《琼瑶集》，词录于《花间集》中。他曾于岭南一带广为游历，其词中记述了很多南方物产，如孔雀、象、真珠、豆蔻、荔枝、椰子等。加之其家世以香药为业，故李珣对于外来药物有着丰富的知识，而于晚年撰成《海药本草》一书。该书凡 6 卷，原书已佚，其内容见于宋代《政类本草》《蟹谱》《香谱》等书中。据《文献》1983 年刊第 158—181 页所载马福月所辑之该书 118 条佚文，在 118 味药中出自大食、波斯所产者约 28 种。《海药本草》是我国较早的记述外来药物的专书，它不仅反映了李珣对于中外医药文化交流所做出的贡献，也成为当时中国人对来自波斯、大食的药物知识的总结。

李珣之弟李玹则倾力于经营香药，又好炼丹之术，黄休复《茅亭客话》卷二载："李四郎名玹，字延仪。其先波斯人，随僖宗入蜀。授率府率……玹举止温雅，颇有节行，以鬻香药为业。善弈棋，好摄养，以金丹延驻为务。暮年以炉鼎之费，家无余财，唯道书药囊而已。"亦是一位学通中西，为中国与波斯、阿拉伯间的医药文化交流有所贡献的人物。

随着阿拉伯帝国的兴起，一度占有欧、亚、非地中海沿岸广大区域的东罗马帝国，于公元 7 世纪初其疆域仅及巴尔干半岛、小亚细亚、美索不达米亚以及外高加索的部分地区，都城在君士坦丁堡（今土耳其伊斯坦布尔）。隋唐史籍中所称的"大秦"或"拂菻"即指此时的东罗马帝国。由于东罗马帝国地跨欧、亚等地，其文化不仅保持了古希腊、罗马的文化传统，又吸收了西亚等地的东方文化因素，具有综合东西的特色。在医药文化方面，东罗马帝国不仅继承发展了古希腊、罗马医学，而且兼有东方医学的内容。向东方传布古希腊医学并使之披上东方新装的重要力量是基督教聂斯托里派。该派于公元 5 世纪时由叙利亚人、君士坦丁堡大主教聂斯托里创立于该城。他们被基督教视为异端，被迫向叙利亚、波斯等地逃亡，受到当地君王的庇护和礼遇，并于唐时传入中国，称为"景教"。景教徒热衷医学，他们把古希腊医学带到了东方，当伊斯兰势力在公元 7 世纪迅速崛起并扩张时，阿拉伯人接受了古希腊的文化并加以发展。景教徒们随之将大量的古希腊、罗马医学文献翻译成阿拉伯文，结果古希腊医学结合阿拉伯民族医药实践经验，逐渐形成了后来被人们所称谓的阿拉伯医学。景教徒不仅为阿拉伯医学初期的发展作出了重大贡献，而且也成为中古时期中国医学与阿拉伯医学以至欧洲医学相互交流的重要力量。

唐代著作中有不少有关大秦医药状况的记载。如《新唐书卷》二百二十一下称大秦"有善医能开脑出虫，以愈目眚"者，《通典》卷一百九十三注引杜环《经行记》也有类似记载："其大秦善医眼及痢。或未病先见，或开脑出虫。"用颅部手术以治眼，为古希腊、罗马医学常用之法。被西方誉为"医圣"的希波克拉底在其《文集》卷九中即说：

当无其他疾病而双目失明时，则应在脑盖骨的两旁施用手术，剖肉、洗骨、清血便愈。

当眼睛毫无显著病症并失明时，可以在头顶部切开，把柔软的几部分分开，穿过头骨，使液体全部流出。这是一种疗法，用此法病人便能治愈。

可见《新唐书》所载实有所据。值得注意的是，这种"开脑出蛊"之术，唐人也有应用，不过是用来治"大风"（即麻风病）。据《玉堂闲话》载，约在879—887年间，有一"术士"治一大风患者，"乃置患者于隙室中，饮以乳香酒数升，则懵然无知；以利刀开其脑缝，挑出虫可盈掬，长仅二寸。然后以膏药封其疮，别与药服之，而更节其饮食动息之候，旬余疮尽愈，才一月眉发已生，肌肉光净，如不患者"。虽然以"开脑出蛊"之法治疗麻风事系不经，但此唐人之法与大秦之术或不无渊源。

还有大秦或拂菻所产药物的记载。李珣《海药本草》所载出自大秦者有5种左右，如称许大秦所出白矾用于炼丹，功力逾于中国河西走廊一带所产者；大秦所产降真香，入药以番降紫而润者为良等。陈藏器《本草拾遗》记郁金香云："生大秦国。二月三月有花，状如红蓝。四月五月采花，即香也。"《酉阳杂俎》卷十八记阿勃参云："出拂菻国……斫其枝，汁如油，以涂疥癣，无不瘥者。其油极贵，价重于金。"又记椋祗："出拂菻国……取其花，压以为油，涂身除风气。拂菻国王及国内贵人皆用之。"据考椋祗即水仙也。

古希腊、罗马医学理论的核心四体液学说，也见于此期中国的医学文献。如于新疆吐鲁番回鹘高昌故城址发掘出土的《金钥匙》（《阿勒佟亚茹克》），约成书于10世纪，是用回鹘文写成的医药著作。书中反映出古代西方、印度与汉族医学的综合影响，如说"内脏溃疡病的病因多半是血和胆液引起，胃溃疡是风寒、粘液和胆液引起的"等等。所谓血液、粘液、胆液的三体液的提法，大体同于西方的四体液学说（四体液学说即将胆液又分成黄胆液与黑胆液两种），而重视风寒之为病，似又因于汉族医学理论。另外，古代西方天文概念中的黄道十二宫说约于隋唐时假汉译佛经传入中国，而五代时杜光庭所著之《玉函经》一书中竟发奇想，引入了此十二星宫说以试图解释中医针灸理论中的十二经脉。该书"生死歌诀"云：

> 络有十五经十二，上应周天下临地。
>
> 水漏百刻运流行，与周天度为纲纪。
>
> 手足阳明江海水，天蝎金牛并豫翼。
>
> 太阳手足合清淮，天秤白羊充淮里。
>
> 阴阳人马对寅申，燕益渭漯水气深。
>
> 太阴巨蟹并磨蝎，丑未湖河水难竭。
>
> 宝瓶狮子对周齐，汝水三河合应之。
>
> 巳上楚宫属双女，亥上双鱼时掉尾。

　　《玉函经》，宋代盱江黎民寿有注，但对此节文字中的天蝎、金牛、天秤、白羊、人马、巨蟹、磨蝎、宝瓶、狮子、双鱼等十二星宫的名称却无注文，范行准先生推测是黎氏不晓西方星历，故无从注释。虽然这种将十二宫与十二经相合的作法对后世中国医学似乎并无影响，但也可谓古代中西科学理论交流的一个颇有趣味的插曲。

随着景教传入中国，汉译景教文献也陆续出现。敦煌石室遗书中计有此类文献数篇，如《景教三威蒙度赞》《尊经》《大秦景教宣元至本经》《志玄安乐经》《序听迷诗所经》《一神论》《大秦景教大圣通真归法赞》等，多为景教徒之祈祷文与布道讲经。如《景教三威蒙度赞》为祈祷时所用之"圣歌"（"威蒙度"为叙利亚文"施洗"之义），《尊经》为赞颂教主及著经人之祝文等。这些景教文献在宣扬基督教义的同时，也有少量与医药卫生有关的内容，如《志玄安乐经》说："若复有人，时逢疫疬。病者既众，死者复多。若闻反魂，室香妙气，则死者反活，疾苦消愈。""病若新愈，不可多饮，恐水不消，使成劳复"云云，惟多以宗教观念统之，且传播面也有相当局限。

更为切实的是，还有景教徒在华行医。景教徒热衷于医学，故亨利·玉尔《古代中国闻见录》亦说："聂派教徒，多精岐黄术。"唐太宗贞观九年（635 年），景教教士、叙利亚人阿罗本经波斯来中国，开始在长安（今西安）传教建寺，3 年后有教士21 人，不久更向全国各地发展。德宗建中二年（781 年）所立《大秦景教流行中国碑》，有"法流十道……寺满百城"之语，可见景教之寺亦盛极一时。这些寺院即开展有疗病施济的活动，《大秦景教流行中国碑》记云："每岁集四寺僧徒，虔事精供，备诸王旬。饿者来而饭之，寒者来而衣之，病者疗而起之，死者葬而安之。"此可谓西方医术施行于华之较早的确切记载。又《旧唐书》载有开元二十八年（740 年）有僧崇一为人治病而愈并受玄宗赏赐事。陈垣先生认为，僧崇一也系景教徒医生。古希腊、罗马医学于外伤科治疗颇有特长，景教徒医生亦擅长于此。有学者将唐代蔺道人《仙授理伤续断秘方》一书中所载之治骨损伤折诸方法内容与《希波克拉底文集》之"骨折论"所叙相比较，两者多有颇相类似之处，并以此为主要论据基本论定蔺道者当为景教徒医生，[1] 其说有可信之处。

除了景教徒等域外人士传来西方医学外，中国学者也有在中外主动学习西方医学者。拉齐（Abû Bakr Muhammad ibn Zakariâ，或 Rhazes，865—925 年，又译为雷泽斯）为阿拉伯医学全盛时期中最知名的医学家，他曾在巴格达应一位中国学者的要求为其传授了盖伦的医书。此事见载于阿拉伯著名书商伊斯哈克（Abûl-Faradj Muhammad Bin Ishâk，？—996 年）所著之《书目》一书中。该书引述拉齐的话说，一位中国人在巴格达住了近一年时间，仅用了 5 个月就精通了阿拉伯语，并且成了一位精明的作家与神速的书法家：

当他决定回乡时，他提前一个月对我说："我即将告辞回乡。我想让人给我口述盖伦的十六本书，好让我抄录下来。"……我找来了我的一位学生，要他帮我们这个忙。我们以最快的速度向他口授，然而他写得比我们说的还快。我们核对时才相信，他抄写的是准确的。

虽然《书目》此节的主旨是讨论汉文书法的问题，而那位中国学者的目的也不无炫示速写功夫之意，但他毕竟选择了盖伦的医书，说明他对了解以至传播西方医学是极感兴趣的。尽

[1] 马伯英,高晞,洪中立.中外医学文化交流史[M].上海：文汇出版社,1993:261-265.

管这位中国学者其后的下落于史无考，但在古代中西医药文化交流史上，他仍不失为中国人中向西方学习的一位先驱性人物。

在此期传入的西方药物中，则以"底也迦"一种较为著名。底也迦是一种成药，其配制成分说法不一。它原是古希腊医学中的一种解毒药，后来黑海东南岸的本都（Pontos）王国国王米特拉达悌六世（Mithridates VI Eupator，约前132—前63年）嗜好研究此药，多方加以改制，故曾被称为米特拉达悌防毒药（Mithridaticum）而沿用了数世纪。盖伦也曾著有《论底也迦》，故西方也称此药为"盖伦丸"。此药在古代西方颇为流行，于唐时传入中国，《新修本草》已收有此药："底也迦，出自西戎。彼人云：用猪胆作之。状如久坏之药。胡人时将至此，甚珍重之。试用有效，主治百病中恶、客忤邪气、心腹积聚。"《旧唐书》卷一百九十八则明确载有："乾封二年（667年），（拂菻国）遣使献底也迦。"其后《千金翼方》及宋《政类本草》、明《本草品汇精要》与《本草纲目》等均收载有此药。《本草品汇精要》尚具外国人献此药于中国皇帝图，药丸有红黑二色。由于底也迦为西方所重，故作为珍品向中国多有进贡，至清代宫廷中此药已累存甚多。据清代姚元之《竹叶亭杂记》卷一载：

> 武英殿有露房，即殿之东梢间，盖旧贮西洋药物及花露之所。甲戌（1814年）夏，查检此房，瓶贮甚夥……又有曰"德力雅噶"者（按：即底也迦，又译作"的里亚加"），形如药膏……

这次翻检出来的西洋药物，后嘉庆帝用来颁赏内廷大臣，据清代姚衡《寒秀草堂笔记》卷三记，其父户部侍郎姚文田获赐药物计 122 种，中"德里雅噶一百六斤十五两三钱，二瓷瓶，二玻璃瓶，四十三锡盒，治恶毒冷气、腹内挣痛、脾胃虚弱"。数量颇惊人。又底也迦配方用药中有鸦片一味，故鸦片之最早传入中国或即偕此药也。

隋唐时期，中国医药学也进一步向阿拉伯等地外传。景教徒们不仅将西方医学和阿拉伯医学传入中国，而且也将中国医药学传至阿拉伯。如在伊斯兰教创始人穆罕默德（570—632 年）时期，波斯的工提沙波（Jundi Shapur，位于今伊朗库及斯坦省）一地正是景教的重要学术中心，这里集中了希腊和东方的文化，建有学校与医院。有资料说，当时这里有中国医生在医院工作并教授学生，有有关科学的中国书籍，还有近千罐有名称的工艺水平很高的中国糖浆。[1] 这无疑是与景教徒们传播中国医药文化的努力分不开的。另外，中国炼丹术之外传阿拉伯，也可能始于隋唐时期，并对阿拉伯炼丹家产生了一定的影响。

此期一些阿拉伯人的中国游记等文献则介绍了中国医药卫生方面的情况，增加了阿拉伯人的有关认识。阿拉伯商人苏烈曼（Suleiman）曾亲至印度、中国等地游历经商，西归后于公元 851 年著成其东游见闻，后世学者翻译整理为《耶稣纪元第九世纪阿拉伯人及波斯人之印度中国纪程》，其前一部分即为苏烈曼游记，是现知最早的阿拉伯人之中国游记。书中对中国充满了美好印象，如说："中国人（比印度）更为健康，疾病更为罕见；空气如此清洁，几乎没有双目失明的人，没有独眼的人，

---

[1] 马伯英,高晞,洪中立.中外医学文化交流史 [M].上海：文汇出版社,1993:185 注.

也没有某种生理缺陷的人。而在印度的大部分地区则随时可见。"后来阿拉伯人伊本·阿尔法基赫的著述中也有类似记载。苏烈曼还提到中国人渴则饮茶，称茶为 sax，此为中国饮茶风俗最早见于外国的记载。

阿拉伯人依本·库达特拔（Ibn Khurdadhhah，又名阿布尔·卡西姆·乌拜德·阿拉 Abu'I-Kasim Vbaid-Allah）曾在阿拉伯阿拔斯王朝任吉巴尔省（Jibal，位于今伊朗东部）驿官，约于 9 世纪中叶著有《省道记》一书。本书为阿拉伯著作家中首次记载中国产药物肉桂者；又将土茯苓一药称为"中国根"（China root），此药在波斯语中则称"去比秦尼"（Chubi Chini），后来西方用于治疗梅毒。书中记载的其他中国产药物还有芦荟、樟脑、生姜等。而阿拉伯著名医药学家拉齐等则对中国产药物乌头的功用作了较多阐发。

10 世纪中叶，有中国使者赴阿拉伯萨曼王朝拜访，该使节返国时，阿拉伯人阿布·杜拉夫·米萨尔·伊本·麦哈黑尔（Abu Dulaf Misar Ibn Muhalhil）随之东游，并曾抵达中国。该书对一中国城市新达比尔（Sindabil，今城无考。有学者疑为四川成都；一说为追忆唐时都城长安即今西安）之给排水卫生设施有较仔细的描述。书中称该城王宫宫墙之"墙顶有流水，分六十支道流出。每门有一流。每川自宫沿街而流至他端，复流回王宫。故每街之边，有左右两河，分头顺逆而流。其一为供给饮水之用，其他则为洗刷污秽之用也"。可见唐及五代时的城市环境卫生设施是相当完善和先进的。

第四章　宋元时期中外医药交流

（公元 960—1368 年）

公元 960—1368 年，是我国两宋金元时期，期间虽有统一和平，但内战频仍，政权多南北对峙；虽然也有经济、文化之辉煌发展，但也多因战争而使人民处于水深火热之悲惨生活之中。医学发展与经济、政治、文化之发展多相适应，因此繁荣与停滞亦相交织。此期日本正当平安朝后半期及镰仓时代，以天皇为中心的集权政治崩溃，武士政权建立，代之而兴的是镰仓幕府。其间恢复皇权之斗争激烈，政权有建都京都的光明天皇，史称北朝；醍醐天皇被迫退据大和吉野山设立朝廷，史称南朝。这种南北朝局面，与中国社会有相似之处。

日本在隋唐时期大量派遣隋使、遣唐使，引进、学习甚至模仿中国管理制度和科学文化与医药学，取得了世所注目的成就。至宋代，日本已绝少有官方遣宋之举，双方几乎无官方往来。这或许与日本政体及大量引进后需要消化发展有关。但是，唐末五代时期兴起了两国民间往来，则时有发展而趋兴旺发达。

此时期，日本虽然与中国官方关系绝少，但日本王公贵族对中国的物质文明的兴趣，却仍然十分浓厚。因此，北九州和沿海地区的庄园领主，多无视朝廷禁令，与中国商人进行着日益频繁的私人贸易。据史料记载，北宋时期中国赴日商船达70多次，南宋时更加频繁，尤以宁波一地更为兴盛。当地商人结伙成帮，经常有海船赴日贸易。不少中国商人还与日本朝臣或九州地区王公贵族之家结成了"寄人"关系，他们利用其家族之声威，取得对日贸易的立足之地。故在日本沿海，多有宋代商人居留，在其重要港口如敦贺、博多地区，宋代商人留居者尤多，据记载，仅公元1151年，中国商人居住日本博多地区者，多达1600余家。可见中日两国民间之经济、文化交流实趋上升之势。

此外，与民间交流相辅相成者，是日本僧人相继入宋，以巡礼佛迹，增强个人佛法修养与功夫。日僧入中国者虽不如唐代多，但他们在日本政府禁止遣宋的情况下，为繁荣中日文化交流，应该说是富有业绩的，如引进中国茶文化等保健知识，亦是不能磨灭的。

公元1167年，日本平清盛在政权角逐中获得胜利，从而控制了皇室，建立了以平清盛为核心的武士政权。他改变前期闭关锁国的政策，谋求发展与中国宋朝之关系，扩大两国之间的贸易。为此，日本疏浚濑户内海航路，修建兵库港，特许中国商船直接驶入濑户内海，可停靠兵库港码头，这使中日贸易与文化交流达到较高水平。例如，日本《平氏物语》记载当时平氏拥有财富的盛况说："扬州之金，荆州之珠，吴郡之绫，蜀江之锦，七珍万宝，无所不有。"镰仓幕府继平氏之后，其三代将军原实潮曾立志访宋，令宋朝工匠等造船，惜未能成行。与此同时，日本商船往来于中国商城者越来越多，例如《开庆四明续志》记载："倭人冒鲸波之险，舳舻相衔，以其物来售。"由于日船往中国者日众，日本幕府不得不加以限制，"凡驰宋船，以五艘为限"，并规定，若逾此者，"不得建造"，若已建造者"应速令毁弃"。

忽必烈统一中国，建立元朝后，于公元 1274 年、1281 年，曾两度攻打日本，使两国关系处于紧张状态，但民间往来似未造成重大影响。例如《元史·日本传》载公元 1277 年，即"至元十四年，日本遣商人持金来易铜钱，许之"。此后，在元代灭亡之前的半个多世纪里，日本民间商船之来往中国者更趋频繁。据木宫泰彦《日中文化交流史》一书所记，此时日本来华僧人之有名者 220 余人，由此可见日船访中之盛了。日僧邀中国僧人访日，称"此船一去，明年即便又来，但随意耳"，亦可推知当时往来中日已是何等之方便与经常。僧人互访在中日医学交流上有着极其重要的意义。正如日本医史学家富士川游在《日本医学史》中指出：

醍醐天皇朝（897—929 年）废遣唐使，致留学唐土者减少，汉学面临衰运，京都之大学、地方之国学渐废。然佛教尤其是禅宗兴隆，前往中国之僧侣不断，亦有不少高僧来自中国，因而此期邦人之学问承于僧侣，国文、歌道、美术、工艺等，因此而受较大影响。

本节将重点介绍宋元时期中医学在日本、朝鲜、阿拉伯、东南亚各国的交流发展情况，此外，此期中医药在欧洲也有一些交流和发展，一些食疗保健的品种也传入了欧洲。如，意大利马可·波罗游历中国后，就将中国的一些食疗方法和经验由中国带到了欧洲。如法国的"哈姆茶"就是中药紫苏叶沏的茶。紫苏叶和胃理气，可解食物毒性。又如目前意大利流行的"大黄酒"，原配方见于唐代医学家孙思邈的《千金方》，这种由 10 多味中药调配的中国药酒目前已成为意大利的专利食用酒，主要用于饭前开胃、饭后消食、次日通肠。经常饮用，可推陈致新、益寿延年。凡到欧洲的游客几乎都要品尝这种苦酒。另外，现在流行于欧美的古老的"杜松子酒"也是由马可·波罗从中国带去的。该酒的成分并非是"松子"，实际上是中药柏子仁，原配方载于元代《世医得效方》，这种酒欧美人称之为"健酒"，因为它有很好的养心安神功效，也极适合欧美人饮用。

第一节　中医学在日本繁荣发展

一　日本医学家之巨著——《医心方》

中国医学在隋唐时，大型巨著一时蔚为大观，例如隋之《四海类聚方》《诸病源候论》，唐之《千金要方》《千金翼方》《外台秘要》等等，集一时之大成。中国医学巨著多于隋唐时期传入日本，对日本医学家产生了巨大的影响，他们仿照中国学者之作为，也多有博采荟萃以成巨篇者，例如《大同类聚方》《金兰方》，皆为日本医学家奉敕而组织编撰者。《大同类聚方》编于公元808年，《金兰方》编于公元868年，50卷，虽然早佚不存，但由其命名及卷数推知，与中国有关巨著有颇相类似之处。

宋元时期的日本，继隋唐中国医学在日本影响之余绪，其现存于世而影响深远者，当推《医心方》为代表了。

日本花山天皇永观二年（984年），著名医学家丹波康赖（911—995年），仿中国《千金要方》《外台秘要》之作，撰《医心方》30卷，使日本之中医学发展达到了空前的高水平。其影响不仅在日本，该书流传中国、朝鲜等，对中国医学之发展也曾产生了极大的影响，为中国一些医学家所推崇，也足见其富有日本医学发展之特点。日本医史学家富士川游在《日本医学史》中指出：

丹波康赖。丹波，矢田郡人，其祖出于后汉灵帝，为灵帝五世之孙，称阿留王。应神天皇（270—340年）时归化，天皇封之于大和国桧隈郡，为使主。其子都贺有山木、志努二子。志努自成一家，出居丹波国，有驹子、弓束、首名、孝子、大国四子。康赖为大国之子，尤精医术，赐姓丹波宿弥，累迁针博士、左卫门佐、至兼丹波介。天元五年（982年）撰《医心方》三十卷，其书掘摭隋唐方书，堪称本邦方书之府库。永观二年（984年）书成奏进，又以课试诸生，长德元年（995年）四月十九日殁，年八十四岁。

丹波康赖撰《医心方》，对日本医学发展之影响至为深远，日本医学家之富有影响者，或多出自丹波家族；历代宫廷医学家，几乎均为丹波及其宗族半井、多纪所世袭，直至明治时代。日本著名医学家、北里研究所附设东洋医学研究所前所长矢数道明先生，在纪念《医心方》成书 1000 周年时，制图说明丹波康赖与多纪、半井、锦小路之关系，现引用于下：

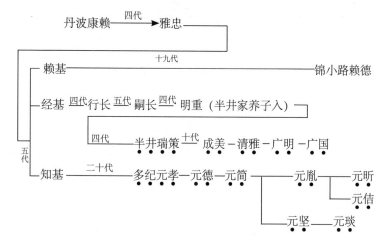

丹波家族的情况，《医心方の伝末》作者、日本医史学会第92 回总会会长、日本医史学会理事、临床学家、日本医学史研究爱好者杉立义一博士的研究，其资料更丰富，珍贵图片更多。他对丹波康赖家族的世系，所列图系更为系统，除更详于康赖之后，还对康赖之前列出后汉灵帝——延王——石秋王——阿智王——都贺直——志拏直——驹子——弓束——首名——孝子——大国——康赖，并出仁和寺所藏《丹波氏系图》影。在其所制《医心方关连略年表》中，以公元年代·日本天皇纪年，《医心方》·和气（半井）·丹波事项，以及中国、朝鲜及日本相关之医事等 3 项，予以较系统而全面的记述，说明丹波家族在康赖撰《医心方》的前前后后为发展日本医学所作的重要贡献与业绩。杉立义一博士还列出自《医心方》撰成后 1000 年间，丹波康赖家族子子孙孙在发展日本医学上之重要贡献近百条。由此当不难看出其成就之大了。

　　关于《医心方》编撰之际，所参考的中国医学著作等，许多学者均有论述，但因统计方法与要求有所不同，其数字颇不一致。在这方面，中国学者与日本学者也存在着较大的差异，这是不难理解的，在此我们仅引用日本举办《医心方》撰进 1000 年纪念时，中国学者马继兴氏应邀在纪念会上所作报告《医心方中的古医学文献初探》中，所制《〈医心方〉引录古籍名称与条数表》为依据，摘录其要以说明之。该文指出《医心方》共引用医书与非医学书籍 204 种，其所引条文 10877 条，[1] 其中绝大多数为中国古医籍。例如：引用中国医经类计 4 种 75 条；引用张仲景、华佗著作 6 种 67 条；引用《诸病源候论》668 条；《神农本草经》等 561 条，《本草经集注》100 条，《新修本草》776 条，《本草拾遗》105 条，计引本草类 11 种共 1595 条。食疗类计 13 种 537 条，其中以引用《崔禹锡食经》为最多，计 181 条，其次为孟诜《食疗本草》，计 98 条。引针灸类 12 种，443 条：其中引用《黄帝明堂经》362 条，《黄帝针灸虾蟆经》计 46 条。引用医方类更为普遍，计 68 种 5735 条：其中晋代之《小品方》被引 541 条，《玉函方》1143 条，《范汪杂药方》298 条；引用

---

[1] 马继兴 .《医心方》中的古医学文献初探 [J].Journal of the Japan Society of Medical History,1985,31(3):326-371.

南北朝医方 21 种, 891 条, 其中《僧深药方》219 条,《经心录方》
87 条,《龙门方》103 条,《集验方》230 条等；引用隋唐医方
14 种 2010 条, 其中《新录单要方》349 条,《千金要方》1273
条,《古今录验方》239 条,《广济方》66 条,《广利方》44 条,
《外台秘要方》8 条等；又其他中国医方 27 种 842 条, 其中《医
门方》305 条,《耆婆方》99 条,《极要方》234 条。引用临床
各科计 10 种 856 条, 其中如《三家脚气论》75 条,《刘涓子鬼
遗方》118 条,《产经》550 条,《治眼方》32 条等。引用养生
方术类医书 44 种, 计 834 条, 其中《养生要集》342 条,《玉
房秘诀》78 条,《大清诸丹集要》65 条等。引用非医书类计 35 种,
66 条。总计《医心方》引用朝鲜医书只有《百济新集方》与《新
罗法师秘密方》两种 6 条, 可以说是微乎其微了。

综观《医心方》之成书, 参考中国唐以前医学与非医学书
籍应为 202 种, 所引用之资料达 10875 条之多, 从理论到临床,
从药物到方剂等等, 十分全面而系统。这不单标志着日本医学
发展的新高度, 而且是中日医学交流的新结晶。

丹波康赖是一位卓越的医学家, 通过研读其巨著《医心方》,
至少可以发现康赖不单单是一位医学文献的整理汇编大师, 而
且该书中还表现了他的高超医术和医疗上的卓越见地。例如他
作为日本当代之针博士, 在《医心方》中体现了他在针灸方面
的卓越见识, 强调："夫黄帝明堂经, 华、扁针灸法, 或繁文奥
义, 卷轴各分, 或上孔下穴, 次弟相连, 既而去圣绵远, 后学
暗昧, 披篇案文之间, 急疾难治……"又说："杨玄操曰黄帝正
经, 椎有廿一节, 华佗扁鹊……之徒, 或云廿四椎, 或云廿二,

或云长人廿四椎，短人廿一椎，此并两失。"他指出："人长则骨节亦长，人短则骨节亦短，其分段机关无盈缩也……（所以如此错误）当是后人传录失其本意也。"他对与针灸相关之人体解剖、孔穴部位，多所正误，其功大矣。又如对本草学之研究，他不单全面引用了当时权威的《新修本草》内容，更以其未收之新药"本草外药"为名，补充 70 种，另外还补充了仙沼子等 4 味，说明"以上四味，世用多验，但所出未详"，特收录以为本草之内容。《医心方》中之按语、注释等，更是反映康赖学识卓见的重要方面，对所引用资料之治疗方法等，他以"今按"的形式，用以补充康赖氏个人的经验、见解。例如卷十九引用"《私记》云治一切热病及服金石散，动闷乱热困者，以水一杯服方寸匕，大热者，加至二匕"。康赖在其"今案：今人或三两或四两，水服之吉"中，使用量更科学。又如：《医心方》卷四，"治疣目方第廿二"引"苏敬本草注捣马苋揩之"，康赖按语；"今案倍用赤苋，良"。康赖还在《医心方》卷十六"苏敬本草注诸瘘方：马苋捣揩之"条作注："马苋：新修本草云布地生实至微细，俗呼为马齿苋，亦可食，小酸"，"本草拾遗曰苋及马齿，陶弘马齿与苋同类"。由此可知其并有校刊考证之工夫。又如《医心方》卷十八，"新录方挫苏方木二升以水二升酒二升煮取一升六合二服"，"接骨木煮服如苏方木法"，康赖以自己经验作今案："接骨木水煮洗之，又水杨煮汁洗浴之。"这一治疗伤折筋骨疼痛之改内服为外洗浴的方法，说明他对骨伤科也富有临床经验。由上述所举例证，不难看出他个人的医疗经验也是很丰富的。

　　《医心方》所引中国唐以前医书达 202 种之多，已如前述。

其中大部分在中国已不存世，这就为已佚医书之辑录创造了良好的条件。因为，丹波康赖撰《医心方》每条均严格注明出处，比之《外台秘要》或更富有规范要求。他除了注明出处，或更以考证、注释法给予出处说明。丹波康赖之后代，有侍医尚药医学教谕法印多纪元坚等，于安政元年（1854 年）作《刻医心方序》时指出："遇有可注明者附以案语，其第二卷论针灸则更有序以开其端，岂身为针博士最所深致意欤，窃详之。其书体例盖准拟之王焘外台秘要方，而其引据之博与立论之精且确，则有过无不及也。"这确是甚为有理之评估。

丹波康赖《医心方》虽然在比较长的时间内由于奏呈圆融天皇而藏于秘府，"秘府所藏，人间莫能窥焉……盖数百年矣"。但其家族有底稿或副本保存传续，例如丹波雅忠（1021—1088年），因其医术高明而有"日本扁鹊"之誉，他就曾编撰有《医心方略》《医心方拾遗》，可知在丹波、半井、多纪之传承中，《医心方》有其特殊之地位。

《医心方》撰进 1000 年之际，日本学界隆重纪念，日本著名研究中国科技史专家薮内清教授于 1991 年，在为杉立义一《医心方の伝末》一书作的序文中，指出日本政府于 1984 年确定半井家本、仁和寺本《医心方》为国宝。

《医心方》于 1560 年，始由正亲町天皇将秘府所藏赐给典药头半井氏，1791 年德川幕府取仁和寺藏本，命多纪元德重抄，1854 年幕府令半井氏献出家藏全本，命多纪元坚等校勘，始首刻刊行，即今之安政本，其版存幕府医学馆。明治（1868—1911 年）间又重印多次，对日本医学发展发挥了更大的作用。

中国人始知《医心方》当推杨守敬（1835—1915 年）。杨氏是公元 1862 年举人，1880 年应中国驻日公使何如璋之召，于 1884 年任中国驻日公使馆参事官。他撰有《日本访书志》，称：《医心方》"日本永观二年丹波宿弥康赖撰进，当中土宋雍熙元年也，其原书为卷子本，安政元年官府命医学（馆）摹刊，以行其书，体例仿王焘《外台秘要》，所引方书有但见于隋志者，有不见隋唐宋志但见于其国见在书目者，亦有独见于此书所引不见于著录家者……康赖为针博士，又得近见其秘府所藏，故能博识乃尔。丹波元坚等校刊此书，称其较《外台秘要》有过之无不及，良非溢美。"杨守敬又说："余曾借得此校刊本……而刊刻之精，校订之密，当为日本模刻古书第一。其所载校刊职名中，如森立之、浅田惟常今巍然犹存，皆博览群书，为中土方今医家所未有也。"杨氏在《日本访书志》中特别对《医心方》之抄本及安政版惊叹不已，给予极高评价。据知，杨守敬由日本携回之安政本《医心方》现存"台北故宫博物院"。

二　饮茶文化传入日本

日本于公元 894 年中断遣唐使，实行闭关锁国政策，如前所述，可能出于消化吸收唐文化的需求所致。但就日本文化史学家木宫泰彦来看，则是出于日本政府认为"彼此之间的文化地位，大致处于对等状态"。这实际上是一种片面的估计。从武力等观点估之，或可视为日本与中国的宋朝对等，然从文化层次上视之，则恐远非如是。由于入宋日僧及民间贸易之增多与发展，日本政府发现中国之北宋、南宋，其文化仍然值得日本引进学习。正如木宫泰彦所作的评估："日本则为了适应新兴武家之爱好，正在试图建立新文化。因此，又和遣唐使时代大量移植唐文化一样，一再努力汲取宋朝的新文化。"的确，日中两国之文化交流，特别是民间的交流的日趋发展与繁荣，这在日本再次从宋朝引进饮茶文化方面，表现得尤为清楚。

据考，日本引进中国茶文化，当始于奈良时代（710—794年），不过那时是将茶作为一种药品使用。公元 795 年前后，在日本贵族社会与曾留学唐之僧侣之间，已有了嗜好饮茶的习惯。其时，饮茶与养生修炼有了更密切的关系，也是招待佳宾贵友的一种礼节。公元 815 年 4 月，日本嵯峨天皇行幸近江滋贺的韩琦时路经梵释寺，梵释寺大僧永忠是公元 770—780 年间曾入唐留学之僧侣，他在留学中国时即学得了饮茶的文化。回国后在梵释寺修行，此刻他亲自煮茶进献嵯峨天皇，天皇饮茶后十分高兴，赐以御冠奖赏之。为了发展茶文化，嵯峨天皇于 6 月即命令畿内、近江、丹波、播磨等地种茶，并仿唐收取茶税。嵯峨天皇临幸皇弟池亭时作诗云："萧然幽兴处，院里满茶烟。"在临幸藤原冬嗣之闲居院时作诗云："吟诗不厌捣香茗，乘兴偏宜听雅弹。"可见饮茶在当时日本宫廷、僧侣之间已成为修养吟诵的一种雅好。然而数十年后，不知何故，茶在日本渐渐衰落了，种茶只在若干寺院内偶见。

茶文化作为医药卫生保健养生在日本再次形成高潮，当始于中国的南宋时期。为此作出卓越贡献者，当推日本入宋僧人荣西。

荣西（1141—1215年），日本备中人，禅僧，号明庵，公元1168年入宋，朝拜天台山、育王山，数月后即返回日本，带回天台新章疏30余部，并将茶种传入日本。公元1187年，荣西再次入宋，原拟赴印度，未果，即往天台山万年寺师虚庵怀敞学习禅宗，同时对茶、桑之药效功用有了比较深入的了解。在此期间，宋孝宗赐给荣西千光法师的封号。荣西学成后于公元1191年回日本，在京都提倡禅宗，接受主持了平政子、源赖家皈依佛教的仪式。他于公元1202年在京都修建建仁寺，后又于镰仓修建寿福寺，大力提倡禅宗，是日本禅宗的始祖。荣西为了在日本宣扬发展茶文化，撰《吃茶养生记》（1211年）一书。1214年，幕府将军源实朝患病，荣西察其为宿酒过度之余醺所致，乃以清茶进献，并以所著《吃茶养生记》2卷赠之，由此获效，使饮茶之风在日本渐兴。

荣西带回日本之茶种，起初种植在肥前的背振山上，其后他又赠茶种给京都栂尾山的高辨（明惠上人），得以在此山培育茶园。《栂尾明惠传记并遗训》记述其事说："建仁寺长老（荣西）赠茶，问之医师，知有遣困、消食、快心之功，然闻本朝不普及，因寻得其实，如植两三株，确有提神舒气之功，遂使众僧亦服之。或谓此乃建仁寺僧正御房（荣西）自大唐携来茶子培植而成者。"自此，栂尾山之茶种传播至全日本，日本多以此为名茶产地。

荣西撰《吃茶养生记》以宣传推广饮茶，其目的正是为了给日本人提供防治疾病、养生延年的知识。该书分上下两卷，开首便明确强调："茶者养生之仙药也，延龄之妙术也。"又如该书强调："今得唐医口传，治诸病，无不得效验矣。"在书末又称："此等记录，皆有禀承于大国乎，若不审之辈到大国，询问无隐欤。"由此即可见荣西对中国茶之养生延年与防治疾病深信不疑。他个人之实践与他为人防治疾病之效验，更对他推广种植茶和在日本提倡饮茶，增加了很大的信心。荣西提倡种茶，推广中国茶文化，更有其自己理论研究之依据。他认为中国医学理论有五味入五脏，而日本人的饮食习惯多只酸、甘、辛、咸四味，而缺少苦味，苦入心，心为五脏之主，缺苦味则心有所伤。茶味苦，饮茶则入心强心，故为养生之仙药，延年之妙药。根据其所论述内容可以推知，他多从中国本草著作得到启示。他引用中国唐来文献中有关茶的记述，高度评论了茶的效能与药用价值，同时，对茶的种植、采摘、制法等，一一予以说明，对饮茶保健知识在日本的传播和形成时尚起到了积极的作用。此外，《吃茶养生记》的下卷，还较系统地记述了桑的功能与用途，所论述介绍的桑粥、桑汤，可治疗饮水病、中风、不食证、痉病、脚气病等。荣西推崇桑为治疗多种疾病的灵药，其桑粥可能是日本较为有效的食疗。

综上所述，可以相信荣西在两次入宋留学期间，前后5—6年之久，显然曾在学禅的同时，对宋代医学也曾进行过比较深入的了解与学习。他不但学习了佛经之医方明内容，更对中国之养生与疾病防治进行过研究考察，或向宋之医学家进行过拜访请教等。只有如此才能解释他何以能成为日本兼通医药的名僧，才能解释他何以敢于面对幕府源实朝将军之病作出确诊，并以茶施以有效治疗，而且获得"顿醒"的出色效果。

自荣西提倡种茶、饮茶，禅僧与贵族之中，吃茶之风逐渐流行，不久，由于广泛种茶与从中国进口茶而推广到一般人士。镰仓时代之后期，约中国元代，在日本禅林与朝野上层社会，即已流行着中国唐式茶会。其茶亭之装饰格外讲究，所用器物茶具，甚至墙壁所挂字画，都以来自中国者为高尚典雅，茶道文化在日本之影响日趋明显。与此同时，用茶以防治疾病之功能渐减，而作为卫生保健之风盛行。饮茶作为民众之习俗，作为待客之礼，解渴之用，也就日益普遍了。其时对饮茶之利弊也开始为人所论及，例如：梦窗疏石《梦中问答》，对饮茶或有不同之评价："我国栂尾上人（指高辨）、建仁开山（指荣西）皆爱茶，用作散蒙、醒睡、修道之资也。然视当今世人竟以茶待客，既无助于养生，更何尝有人念及修学之助！且为世人浪费及佛法堕废之因缘。然则同为嗜茶，因其人之心不同，有损亦有益。"

无论如何，饮茶在日本作为卫生保健的一种手段，则日益为朝野民众所接受。日本在我国南宋金元时期兴起"茶道"，一时风行各地。日本称饮茶为"茶之汤"，可见饮茶习俗已逐渐日本化了。《禅林小歌》（约成于 14 世纪）有"近来片鄙聚落，有号唐样饧室，集众催兴之宴"之说。这里所说的唐样饧室，就是仿唐式之茶会。

三　宋元医学传日与日本医籍

在讨论宋元医学传入日本及日本医学典籍之日本化的过程时，这里先引用日本医史学家富士川游在其权威著作《日本医学史》一书中的两段文字，他认为："平安朝中叶以后，相当于中国宋代，宋太宗朝撰《太平圣惠方》百卷，徽宗朝撰《和剂局方》五卷。此类医书据《诸病源候论》区分门类，治法则主张各家性理，盛行门户之见，与唐代医方有异。此时吾邦废遣唐留学生制，几乎未闻医人直接赴唐传习医方，然镰仓幕府致力于佛教，尤其是禅宗弘通，僧侣不断往来于中国，中国医术及其他学艺即由僧侣传来。"又说："吾医学亦未能避免政治、宗教革新动摇之影响。……平安朝医学仅是外观粲然，承奈良朝之后，模仿隋、唐医学，其后期则谋求折衷。镰仓时代，医学效宗中国，其实乃依仿宋代医方，然而，此期并非如平安朝单纯抄录宋人医书，其间多加入吾邦经验，至少医书内容已显示出明显之进步迹象，有代表医著《顿医抄》《万安方》二书为证。"

中国两宋时期，由于政府对发展医药学的关注和重视，加之印刷术之发明与应用，医书之校正印刷刊行成为可能，中医学在此条件下得到了明显的进步。诸如皇帝关注医学教育，提高医学教育之水准，多次修订本草，设立"校正医书局"，校正古典医学名著刊行全国，设立官办药局保证药品与成药质量，普设社会救济机构以收容贫困无依之病患伤残者等等，使中医学之发展获得前所未有的良好环境。医学各科，特别是临床各学科几乎都取得了重要进展。金元时期，由于治疗学发展之需要，医界更形成了研讨争鸣的局面，李、朱学派[1]之形成与发展，更对日本产生了很大影响。

---

[1] 李指中国元代医学家李东垣、朱指元代医学家朱丹溪，日本引进李东垣、朱丹溪的理论与技术并为学界所重视、所发展，逐渐形成对日本影响很大的李、朱学派。

关于仲景学术，隋唐时期的日本医学家已有所参考，如《万叶集》（733年）已提及张仲景，《令义解》（883年）有关伤寒定义之解释，《医心方》有关引述等，均说明张仲景伤寒学说在日本已开始产生不小的影响。日本康治本《伤寒论》，乃唐代手抄古本，公元1143年（康治二年）又由僧了纯重抄，其书尾有"唐贞元乙酉岁（805年）写之"字样，又有"康治二年癸亥九月书写之，沙门了纯"字样，说明学问僧入唐抄得《伤寒论》并带回日本。据日本嘉永元年（1848年）柳川医官户上重较玄斐撰《刻康治本伤寒论叙》称："原本唐贞元乙酉所写，相传昔者叡山僧入唐，誊写以归。康治二年癸亥，沙门了纯再写焉。卷末所录，可参征也。"又有康平本《伤寒论》，该书是日本康平三年（1063年）由丹波康赖的后辈丹波雅忠手抄的，并附有跋。公元1346年（日本正平元年），又经和气朝臣考证重抄。《伤寒论》在日本的这两种手抄本，是日本医学家重视研究张仲景伤寒学术之重要开端。宋元时期传入日本有关伤寒的著作也逐渐增多，如：《伤寒总病论》《伤寒百向》《伤寒活人书》《伤寒发微论》等约有10种之多。日本医著《顿医抄》（1303年）与《万安方》（1315年），或广泛摘录，或据《圣济总录》大量引用《伤寒论》文以丰富其内容。

关于本草学，历来为日本学者所重视。日本桓武天皇延历九年（790年），典药寮建议朝廷以《新修本草》为教本，获得通过。和气广世即据《新修本草》的分类方法及内容等，选药254种，各言其性状、鉴别方法、药效功能与制剂等，编撰成《药经太素》（799年）。相继编纂的还有《本草和名》（918年），收载药物 1025 种，亦仿《新修本草》例，并收日本所产药物，以日本名与中国名对照。宋元时期，中国本草著作续有传日，又有丹波康赖的《康赖本草》，或名《本草和名传抄》，主要引用《神农本草经》内容，分为草、木、果、米谷、菜、玉石、人、禽、虫、鱼等类，以次论述其性味、和名及采集时节等。这本书对日本医学发展产生了巨大的影响。

此外，论述临床各科的医书，传入日本的也不断增加，仅以外科学为例，特引富士川游先生的一段论述，借以窥视其全豹。他说：

此期，因《外科精要》《外科精义》等书始传吾邦，疮肿一科新称外科。梶原性全《万安方》曰："夫疮肿之患，莫大于痈疽，明乎此二者，则肿毒丹疹，可以类推。"重视痈疽，引用《诸病源候论》《外科精要》《外科精义》《圣济总录》等方书，依据"汤液疏其内，针灸疏其外，五脏内虚则平补，内实则快利"之主旨施以治术，其大要与《医心方》所言相异。应特别指出，梶原性全《万安方》中言及冷治之弊，曰："私云，诸疮不问冷热，唯有温疗方，全无冷治术。今日本医者，不看方书，只率胸臆，以水石极寒，恣施冷治，因兹多即成中寒、中风、大疾而致暴亡猝死。病家亦不知治方，误人而谓病患天命也，热毒疮肿尚无冷治之说，何况于冷痛寒疽乎？尤可慎思也。"又曰："私云，疮肿发热之时，今古日本医者，以寒水及冷石、大黄等作冷治，未愈之前，多为中风，作寒战而死者多。"

与内科治术比较，外科治术几乎不加选择，大同于平安朝时代，但土佐光长《奇疾草子》载有烙针疗脊背肿物之图。惟宗具俊《医谈抄》云："肿物之火针，据云御室患肿物时，赖基朝臣始请行（火针），人亦云本说不见，然《圣惠方》载：痈则皮薄，宜针；疽则皮厚，宜烙。古法无烙，唯针，烙即火针，亦谓燔针，今用烙法多差云云。"惟宗具俊为后宇多天皇（1273—1286 年）前后之人，丹波赖基保元四年（1159 年）任女医博士，寿永年间（1182—1183 年）享有声名，二人相距百年，燔针之说已见于《医心方》，然实际应用据《医谈抄》所云，当始于丹波赖基。平安朝末至镰仓时期，烙法用于外科，此乃外科发展之一阶段。[1]

其他如儿科、痘疹、妇人科等，在日本也都有了相当发展，临床分科已见端倪。临床各科所沿用之病名、诊断医疗术语等，也都基本上与中医学相同或相类似。

日本医学之发展，在中国宋元时期，一方面是继续通过民间贸易与入宋僧侣，不断引进中国的医学新著。公元 1014 年，有宋僧惠清到日本，定居行医，以医名于时，他奉藤原清贤之命回中国索求眼科方书；宋代医师郎元房入日本颇得当权者北条时赖、北条时宗之知遇，任侍医，郎元房居镰仓 30 余年，对日本医学发展有很大影响。另一方面，是可以明显看出日本化的特点。日本医学家在掌握了中医学理论与医疗技术的基础上，不断探索着结合日本的实际，总结和发展富有日本特点的医疗经验，这一探索从比较肤浅向着比较深入的层次进展着，因此，

---

[1] 富士川游. 日本医学史（决定版）[M]. 东京：形成社,1979:126.

日本医学家个人的著作逐渐增多。继《本草和名》《和名类聚抄》及《医心方》之后，在平安朝（794—1192 年）后，日本医学家的著作还有丹波康赖《康赖本草》2 卷、《神遗众古秘方录》3 卷，丹波雅忠《神遗方》3 卷、《医略抄》（1081 年）、《清法略治》12 卷，丹波义济《勘细记》12 卷，和气纪业《延寿明经》100 卷，和气常成《家藏方类》100 卷，释莲基《长生疗养方》2 卷（1182 年），以及和气定盛《和药方》、丹波宪基《病源抄》、丹波赖基《药种功能抄》、丹波知康《灸穴抄》、和气定长《疗治方》、具平亲王《弘决外典钞》4 卷等。以上诸书为日本平安朝后期约 200 年间用日文撰著的，多少富有日本特色的医学著作，计约 15 种，但它们仍然是以传入日本的中医学书籍为基础。

镰仓时代（1192—1333 年），类似之日本医学家著作已有增加趋势。例如：僧荣西《吃茶养生记》（1214 年）2 卷，惟宗具俊《本草色叶抄》8 卷、《医谈抄》2 卷，丹波长基《四花灸法》1 卷，丹波行长《卫生秘要钞》1 卷（1287 年，据宫下三郎考证，该书主要是以《养生要集》与《千金方》为依据），惟宗时俊《医家千字文注》21 卷（1293 年，据宫下三郎考证，该书是从《太平广记》及所引《孙思邈传》等辑录），梶原性全《顿医抄》50 卷、《万安方》62 卷，丹波行长《脏腑拾类抄》2 卷，以及富小路范实《鬼法》，惟宗具俊《节用本草》8 卷，惟宗时俊《名医传》2 卷，和气种成《续添要穴》2 卷、《大医习业》，僧我宝《传尸劳二十五灸法》，僧荣佛《药方书》，剑阿《产生类聚抄》2 卷等，计 17 种。

前已指出，日本引进中国医学，在平安、镰仓时期已开始了日本化的阶段，虽说上述日本医学家著作还多属摘抄，但却富有其选择、心得与吸收运用经验之特点。尽管中医学理论在这些著作中仍然清楚可见，但毕竟已不完全是中国医学之原貌了。日本医学家已不满足于阅读中国医学之原著。这是医药文化交流中深入发展的一个必然阶段。

四　中日医学交流之名医名著

宋元时期在中日医学交流中日本出现的名医、名著，较前有了明显的增加，其学术水平也明显提高。在此，我们只能仅举其要，用以了解其梗概。

成寻，日本僧人，后三条天皇延久四年（1072年）三月，带领弟子7人一行乘坐宋商孙忠的船来宋。他们登陆后即赴天台山、五台山朝拜圣迹。在其居住洛阳期间，宋神宗在延和殿召见了他，赐给紫服、绢、帛等物，敕令居住太平兴国寺传法院，并一再加以礼遇优待。次年，成寻派遣其5位弟子搭乘孙忠的商船返回日本，自己仍继续留在中国参礼学佛。成寻的5位弟子回国时，宋神宗为了发展中日友好交流，请他们带去给日本朝廷的御笔文书以及《法华经》《大藏经》、锦等珍贵佛经与礼物。公元1073年，宋神宗的御笔文书等被带到日本朝廷后，可能由于日本与中国当局无官方关系，直到公元1077年，日本朝廷才决定予以复信及回赠礼物。所回赠礼物中，有绢200匹，水银5000两。天皇命通事僧仲回携此礼品书札再乘孙忠商船到宋，于1078年正月26日在明州登陆，完成使命。宋朝赐予仲回慕化怀德大师封号，再请携带宋朝的牒文、礼物回日。据《百练抄》承历二年（1078 年）十月二十五日条记载："诸卿讨论大宋国贡物事，锦、广黄等也。"所谓广黄，即广南所产之牛黄。结合成寻寓居中国期间，宋神宗曾问及成寻，日本需要何种中国货，成寻答称有香药、茶、碗、锦、苏芳等，两相参照可知，公元 1078 年宋朝廷再请日僧仲回带回日本的礼品中，必有不少香药及日本所需的日用器物等。

希玄道元，于 1187 年再次入宋，他是在中国学习考察禅宗学问与饮茶知识的荣西大师的徒弟。荣西在中日医学交流中的贡献已如前述，他的弟子希玄道元与木下道正，于公元 1223 年入宋。希玄道元在中国学习 5 年回日，为日本曹洞宗之始祖，封号承阳大师；木下道正即藤原隆英，他们在中国除了学习佛教禅宗外，也学习了中医学的若干医疗技术。例如，所学"解毒丸"的制法等知识，也一并带回日本，在日本药学制剂上有一定影响。

圆尔辨圆，即圣一国师，本是东福寺开山，公元 1235 年入宋，历访天童、净慈、灵隐等名寺，在中国学习 6 年之久，于公元 1241 年回日，携带中国之典籍数千卷，入藏于京都普门院书库，其收藏典籍之多，有"乃至充栋"之誉。圆氏撰有《三教典籍目录》，该目录虽已不存于世，但尚有其 28 世孙大道一另著之普查目录存世。其中有经纶章疏 170 余部，370 余卷；又有僧传、僧集、儒家著作、诗文集、医书、字帖等 230 余部，计 960 余卷。在医书中，包括有宋宝庆三年（1227 年）刊刻之《魏氏家藏方》11 卷等，计有 30 余部之多。特别《魏氏家藏方》刊刻仅 14 年，即由圆氏带回日本，也可见其交流之快速了。

智玄，日僧，约于公元 12—13 世纪间入宋学习中国医方学术，回国后居下野国安苏郡槽尾乡，为人医治疾病，以良好的治疗效果闻名于当代。后鸟羽天皇（1183—1197 年）病，智玄献药治疗获愈，因授予法眼的尊号，故世称其为录事法眼者。他为中日医学交流作出了积极贡献。

惠清、郎元房、王鞑南等中国医学家，他们赴日行医，为日人诊治疾病，都有着重要影响，为中日医学之交流更多直接贡献，发挥了积极作用。他们各以高超的医术深得日本统治者之信任，而委以重任，为扩大中国与日本医学交流做出了贡献，有的则被授予要职——侍医者。他们的事迹多述于前之有关章节，此处不再赘述。

梶原性全（1266—1337 年），号净观，日本镰仓时代著名医学家，据称与和气氏同族。梶原氏虽然未见有入宋学医的经历，然而对中日医学交流，为中医学之日本化，为促进日本医学之发展，作出了卓越的贡献。这集中表现在他的两部巨著《顿医抄》与《万安方》上。他博闻强记，知识渊博，注重临床检验。据他自己所说，他生平阅读医学方书 200 余部，计 2000 余卷，这些医方皆汉魏唐宋之经验方，他所撰之医书多是试之于临床者。

《顿医抄》50 卷，后二条天皇嘉元元年（1303 年）成书。本书主要仿照《诸病源候论》的疾病分类与目次，引用《千金要方》《千金翼方》《肘后百一方》《和剂局方》《太平圣惠方》《三因方》《济生方》《易简方》等等，选宋代医方为主，摘其他医方著作之要，并加入自己运用有效之经验而编撰的。该书用中文撰写，并附有著作家传与其临床经验，从疾病到养生，从医理到伦理道德，内容十分丰富，有着较高的学术价值。特别是其所记述的人体内景图说，即五脏、六腑、十二经脉等之解剖图，据称是日本医学文献记述之最早者。据日本科学史家宫下三郎考察，该书引《圣惠方》258 方、《和剂局方》220 方，其次为《千金方》，引用 196 方而居第三位。此书对日本医学发展曾有过广泛而深远的影响。

《万安方》62 卷，成书于日本花园天皇正和四年（1315 年）。该书是作者继《顿医抄》编撰之后，在其基础上所成之又一巨著。其取材更多偏重于宋医学文献之传入日本者。他取《圣济总录》之内容体例为主轴展开，其内科内容更多取材于《诸病源候论》《千金方》《圣惠方》《和剂局方》等之理论与医方；其外科类病证多采用《诸病源候论》《外科精要》《圣济总录》的理论与医方等；小儿科类之论述则多引自《幼幼新书》《婴童宝鉴》《颅囟经》《婴孺方》等之理法方药为多；妇产科类疾病之论述，则多引自《妇人大全良方》《三因方》《本事方》，以及《千金方》等之有关妇科内容。其他如眼耳口鼻以及疫病等，也多分别引用各有关医籍之内容。据宫下三郎教授统计，该书引用《圣济总录》1797 方，《圣惠方》217 方，《和剂局方》156 方，而《千金方》仅引 84 方。该书是梶原性全用日文撰写的，其内容更多偏重临床各科疾病证治经验及宋代医著的论述，有进一步补充《顿医抄》之不足者。

据高桥真太郎考证，《万安方》参考中国医籍除上述者外，还有《古今录验》《养生必用方》《苏沈良方》《仁斋直指方》《伤寒总病论》《南阳活人书》《鸡峰备急方》《集验背疽方》《广育宝庆集》《小品方》《僧深方》《外台秘要》等等。

从上述两部日本医学巨著所引中国宋元时期中医学著作之多，可以看出此期中医学典籍之传至日本，似乎并未受到日本政府实行闭关锁国政策的明显影响，在民间似乎开拓了一个更广阔的途径，否则很难说明两部巨著所引中国医书从何而来了。

《福田方》12卷，僧有邻撰，约成书于公元1362—1367年，虽成书稍晚，但仍反映了宋元时期日本引进中国医学之情况。有邻（？—1410年），又名有林、壶隐庵、德禅师，住京都南禅寺。该书引用《素问》《难经》《脉经》《针灸经》《诸病源候论》《千金方》《圣惠方》《太平御览》等百余种中国医籍与日文医籍之内容，选择其重要医理论述与临床医疗方药，并结合作者自己的医疗经验，汇编分类而成书。其内容首先记述了诸种药物之炮炙、真伪辨析，然后分列诸种症证之理论与方药。例如，诸气脾胃、腹中诸病、虚劳羸瘦、风寒暑湿、脚气杂风、伤寒疟疾、咳喘吐血、妇人诸疾、小儿诸疾、七孔疮肿、手足胁腋病、卒病等12门类，并各附以治疗方药。僧有邻撰此方命名为《福田方》,极有可能也是取唐宋时中国京城创设"福田院"以救治贫病、孤、老、麻风等疾患之用意。同时，福田其名亦出佛家。

五　中日之药材交流

宋元时期中日两国间之药材交流，由上述各有关学科、典籍及僧、医互访中，已不难看出其繁荣情况，只是不如隋唐时期官方互赠那么多而已。

随着中医学影响在日本的进一步扩大，日本的贵族阶层乃至一般人等，对中医学的信任日见增加，因而，日本对中药材需求量的增长当是预料中事。

公元 984 年，宋雍熙元年，"日本国僧奝然与其徒五六人浮海而至，献铜器十余事，并本国《职员令》《王年代纪》各一卷。奝然衣绿，自云姓藤原氏……奝然善隶书，而不通华言，问其风土，但书以对云：国中有《五经》书及佛经、《白居易集》七十卷，并得自中国……""其国多有中国典籍，奝然之来，复得《孝经》一卷，越王《孝经新义》第十五卷……又求印本《大藏经》，诏亦给之。二年，随台州宁海县商人郑仁德船归其国。"又公元 988 年，"奝然遣其弟子喜因奉表来谢曰：'日本国东大寺大朝法济大师，赐紫沙门奝然启：伤鳞入梦，不忘汉主之恩……'称其本国永延二年，岁次戊子二月八日，实端拱元年也。""又别启，贡佛经、琥珀……龙骨 10 橛……石硫黄 700 斤"。[1]公元 1072—1081 年间，日僧成寻居留中国，与宋神宗皇帝多有交往，神宗给予成寻礼遇甚厚，不但赠送《法华经》《大藏经》等佛学经典巨著，还赐给绢帛等中国特产。他还询问：日本需要何种中国货物？成寻答称香药、茶等，将中药材置于首要地位，神宗在其与日本交往中赠给中药当是意料中事，民间贸易也必有大量中药材被输送日本，如《宋史》称"是后连贡方物，来者皆僧也"。又例如，福建福州商人周文裔于长元元年（1028年）九月赴日本时，献给右大臣藤原实资的大量方物中，就有

---

[1] 脱脱，等.宋史：卷 491[M].北京：中华书局,1977:14131–14137.

麝香二脐、丁香五十两、沉香五两、薰陆香二十两，诃黎勒十两、石金青三十两、光明砂五两等等。又如后冷泉天皇治历二年（1066 年）五月一日，宋朝商人王满赴日本时，向天皇献上灵药与鹦鹉等。以上仅文献所载之官方情况，而民间当更为频繁。此期日本所产药物也输入中国，据《宝庆四明志》市舶项下所记，日本输入中国之货物中，就有药珠、水银、鹿茸、茯苓、硫黄等等。

综上所述，宋元时期中国同日本医药学之交流，虽然由于日本政府闭关锁国、限制与中国一切交流，但民间商贸与僧侣等之文化医药交流，仍然是比较频繁而富有成效的。此期医药学交流由于上述原因而减少，但中医药图书输入日本者仍有增加之趋势，数量也多于前代。特别值得注意的是，日本在吸收中国医学的过程中，此期开始，日本化的趋势渐渐明显，表现在和名、医学家选抄等等方面。许多较大型医学著作的出现，名医辈出等，则反映了日本中医学（汉医）更趋繁荣。

第二节　中医学在朝鲜的繁荣与发展

中朝医药卫生文化交流，在宋元时期有了新的发展。与日本实行闭关锁国政策不同，朝鲜医药学之发展进步，在引进隋唐医药文化的基础上，此时期仍比较积极地促进两国间官方之医药交流，同时，民间交流也有所发展。因此，朝鲜的高丽王朝（918—1392 年）时期，其医学之繁荣发展也比较突出，中医学被引进后之朝鲜化趋势也比较明显。

朝鲜医学之发展，与各国医学之发展在有一点上是颇具共性的，即能否普及。一个国家，一个民族，在其医学发展上或因地区之不同，或因生活习俗、文化等等之差异，其接受比较先进之医药卫生知识，很自然存在着先进与落后的差别，即是现代，这种情况应该说仍然存在。宋代的徐兢在《宣和奉使高丽图经》一书中，记述了不少有关宋代中朝医药交流的史实，但也明显存在着疏漏与评估失实之处。

据考，徐兢（1091—1153年）在宋徽宗宣和五年（1123年）曾奉旨到朝鲜进行友好访问，其《宣和奉使高丽图经》即为访问朝鲜月余后给宋徽宗的报告。他说，"臣在高丽月余"，"非敢矜博洽饰浮剽以縻上听，盖摭其实"。宋徽宗看了徐兢《宣和奉使高丽图经》后"大悦，召对便殿，赐同进士出身，擢知大宗正丞事，兼掌书学"。可见徐兢高丽之行对宋朝发展中朝交流与友谊曾作出了重要贡献，并得到宋徽宗的肯定。

徐兢在该书中所记述有关中朝医药交流者，现仅摘其要：

卷一："元丰元年（1078年），命左谏议大夫安焘为国信使……时（王）徽（高丽王）病风痹，仅能拜命，且乞医药，上览其奏，从之。"

卷三："模范中华，抑箕子旧封，而中华遗风余习，尚有存者。"

卷十六："药局：高丽旧俗，民病不服药，唯知事鬼神，咒诅厌胜为事，自王徽遣使入贡求医之后，人稍知习学，而不精通其术。宣和戊戌（1118年）岁，人使至，上章乞降医职，以为训导，上可其奏，遂令蓝茁等往其国。越二年乃还，自后通医者众，乃于普济寺之东，起药局，建官三等，一曰太医、二曰医学、三曰局生。禄衣木笏，日沧其职。高丽他货，皆以物交易，唯市药，则间以钱贸焉。"

卷二十三："人参……春州者最良，亦有全熟二等。生者色白而虚，入药则味全，然而涉夏则损蠹，不若经汤釜而熟者，可久留。旧传形扁者谓丽人，以石压汁作煎，今询之非也，乃参之熟者积垛而致尔。其作煎当自有法也。""沙参形大而美，非药中所宜用，又其地宜松而有茯苓，山深而产硫黄。罗州道出白茯子、黄漆，皆土贡也"。"不善蚕桑，其丝线织纴，皆仰贾人，自山东闽浙来……迩来，北虏降卒，工技甚众，故益奇巧"。"充代下节……面奉圣语，丁宁宣谕，人皆感泣而不以海洋之生死为忧也。故有……翰林医学杨寅……"（按：有官职人名者 50 余人）赴高丽。

卷二十四：又上节条除作者"提辖朝奉大夫徐竞，绯衣佩鱼，行马在副使之后"，还有"医官李仁安、郝泩"。（按：据《宋史》，徽宗所派遣之医官除李、郝之外，还有杨寅。然徐兢所记则非一行。）

卷二十七："客馆"条下记有："昔尝以待医官之所。自南门之外及西廊有馆凡四：曰清州，曰忠州，曰四店，曰利宾，皆所以待中国之商旅。然而卑陋草创，非比顺天也。"可见其客馆之设并非专为招待医官，但至少该宾馆之设，招待医官时用上了。

卷四十："宣和六年（1124 年），高丽入贡请于上，愿得能书者至国中。继遣给事中路允迪报聘，即以公为国信所提辖人船礼物官，因撰高丽图经四十卷。"

综合以上情况分析，徐兢称朝鲜当时"民病不服药，唯知事鬼神"之说是欠确切的，因为中朝在宋代之前的 1000 年间，医药文化交流已比较频繁。当然，中医学在朝鲜之普及恐非易事，因为其自古之民俗有"其疾病虽至亲不视药"。然而，朝鲜政府已经相当重视引进中医学以发展其医药保健事业，而且，通过朝鲜中医学，对日本还产生了重要影响。日本天皇有病还请求朝鲜派医学家为之诊治，即是明证。没有先从朝鲜引进中国医学这一阶段，日本恐怕还难以发展为大批遣隋、遣唐使，以及从中国直接引进医事制度、医学教育、医学典籍及医学家的盛况。因此，对徐氏之记述当视之为了解高丽医学发展之参考，既不能说徐兢此论毫无依据，也不能说完全正确，不能一概而论。朝鲜在若干地域存在"唯知事鬼神"者当是事实；或徐氏出自颂扬宋徽宗之功，而有意无意地加以渲染，亦有可能。

一　朝鲜医事制度仿宋制

在介绍隋唐时期中朝医药文化交流时，已提及新罗统一朝鲜后，曾引进隋唐医学教育制度及教材、课程设置等。宋徽宗宣和年间，徐兢称高丽王"乃于普济寺之东，起药局，建官三等，一曰太医，二曰医学，三曰局生"，说明朝鲜在高丽王朝之王徽时，已建立了仿宋制而建立的医事制度与医学教育体制等。又有资料说明，五代时，有后周（951—960 年）双冀去高丽，在朝鲜长期居留。他曾向高丽王提出建议，请仿唐之医事管理制度，设立专门机构并建立医官之职衔，以实施医学管理制度、医学教育与医学科举制度。他的建议得到朝鲜统治者赞赏，从此建立了切合朝鲜实际和特点的机构：太医局与尚药局。日本医史学家三木荣的《人类医学年表》称：公元930年，平壤建立西京学校、学院，兼有医、卜二业，设教授；公元958年实行科举，取明经、医、卜之业；此时，高丽设置尚药局；公元963年，高丽设济危宝；公元989年，高丽之中央官署建有太医监。这一系列有关医事管理机构的建立，或正是高丽王接受后周双冀之建议所为者。在太医局、尚药局还设有太医监、监、小监、丞、博士、医正、侍御医、直长等职衔。其三京十道，也都设有医学博士以教授医学，实施医学科举制度。其教材与科举考试课目有：《黄帝内经素问》《黄帝针灸甲乙经》《黄帝明堂经》《脉经》《针经》《刘涓子鬼遗方》《痈疽论》《神农本草经》等。稍后，由于宋代医学家医药著作及所向宋代请求的方书传至朝鲜，在其教材中又增加了《图经本草》《和剂局方》等。此期，朝鲜仿宋代之医疗体制，在地方也设立了"惠民局"。

总之，11至12世纪间，中朝两国各自由于战乱，王朝迁变，医事管理与医学教育体制，前朝虽有建制，或因王朝更替而不存，或又有新设者。但高丽统一朝鲜后，接受后周双冀之建议，其所设置之医事制度与医药机构，与当时中国的体制，十分相似。至宋徽宗宣和年间，朝鲜又有改制，而建了太医、医学、局生等。无论如何，此期中朝在医事管理、医学教育与医师职衔等方面有许多交往与互鉴，是完全可以肯定的。

二 中朝医事往来频繁

据《宋史》《金史》《元史》记载，中朝两国间医事往来相当频繁，现列举如下：

公元 1015 年，高丽使者郭元至宋，"元自言：……风俗颇类中国……三岁一试举人……"元辞貌恭恪，每受宴赐，必自为谢表，粗有文采，朝廷待之亦厚。1016 年"辞还，赐（王）询（按，询为高丽王）诏书七函，袭衣、金带、器币、鞍马及经史、历日，《圣惠方》等。元又请录《国朝登科记》及所赐御诗以归；从之"。

公元 1019 年，"九月，高丽进奉使礼宾卿崔元信至秦王水口，遭风覆舟，漂失贡物，诏请内臣抚之。十一月，元信等入见，贡……药物等"。

公元 1021 年，"（王）询遣告奏使御事礼部侍郎韩祚等一百七十九人来谢恩，且言与契丹修好，又表乞阴阳地理书、《圣惠方》，并赐之"。

公元 1030 年，"（王）询复遣御事民官侍郎元颖等二百九十三人奉表入见于长春殿，贡人参……硫黄……明年二月辞归，赐予有差，遣使护送至登州，其后绝不通中国者四十三年"。

公元 1059 年，其时虽官方往来中断，但有医师江朝东随泉州商人去高丽，旅居高丽行医。时又有开封医师慎修及其子慎安之同去高丽行医。父子二人医术高明，并向朝鲜医家传授医学。

公元 1072 年，宋神宗遣医官王愉与徐光赴高丽。

公元 1074 年，高丽王王徽"遣其臣金良鉴来言，欲远契丹，乞改（登州）途，由明州诣阙，从之……又表求医药、画塑之工以教国人，诏罗拯募愿行者"。

当年，派遣扬州医助教马世安等 8 人赴高丽。马世安于公元 1080 年再次赴高丽，被授予神宗帝的"礼币"。

公元 1078 年，高丽文宗帝王徽病风痹症，"仅能拜命，且乞医药"。

公元 1079 年，"宋神宗派遣王舜封挟医往诊治"。所派医师有翰林医官邢小愷、朱道能、沈绅、邵化，以及其他人员 88 人赴高丽，为王徽治病。

公元 1086 年，继高丽王王徽病故，子顺王勳卒，弟宣王运嗣高丽王，运仁贤好文，于 1085 遣其弟僧统来朝，"求问佛法并献经像"。1086 年，"遣使金上琦……请市刑法之书《太平御览》《开宝通礼》《文苑英华》。诏惟赐《文苑英华》一书"。

公元 1092 年，"（王）运遣黄宗悫来献《黄帝针经》，请市书甚众。礼部尚书苏轼言：高丽入贡，无丝发利而有五害，今请诸书与收买金箔，皆宜勿许。诏许买金箔，然卒市《册府元龟》以归"。

公元 1093 年，宋朝医师弁介、吕柄、陈尔猷、范之才等人应邀赴高丽，宿兴宴宫，教授医学一年半，后回到中国。

公元 1103 年，"有医者善治疾，本高丽人，不知其始自何而来，亦不著其姓名。居女直之完颜部。穆宗时，戚属有疾，此医者诊视之，穆宗谓医者曰：汝能使此人病愈，则吾遣人送汝乡国，医者曰诺，其人疾果愈，穆宗乃以初约归之……医者归至高丽，因谓高丽人，女直居黑水部者，部族日强、兵益精悍、年谷屡稔。高丽王间之乃通使于女直。"从此可以看出，利用医务职业为掩护从事情报活动古已有之，高丽视辽为兄弟，但对金（女真）则视之为虎狼。这位医人可能正是高丽派遣到女真的暗探。虽如此，此举仍有益于医学交流。

公元1118年，宋徽宗应高丽太子（王俣之子）的邀请，派遣翰林医官、太医局教授杨宗立，翰林医愈、太医局教授杜舜学，翰林医候、太医局教学成湘迪，功郎试太医学录陈宗仁，太医学蓝茁等7人赴高丽教授医学大方脉与疮肿等科，并从事医疗等。

公元1122年，"（王）俣卒……俣之在位也，求医于朝，诏使二医往，留二年而归，（俣之子王）楷语之曰：闻朝廷将用兵伐辽，辽兄弟之国，存之足为边扦，女真狼虎耳，不可交也。业已然，愿二医归极天子，宜早为备。"

公元1132年，"（王）楷遣其礼部员外郎崔惟清……入贡金百两、银千两……人参五百斤"。

公元1275年、1279年、1282年、1293年，元世祖忽必烈先后4次应高丽帝王之邀派遣医师、太医如姚生、王得中、张沆等赴高丽，为其王室诊治疾病。元末，有中国河北河间人李敏道赴高丽居留行医，以高明医术接受高丽王授予"典医正"之职务。

公元1286年，元世祖患病，派人赴高丽求良医，高丽派遣尚药侍医薛景成来中国为世祖诊疗。

在中朝交往中，由于宋之国力渐衰，朝鲜、辽、金、宋之关系也趋于复杂，宋统治集团对朝鲜使者之来访日益存在疑虑，种种原因促使中朝文化医药交流也趋于低落了。但从上述百年之医药交流情况来看，两国医药交流十分友好，并相互促进，这对朝鲜医学之发展，医学家、医学理论与医疗水平的提高，以及朝野保健等，均有着显著的裨益，而且，对促进与提高中国之医学发展与丰富，也产生了积极的作用。

三 朝鲜医著与刻印中医典籍

如上所述，中朝两国在 11 至 12 世纪间医学交流十分活跃，特别是高丽方面多次向宋朝索取医学典籍，宋当局几乎是有求必应。如公元 1016 年与 1021 年，宋真宗两次亲自召见高丽使郭元与韩祚，各赠《太平圣惠方》100 卷；再如 1101 年，宋徽宗将《太平御览》1000 卷、《神医普救方》1010 卷等巨大医著赠送给即将回国的高丽使者任懿、白可信，如此等等。至于民间途径传至朝鲜的中国医药学著作，更是无法计数。不过，公元 1010—1031 年间，朝鲜在引进中国印刷术的基础上，已进行《大藏经》的刻版印刷，可见其印刷技术力量已很雄厚。当然这技术力量中少不了中国技工。在刻刊《大藏经》的基础上，公元 1058—1059 年间，朝鲜的忠牧又翻刻了一批中国医药学典籍，其中包括有：《黄帝八十一难经》《伤寒论》《肘后方》《川玉集》《小儿巢氏病源》《张仲景五脏论》《本草括要》(即《宋史》所载之《本草括要诗》) 和《小儿药证病源》《疑狱集》等。又如安西都护府使都官及外郎善贞新雕《肘后方》《疑狱集》《川玉集》等等。朝鲜朝野官员收藏之中国医书也逐渐增加，如忠州库也藏有《保童秘要》《脉诀口义辨误》等等。

中国医书传至朝鲜日益增多，甚至有在中国已难看到或已佚者，而在朝鲜却得以完好保存。其原因是由民间传去，或由朝鲜刻版印刷而保留下来。公元1091年，宋哲宗开列一批医书目录，请高丽使者李资义回高丽查询究竟。这批书目包括：《黄帝针经》《黄帝九墟内经》《张仲景方》《陶隐居效验方》《名医别录》《深师方》《桐君药录》《古今录验方》等。由于宋哲宗时期中国已缺上述医书，不久即见高丽王派遣黄宗悫携带中国所缺而朝鲜尚存之医书回献宋王朝，在所回献之医书中，尤以《黄帝针经》为众所瞩目。因为该书在隋唐时已佚，故在中国已数百年不见。据《宋朝事实类苑》记述："哲宗时臣寮言：窃见高丽献到书内有《黄帝针经》九卷……此书久经兵火，亡失几尽，偶存于东夷。今此来献，篇帙具存，不可不宣布海内，使学者诵习。"关于宋哲宗向高丽索取中国已佚医书的时间，一说为元祐六年（1091年），一说为元祐七年（1092年），究竟是何年尚待查考确实。不过，哲宗发布命令，"诏颁高丽所献《黄帝针经》于天下"，则是元祐八年春正月庚子。[1] 从时间上来看，也足见高丽所献之中国已佚经典《黄帝针经》在当时已引起朝野高度重视了。事实上，这对中国医学之发展确实是一件非常重要的补缺，十分难得。《黄帝针经》传至朝鲜当是隋唐时事，或更早。据《中国医籍考》，此书《隋志》载为9卷，《旧唐志》并作10卷，佚。至少《黄帝针经》在隋唐时已甚少见。由于该书传至朝鲜而得到很完整的保存，于宋代时再由朝鲜传回故乡中国，中国当局又视之为宝，迅即颁布天下，这一故事给中朝医学友好交流增加

---

[1] 脱脱,等.宋史：哲宗[M].北京：中华书局,1977:335.

了光辉的一页。

同时，宋元时期的朝鲜医学，由于引进中国医学而日益发展，朝鲜医生自著之医学著作也有所增加。例如，公元1146年，朝鲜医学家金永锡（1039—1166年）集宋代传入朝鲜的医籍之有效方药及自己临床实践之心得体会，撰《济众立效方》，对朝鲜医学之发展曾有过较大影响。又如，公元1226年，朝鲜另一位医学家崔宗峻（？—1246年）以中医学基础理论与临证方药为依据，创造性地撰写出《御医撮要方》一书，为中医学的朝鲜化作出了新的贡献。可惜以上两书均佚，但其内容尚可由《乡药集成方》之引用而知其一二。约公元1250年成书之《乡药救急方》3卷，"由是书可窥知前已散佚的《乡药济生集成方》《乡药简易方》《三和子乡药方》《乡药惠民经验方》等书之概貌"。[1]但据崔秀汉考证："李希善等撰《乡药济生集成方》共30卷，撰于1398年，此书虽已久佚，但可见于《乡药集成方》中引用30条"，"《乡药惠民（经验）方》（按：约成书于公元1360年）已佚，属高丽朝医书，于《乡药集成方》中引用19条。《三和子乡药方》（按：约成书于公元1374年）已佚，约撰于公元1391年以前，于《乡药集成方》中引用98条，权仲和撰《乡药简易方》（按：约成书于公元1374年）已佚，系高丽朝医书"。此外，还有《东人经验方》一书，也约成书于此时。实际上，《乡药救急方》所引用之医书多系高丽朝所成。因为，高丽朝灭亡于公元1392年，但该书初刊于公元1250年，其内容之涉于1250年后者，当系《乡药救急方》初刊后曾修订增补之所收入

[1] 崔秀汉. 中国医史医籍述要 [M]. 延吉：延边人民出版社,1983:89.

者，这也说明该书确曾广泛流传。从上述 1146—1274 年间高丽朝后期之百余年，竟出现了如此众多的以"乡药"命名之医书，也可见其医药学繁荣发展及朝鲜化之一斑。李朝朝鲜继其余绪，其医学发展更趋明显，下章将予介绍。

此外，从《宋史·艺文志》中发现有王俣《编类本草单方》35 卷。[1]该书作者令人生疑，因为，高丽王王俣于公元 1103 年即位，与宋交往甚密，甚至"政和中，升其使为国信，礼在夏国上，与辽人皆隶枢密院"。宣和四年（1122 年），俣卒。《宋史》强调"俣之在位也，求医于朝，诏使二医往，留二年而归"，以记其关注医药之功。《高丽史》所记王俣在位时中朝两国医药交流更为频繁，记 10 余年间宋朝医生赴朝鲜教授医学生等往来有 4 次之多，也能证明王俣在位时对发展朝鲜医学的重视。从部分史料考证，《宋史·艺文志》所载王俣《编类本草单方》35 卷，或可能即朝鲜之王俣。当然，宋代中兴名臣王俣，虽不知医，但在其不满秦桧而居家之时，用集该书以消遣者也并非没有可能。

四　中朝药材之交流

宋元时期，中朝两国之药学交流，其品种之多，数量之大，都随着医学交流之深入和医生往来之增多而大大增加。例如，元丰二年（1079 年），宋神宗应高丽文宗帝之请求，除派遣医官赴高丽为其医治疾病外，同时还赠予中药材 100 余种，另有龙脑 80 两、朱砂 30 两、麝香 50 脐、牛黄 50 两等贵重名药，

---

[1] 脱脱，等 . 宋史：文艺 [M]. 北京：中华书局,1977:5315.

数量之大史所少见。公元 1163 年，宋孝宗命令徐德荣等，向高丽毅宗帝赠送金、银器各二副，其中均装满常用的珍贵香料药材沉香。宋仁宗时，有中国民间商人赵受等人赴高丽，献上犀角、象牙等。与此同时，朝鲜药材也较前代有更多的传至中国，例如《证类本草》所收入之药材中，约有 10 余种明确指出为高丽所产。公元 1030 年，高丽遣元显等 293 人赴中国献药，并学习医学。又如公元 1070—1072 年间，高丽王先后两次派遣柳洪、朴田亮、金悌等赴宋，赠送人参多达 2000 余斤。

第三节　中医学广泛传播阿拉伯

宋代，中国医药学外传阿拉伯的情况及其影响，在阿拉伯名医阿维森纳（Avicenna，980—1037 年）的名著《医典》一书（约成书于 11 世纪初）中有较为明显的反映。如书中一些诊断、治疗方法和经验与中国医学有密切的渊源关系。我国的脉学在 10 世纪时已传入阿拉伯，《医典》中载有 48 种脉象，其中 2 / 3 以上与中国医学所述相同。其他如糖尿病患者的尿甜，根据麻疹病人的出疹来判断其预后，重病患者"手指频动，如从身上拿去东西"的死征，治疗上的水蛭吸毒法（我国医籍称为"蜞针"），用烙铁烧灼狂犬病人的伤口，以及吸角法、灌肠术等等载论，应该说都反映了《医典》对中国医学有关内容的吸收与阐发。此外，一般认为，中国的炼丹术约于 12 世纪时经阿拉伯传到欧洲，对世界制药化学起有积极的影响。

《医典》中还载有大黄（Rawand-Chini）、肉桂（Dar-Chini）、花椒（Kababa-Chini）、黄连（Mamuran-Chini）、中国茴香（Badvan-Chini）、天竹黄（Chop-Chini）等药物及其运用。这些药物都明确带有"秦尼"（Chini，即中国）的词尾，当均为中国药物或主要由中国输去者。波斯人阿布·曼苏尔·穆瓦法克（Abû Mansûr Muwaffaq）约于975年所著的《医药概要》一书中，也记述了肉桂、土茯苓、黄连、大黄、生姜等中国药物。如书中将中国所产大黄与呼罗珊所产相比较，认为中国所产的功用更为广泛。据《宋会要辑稿》记载，宋代经市舶司由大食商人外运的中国药材近60种，包括人参、茯苓、川芎、附子、肉桂等47种植物药及朱砂、雄黄等矿物药。这些药材除被转运至欧洲等地以外，也有一部分输送至阿拉伯地区。

到了元代，中国医药学西传阿拉伯等地区更达到了前所未有的规模。1252年至1259年，蒙古宪宗蒙哥（1251—1259年在位）之弟旭烈兀西征波斯，攻陷报达城（今伊拉克巴格达），杀末代哈里发穆斯塔辛，灭黑衣大食，并进兵叙利亚。这次西征的结果，使蒙古人占领了自中亚阿姆河以西到叙利亚的广大地区，并建立了伊儿汗国。伊儿汗国的统治范围东起阿姆河和印度河，西面包有小亚细亚大部分地区，南抵波斯湾，北至高加索，先后建都于波斯的蔑剌哈（今伊朗马腊格）、桃里士（今伊朗大不里士）、孙丹尼牙（今伊朗苏丹尼耶）。伊儿汗国与其先建立的钦察汗国（领有钦察草原、斡罗思等地）名义上为"宗藩之国"，实际上逐渐成为事实上各自独立的政权。

旭烈兀西征时，曾征调汉人匠师上千人随征，其中包括许多医生，并带去了中国的医学、历算等各类书籍。旭烈兀生病时，常让随侍的中国医生治疗，这些医生有不少人后来留在伊儿汗廷任职。伊儿汗国建立后，诸汗十分注意吸取中国科学、医学、艺术和史学的成就，并充当了中国文化西传的重要的媒介。旭烈兀的孙子阿鲁浑汗信嗜方术，有许多东方方士投奔其处并得到善待。1295 年，阿鲁浑的儿子合赞继任第七位伊儿国汗。合赞即位后，大力进行社会改革，鼓励发展科学文化，和元朝保持着密切的关系。他本人多才多艺，被誉为伊儿汗国最有建树的贤君。合赞年幼时即受过中国文化的熏陶，曾聘中国人为师。及长，通晓中国史事，并略知汉语。他颇有医药知识，熟悉植物及其功用，了解中国特产的草药。他曾认为当时医生研究的植物药，仅局限于药肆中的草木成品，于是招致一些植物学者与自己一道，亲赴郊野采集，发现从前视为中亚、印度和中国所特产，而经商人重价出售的一些药用植物，其实波斯也多有出产。合赞本人患病时，常让中国医生治疗。如 1304 年，"合赞得眼疾，中国医师在其身两处放血以疗之"。[1] 他还注意招致中国学者帮助伊儿汗国发展科学文化。如当他命令纂辑《被赞赏的合赞史》一书时，曾由拉施德丞相招致中国学者李大迟与倪克孙（均为译音）二人协助工作，"他们两人都深通医学、天文及历史，而且从中国随身带来各种这类的书籍"。[2] 合赞汗的继任者完者都汗继续遵循了合赞发展经济、文化的各项政策。

[1] 多桑 . 多桑蒙古史：下册 [M]. 冯承钧 , 译 . 北京：中华书局 ,1962:326.

[2]〔波斯〕倍纳克提 . 达人的花园 [M]// 韩儒林 . 中国通史参考资料 (古代部分)：第6 册 . 北京：中华书局 ,1981:258.

自 1206 年蒙古国建立，统治者就把眼光转向了更大的外部世界。在其后的 50 多年时间内的先后三次西征中，蒙古军队到达了中亚、印度河以西直至东欧的辽阔地域，完成了世界历史上惊人的武功之一。蒙古铁骑扫除了亚欧各地的此疆彼界，开通了东西方交通的宽阔大道，使东西方的频繁交往成为可能，在客观上给中西医药文化交流的兴盛提供了必要的前提。而阿拉伯帝国的灭亡使阿拉伯医学一蹶不振，古代印度医学自 12 世纪后也渐趋没落，中世纪的欧洲医学则基本处于一种停滞甚至倒退的状态。在这种情况下，由于东西方交通的沟通和发达，引起了外部世界对中国先进文明的进一步倾慕，增大了中国医学的吸引力和影响力，有利于中国医学向西域各地的传播，《伊儿汗的中国科学宝藏》一书的出现，就说明了这种现象。

主持译编该书的为伊儿汗国的著名政治家、医生兼学者拉施德·阿尔丁·阿尔哈姆丹尼（Rashid al-Din al-Hamdāni，1247—1318 年），他为中国医学在伊利汗国的传播付出了辛勤劳动。拉施德生于波斯的哈马丹，父亲是一个犹太药剂师。他 30 岁时皈依了伊斯兰教，从阿八哈汗在位时（1265—1282 年）起担任御医。1298 年，他被合赞汗选任为丞相，至完者都汗在位，仍得特殊宠幸。拉施德学识渊博，声望颇高。他用毕生精力著书立说，传播科学文化，他所编撰的世界通史性巨著《史集》，至今倍受各国史学家的重视。1316 年冬，完者都汗病死。次年，拉施德的政敌向完者都汗的幼子、继任汗位的不赛因进谗，拉施德被黜去位。1318 年他又被控在主持完者都汗的治疗工作时向其进毒，于是被逮捕审讯。同年 7 月 18 日，71 岁的拉施德与其幼子一起被腰斩处死。

拉施德十分重视中国医学。为了便于波斯医学家和学者学习研究中国医学，掌握其中的奥妙，他主持译编了一部波斯文的中国医学丛书《伊儿汗的中国科学宝藏》。此书约成书于13—14世纪相交时，曾得到合赞汗的直接支持。参加编译工作的医生和学者有波斯人、汉人和波斯裔中国人。据介绍，《伊儿汗的中国科学宝藏》内容丰富，包括有4部中国医著的译本。第一部是《王叔和脉诀》的译本，分前言、目录与正文几部分，凡12章。书前面附有采自中国医书的内脏解剖图和切脉部位图。值得注意的是，正文是从第二章开始，而第一章介绍了中国古代的阴阳五行学说及其应用，并附有一张画有八卦的图。正文译文采取了先音译歌诀，然后在下面解释其意的方法；译文完整、准确，在释意时还引证了《内经》《难经》以及其他脉学名家的观点。其他三部书则分别介绍了中国医学中的经络针灸、本草、疾病防治与养生等内容。[1]1972年，德黑兰大学文学院出版过《伊儿汗的中国科学宝藏》一书的影印本。1939年，伊斯坦布尔大学的苏海尔·因韦尔曾将此书译成土耳其文出版。《伊儿汗的中国科学宝藏》是最早由域外医学家和学者在政府支持下有组织地译编的中国医学专著，它内容翔实而颇具代表性，不仅对当时波斯人民了解中国医药文化起了积极的促进作用，在中国医学向西南亚伊斯兰地区的传播史上具有较为重要的意义，也是古代中国与波斯地区各族人民友好往来的历史见证之一。又据

---

[1] 岳家明. 中国医学在伊朗 [J]. 中华医史杂志 ,1984,14(1):28.

称唐代医学家孙思邈的《千金要方》也在元代被译成波斯文。[1]

元代中国医学在伊儿汗国的传播和被进一步研究，在波斯等伊斯兰国家和地区产生了一定的影响。元亡后不过半个世纪，郑和曾三至波斯忽鲁谟斯一地，发现其地"医卜技艺皆类中华"，[2]这种现象显然是与元代中国医学在当地的传播分不开的。中医脉学在元代以前已在阿拉伯医学中有所反映，如阿维森纳的《医典》中有采自中国医籍《脉经》的资料；但到元时，伊儿汗国已进而有了《王叔和脉诀》的全译本，说明此时阿拉伯医学对中医脉学的了解更为深入。至今在伊朗农村仍流行脉诊，1982年8月27日伊朗《世界报》还报道了一位以诊脉行医而闻名的伊朗"草药医生"。[3] 同时，由于伊儿汗国是当时东西方交流的枢纽之地，阿拉伯医学还成了向欧洲传播中国医学的重要媒介。

在当时自欧洲来华的传教士和旅行家们的著作中，记载了许多关于中国医药卫生情况的见闻，增加了当时欧洲人对中国医药的了解，这可谓元代中国医药知识外传欧洲的一个特点。

1253年，法国国王路易九世派遣天主教教士卢布鲁克（Guillaume de Rubruquis，一译鲁布鲁乞，约1215—1270年）出使蒙古国，卢布鲁克于次年4月抵达和林（即哈剌和林，蒙古太宗窝阔台于1235年建为蒙古国国都，位于今蒙古人民共和国哈尔和林）。他归国后于1256年用拉丁文写成了给路易九世的出使报告，即《东方行记》（又译《卢布鲁克东游记》）。书中有对中国医生医术的描述："他们的医生对于草药的功效知道得很多，

[1] 蔡美彪，周良霄，周清澍，等. 中国通史：第7册 [M]. 北京：人民出版社,1983:590.
[2] 张廷玉，等. 明史：卷326[M]. 北京：中华书局,1974:8453.
[3] 岳家明. 中国医学在伊朗 [J]. 中华医史杂志,1984,14(1):28.

并且从按脉可以非常熟练地作出诊断", [1] 这种认识无疑是仔细而正确的。他还介绍了当时蒙古族人民对病人的照料方式，以及马奶的利尿作用等。1254—1255 年间，小亚美尼亚王海屯一世东行至和林入觐蒙哥，后由亚美尼亚人乞剌可思·刚扎克赛著《海屯行纪》记其事，书中记述了当时畏吾尔佛教徒在饮食和婚姻方面的养生之道。在意大利人约翰柯拉于 1330 年所著的《大可汗国记》中，则描述了中国当时的殡葬习俗与尸体防腐方法。

　　这一时期最伟大的旅行家无疑是意大利人马可波罗。他于 1275 年到达上都（即开平，元夏都，位于今内蒙古正蓝旗东），从此居中国 17 年，并在元朝供职。他有着广博的学识，游历了很多地方。他在《马可波罗游记》一书中记载了大量有关当时中国医药卫生方面的见闻。如书中记载，杭州城里每一个地区都有几所官办或私立的医院，收治因残废或患了其他疾病无法工作的人。而苏州有许多高明的医生，善于探出病根，对症下药。书中记述了许多中国出产的药物，如肃州（今甘肃一带）盛产的大黄，申州（今青海西宁市）优质的麝香，苏州价廉的生姜，福建盛产的生姜、高良姜、樟脑等；对产于哈剌章（今云南省）珍贵的蛇胆，还详细描述了其治疯狗咬伤、催产、消肿止痛等主治与功效。书中还介绍了杭州城的冷浴澡堂与居民们每日沐浴一次的卫生习惯，以及沙州城（今敦煌）居民的尸体防腐方法等。《马可波罗游记》向欧洲人传播了中国古老的文明，引起西方对中国文明与富裕的钦慕与向往，对西方社会产生了较大

---

[1]〔英〕道森. 出使蒙古记 [M]. 吕浦，译. 北京：中国社会科学出版社,1983:162.

的影响。另外，据介绍，[1] 近年在威尼斯的档案中发现马可波罗的一封关于中国见闻的信件，其中提到"医疗用的针"，如果确指针灸所用的针，应是现知的西方记述我国针灸的最早材料。

元代有多种中国产药材输往波斯、阿拉伯、北非以至欧洲等地。著名的阿拉伯药学家拜塔尔（1197—1248 年）所著《药用植物大全》一书中载有大黄、姜、麝香，以及新疆原柏等中国药物。大约在 13 世纪，蒙古人通过西夏和畏吾尔地区，将饮茶的习惯传到了亚洲西部，不久又传到了东欧。突厥语、波斯语、俄语和印度语中茶的读音，都是从汉语音译过去的。经海运输出的大宗中国药材，有的直接输往波斯湾地区，有的经亚丁港再转运到北非亚历山大里亚，有的则更远运至欧洲。欧洲与东方的这种药材贸易数量是很大的，曾一度成为意大利沿岸各国的主要财源。元代输出的中国药材最著名的是大黄。当时甘肃、宁夏一带盛产大黄，这在《马可波罗游记》《鄂多立克东游录》与《辍耕录》等中外著作中均有记述。如马可波罗说中国所产的大黄质量非常好，经商人采购后行销世界各地；鄂多立克则谈到大黄的价格很便宜，花不上六个银币便可把一头驴子驮满。

第四节　阿拉伯医药大量传入中国

宋朝时仍称阿拉伯帝国为大食，《宋史·外国列传》说其国

---

[1] 马堪温. 针灸西传史略 [J]. 中华医史杂志,1983,13(2):93.

有若干不同的部属，如勿巡、陁婆离、俞卢和地、麻罗跋等国，但都冠以大食的名称。该传所载的层檀、拂菻等国，当时也是位于小亚细亚一带的属于阿拉伯势力范围内的政权。

宋代中国与阿拉伯之间的交通比诸前代，更为发达，海外贸易及通使等活动日益频繁，中国人对当时阿拉伯的医药知识有了更多的了解。至道元年（995 年），宋太宗接见大食商人蒲押陁黎，曾问其国所产，蒲押陁黎回答说："惟犀、象、香药。"[1] 关于大食所产药物，宋朝赵汝适所著《诸蕃志》卷上记载较为具体：

　　大食……土地所出，真珠、象牙、犀角、乳香、龙涎、木香、肉豆蔻、安息香、芦荟、没药、血竭、阿魏、腽肭脐……栀子花、蔷薇水。

一些宋代著作中还具体记载了某些阿拉伯所产药物的功用、采制方法等。如周密《志雅堂杂钞》卷上对"押不卢"的记载，医家寇宗奭《本草衍义》卷五对产于波斯国海中珊瑚的采取法等。《宋史·外国列传》还记载了大中祥符五年（1012 年），广州有一高龄达 130 余岁的大食国长寿老人的轶闻。另外，该传还记述了层檀国和拂菻国所产的药物如木香、血竭、没药、硼砂、阿魏、薰陆及真珠、千年枣、巴榄等。《太平广记》卷四一四则记载了佛林国所产的阿勃参一药及其功用。

宋代繁荣的对外贸易直接导致了中国与阿拉伯药物交流的

[1] 脱脱, 等 . 宋史 : 卷 490[M]. 北京 : 中华书局 ,1977:14120.

兴盛。北宋时中国与阿拉伯的陆路交通虽然不时为西夏等所阻，但来自阿拉伯地区的商队与使团仍然络绎于途。他们经过中亚的哈拉汗国和于阗（今新疆吐鲁番东）等地，带来许多物品，其中有乳香等不少香药及一些可供药用的珠宝。

不过，两宋时期中国与阿拉伯药物交流的主要途径是通过海路。1973 年 8 月，福建泉州湾发掘出一艘宋代海船，船舱中有大量药物，其中多有阿拉伯地区出产者。由于宋时药物贸易在中国与阿拉伯的海运贸易中占有相当大的比重（其中多数是香药），所以有学者认为，"阿拉伯与宋代的商业交通路线，也可以说是'香药之路'"。[1] 宋太祖开宝四年（971 年），宋政府即在广州设置市舶司（后又在杭州、泉州、宁波等地设置），《宋史·食货志下》称，"凡大食……诸蕃并通货易，以金银、缗钱、铅锡、杂色帛、瓷器，市香药、犀、象、珊瑚、琥珀、珠琲、镔铁、鼊皮、珊瑚、玛瑙、车渠、水精、蕃布、乌樠、苏木等物。"位于今印度尼西亚苏门答腊的三佛齐国，是太平洋与印度洋的交通要冲，来自大食的香药多先运至其地集散，然后运往中国者大多数是运到广州集中，所以当时运抵广州的香药多数来自大食。

宋代药物进口的品种繁多，来自阿拉伯地区的有犀角、乳香、龙涎香、木香、丁香、安息香、金颜香、脑子、没药、硼砂、珍珠、芦荟、阿魏、苏合香等数十种。进口的数量也相当巨大，如《宋史·食货志下》载："大食蕃客啰辛贩乳香直三十万缗。"这些进口香药价格亦极昂贵，宋朝张世南《游宦记闻》卷七举例说：

---

[1] 关履权 . 宋代广州香药贸易史述 [C]// 邓广铭，程应镠 . 宋史研究论文集 . 上海：上海古籍出版社 ,1982:283.

"诸香中龙涎最贵重,广州市直每两不下百千,次等五六十千,系番中禁榷之物,出大食国。"张知甫《可书》则记载,真龙涎香运至京师开封后,其两钱售价更高达 30 万缗,当时明节皇后出价 20 万缗,海贾尚不售。

北宋时,集中于广州的阿拉伯香药主要通过水陆运输,经大庾岭进入江西,再转运京师汴梁(今河南开封);南宋时则主要通过海路运至临安(今浙江杭州)。阿拉伯药商也广至各地贩易。《宋史·食货志下》说:"初,广南舶司言,海外蕃商至广州贸易,听其往还居止,而大食诸国商亦乞通入他州及京东贩易。"故当时不但在广州,其他如扬州、洪州(今江西南昌),以至京东(今河南商丘及山东兖州、益都一带)等地,都有大食商贾的足迹,有的还长期客居中国。著名者如泉州的蒲氏家族,其祖先由阿拉伯东迁,后成为广州、泉州的富豪,其中蒲寿庚宋时曾掌管泉州市舶司,兼任福建安抚沿海都制置使,专擅泉州海外贸易 30 年。除了政府专营外,当时一些贵族官僚还凭借特权私营海外香药贸易,如南宋权臣张俊就曾经私下遣人持巨款前往海外,载获的物品中,除大量的香药珠宝外,还有许多骏马,极可能曾至阿拉伯地区进行贩易。

除了对外贸易,阿拉伯地区还通过进贡的方式送来不少当地药物。1984 年 4 月,在对河南巩县(今巩义市)北宋皇陵的地面情况调查中,发现了与中国阿拉伯药物交流有关的珍贵石刻。如太宗永熙陵前的石刻造像群右侧第四尊外国使节造像,深眼高鼻,头戴平顶帽,双手捧一雕花的蔷薇水瓶于胸做进献状;仁宗永昭陵前的石刻造像群左侧第六尊外国使节造像,深目高鼻，长耳大嘴，连鬓卷曲胡须，面容严肃，神态朴实，布巾缠头，身穿长袍，双手捧一莲花盘做进献状，盘内放一高 35 厘米、宽 25 厘米的珊瑚。[1] 从石刻造型及所献之物看，上述两尊石刻当是阿拉伯人向宋廷献物的反映。此外，造像石刻进献之物尚有犀角、象牙、珍珠、甜瓜等，当时也多有从阿拉伯地区输入者，而上述物品又多有药用价值，因此，这些石刻可谓宋代中国与阿拉伯地区医药交流的一个历史见证。

据不完全统计，自宋太祖开宝四年（971 年）至南宋孝宗乾道三年（1167 年）的 196 年间，大食进贡凡 49 次，其中明确记载有药物者 10 次，这在《宋史·外国列传》中有较为集中的记载：大食国人花茶、李亚勿、蒲希密、婆罗钦三摩尼、陁罗离等先后进送的药物或可供药用的物品有拣香、白龙脑、蔷薇水、象牙、乳香、腽肭脐、龙盐、眼药、舶上五味子、舶上褊桃、白沙糖、千年枣、真珠、缶香、琥珀、犀角以及都爹、无名异等。进献的数量也很可观，如一次进献乳香达千八百斤，象牙五十株，蔷薇水百瓶，龙脑一百两等。

来自阿拉伯地区的一些药物制剂也在宋时传入我国，并推动了我国药物制剂方法的发展。如蔷薇水是经蒸馏法制取的露剂，大食所产蔷薇水在宋时曾输入我国，除《宋史·外国列传》外，这在成书于南宋初年的《铁围山丛谈》中也有明确记载。在我国，先秦以来仙家道士进行的炼外丹活动，在客观上就对蒸馏法的原理有所应用。在医药中有重要应用的烧酒亦系经蒸馏法制成，北宋时田锡的《麴本草》中已记载了烧酒及其制法。而南宋时

---

[1] 曹鸿云 . 北宋皇陵中药石刻调查报告 [J]. 中华医史杂志 ,1986,16(4):256.

张世南《游宦纪闻》卷五则有我国永嘉（今浙江温州）一带用柑花进行水汽蒸馏以制柑花香露的详细记载。不过，当时蒸馏法在我国似乎并未得到普遍了解与推广运用，而大食蔷薇水等此类制剂的输入，促进了露剂药物在我国的迅速传播与普遍应用，这对中药制剂中多种花露剂的出现及其制法无疑产生了一定的推动作用。

除药物外，一些阿拉伯方剂宋时也在我国流传。如《太平圣惠方》卷三十二的眼科方中载有"大食国胡商灌顶油法"，方用"生油二斤，故钑铁五两（打碎捣洗），寒水石一两，马牙消半两，曾青一两"。上述药物"以绵裹，入油中浸一七日后可治脑中热毒风，除眼中障翳，镇心明目"。"用一钱于顶上摩之，及滴少许入鼻中，甚妙"。另外，宋代《崇文总目》载有安文恢（一名安堰）所著《万全方》（一作《万金方》）3卷，有学者认为此书可能是阿拉伯人所撰的医方。

从阿拉伯等地输入的大量外来药物中，香药占有很大的比重。香药主要是供统治阶级享乐用的奢侈品，如焚香和薰香是宋代贵族、官僚、富豪最常见的风习，礼佛、祭神一类活动也需大量香药。但另一方面，这类香药大多具有重要的药用价值。因此，香药的输入，增加了当时对阿拉伯医药知识的了解，促进了临证中对香药的运用，甚至造成了一种偏好这类药物的风习，对当时的处方用药产生了一定的影响。这种情况，在宋代医药著作对香药的收录及临证应用的记载中有明显的反映。

宋代一些最具代表性的本草专著与方书如《嘉祐本草》《本草图经》《证类本草》《太平圣惠方》《和剂局方》《圣济总录》《鸡

峰普济方》等，均有不少有关香药及其运用的内容。在临证中，阿拉伯等地输入的香药及其制剂已成为防治疾病的常用药物。如《诸蕃志》卷下记载："苏合香油，出大食国，番人多用以涂身。闽人患大风者亦敷之。可合软香及入医用。"宋真宗时，丞相王旦气羸多病，真宗曾面赐其药酒一瓶，并苏合香丸一两同煎饮服，因功效极好，此法得以广为流传，苏合香丸于是盛行一时。用香药和合食物制成的香剂食品，除了达官贵人以此显示豪侈外，也有一定的食疗作用。此外，当时妇女还将香药应用于化妆美容。

有宋一代，医界之好用香燥药物竟蔚为风气。如此虽对中医理、法、方、药诸方面的发展不无推动，但不问体质、病证是否相符，一味竟用成俗，则其弊端亦日见显现。因此而形成的医学流派，其影响不惟于宋，还及于后世。故元代医家朱震亨即奋起而挽时弊，著《局方发挥》一书，力斥滥用香燥热药之害，并发人身"阳常有余，阴常不足"之论，倡用滋阴降火法，以祛香燥之弊，于后世医学发展产生了较大影响。中外医药交流给予中国医学的发展产生明显影响，此可谓较为著名的一例。

到了元代，中国与阿拉伯的医药交流更为兴盛，其规模在中外医药交流史上可谓空前绝后。元时把西域东来的各族人统称为"回回"，他们绝大多数为伊斯兰教信仰者，也包括少数其他宗教的信仰者。当时把在伊斯兰国家和地区广泛流行的以阿拉伯医药为主体的医学称为回回医药，故在一般情况下，阿拉伯医药与回回医药在当时可看作同义语。

蒙古国时期的西征，揭开了元代中外医药交流活动的序幕，开始了中国与回回医药的交往。蒙古统治者为适应自身生存与军事扩张的需要，在征战中对包括医生在内的各种匠艺人员采取了一定程度的保护措施。同时，他们对各种宗教采取了兼容并蓄、广事利用的态度。由于中世纪时宗教与医学的紧密关系，这种态度为中外医药交流提供了极为有利的途径，而宗教徒的医药活动也成为元代中外医药交流的一个重要传播方式。

蒙古统治者在所征服的地区征召回回医生，让他们与汉族医生及西方基督教医生一起为自己服务。为蒙古太祖成吉思汗（1206—1227 年在位）服务的就有信奉景教的回回医生。1220年 3 月，成吉思汗攻占当时中亚伊斯兰教大帝国花剌子模的新都撒麻耳干（今乌兹别克斯坦共和国撒马尔罕），其第 4 子拖雷患病，撒麻耳干名医撒必为之祈祷医治，方告痊愈，于是撒必被封以蒙古初期最为尊贵的封号"答剌罕"，并任为太医。成吉思汗第 2 子察合台病重时，给他诊治的是一位名叫麦术督丁的波斯医生。麦术督丁虽尽力抢救，但察合台终因病重不治而死，麦术督丁及其子女却被察合台的长妻也速伦下令处死了。据《史集》记载，成吉思汗第 3 子、蒙古太宗窝阔台（1229—1241 年在位）身边也有一位精通阿拉伯诗歌的回回医生。窝阔台长子、蒙古定宗贵由（1246—1248 年在位），因其王傅合答、大臣镇海均为景教徒，故深受他们影响。"他因此极力礼遇基督徒及其教士；当这事到处盛传时，传教士就从大马士革、鲁木、八吉打、阿速和斡罗斯奔赴他的宫廷；为他服务的也大部分是基督教医师"。[1] 这些基督教医师显然都是景教徒，以回回医药侍奉贵由。

[1] 志费尼.世界征服者史：上册 [M].何高济，译.呼和浩特：内蒙古人民出版社,1980:201.

同时，在这些蒙古最高统治者身边，还有不少汉族医生。成吉思汗身边有侍医刘温（字仲禄），察合台身边也有汉族医生。《长春真人西游记》中又有"三太子之医官郑公"的记载，此郑公即郑景贤（号龙冈，景贤为其字，名无考），以医事窝阔台，太宗待之甚厚。又如名医许国祯及其母均曾侍奉拖雷之妻唆鲁禾帖尼。一次唆鲁禾帖尼患病，许国祯为其诊治，刻期而愈，唆鲁禾帖尼时年53，"遂以白金铤如年数赐之"。[1]

蒙元统治者有病时，往往是让中外医生采用各种疗法综合诊治。如一次蒙哥的第2个妻子合答患重病，参加诊治的有两名景教徒、两名天主教教士以及中国道士。卢布鲁克在其游记中描述当时的情景道："当我们走进去时，她在床上坐起来，礼拜了十字架，恭敬地把它放在她身旁的一块绸上，喝了一些圣水和大黄，并用这种水濡湿了她的胸部。修士要求我在她床边念《福音书》。我念了《约翰福音》中的基督受难一节。最后，她觉得好一些了，感到高兴。"卢布鲁克还在合答房内"看到四把有一半抽出鞘外的剑，一把放在这位妇人的床头，一把放在床脚，门的两边各放一把"，这显然是道教徒的禳灾驱邪之术。他们如此接连去了3天，直至合答完全恢复了健康。类似情况一直延续到元代统一全国后很久。元泰定帝泰定年间（1324—1328年）在大都（忽必烈定为元都。今北京）留居的意大利教士鄂多立克（Odoric da Pordenone，1274？—1331年），在其所著旅行记中对元宫廷的规章礼仪等有不少翔实记载，据他说：

给御体看病的医师是四百偶像教徒，八名基督教徒，及一

---

[1] 宋濂，等．元史：卷168[M]．北京：中华书局,1976:3962.

名撒刺逊人。所有这些人都从皇帝的宫廷领取他们需要的供应。

这里的偶像教徒指宫中供奉的和尚、道士等（也可能指太医院一类医药机构的医生），撒刺逊人即伊斯兰教徒，而基督教徒恐亦多为景教徒。虽然对上述回回医生和汉族医生间的医药交流活动尚乏具体记载，但照常理，他们之间应该有直接接触，相互间也很可能进行过某些医药方面的交流活动。而围绕在蒙古最高统治者身边的回回医生，对后来回回医药专门机构的设立，也起到了直接的促进作用。

在当时来往的一些使节中，也颇有本身即为医生或留意于医药者。如1254年，为鲁木国（位于今土耳其境内）王所遣，东往觐见蒙哥的使节叔札乌丁，就是一名医生。当时有人进谗，说他携有毒药，恐不利于大汗，至中途为蒙古诸王拔都搜检，命他遍尝所携药物，幸好拔都侍医知其所带泻剂为医生常用药料，方才放他至蒙哥处朝见。其后不久，有中国使节常德自和林西行觐见旭烈兀，后由刘郁撰《西使记》记其事，书中记载了一些关于回回医药的见闻，如介绍中亚特产的药材："八日，过挦思干城（今乌兹别克斯坦共和国撒马尔罕）……满地产药十数种，皆中国所无药物，疗疾甚效。曰阿只儿，状如苦参，治马鼠疮、妇人损胎及打扑内损，用豆许咽之自消；曰阿息尔，状如地骨皮，治妇人产后衣不下，又治金疮脓不出，嚼碎敷疮上即出；曰奴哥撒儿，形似桔梗，治金疮，及肠与筋断者，嚼碎敷之自续。余不能尽录。"这3种药材，明李时珍修《本草纲目》据此予以收录。《西使记》还载了一则黑衣大食哈里发接受音乐疗法而病愈的趣事："琵琶三十六弦。初，合里发患头痛，医不能治，一伶人作新琵琶七十二弦，听之立解。"这增加了当时中国人对回回医药的认识。

元世祖忽必烈统治期间（1260—1294年）是元代社会发展的盛期，社会政治、经济、文化等方面都有不同程度的发展和进步，在对外关系上继承并扩大了成吉思汗以来所推行的积极对外开放的政策，使中外医药交流在此期间得到了较大的发展并臻全盛。而回回医药专门机构的建立，是此期中国与阿拉伯医药交流深入发展的一个标志。

早在旭烈兀西征的过程中，即有大量回回青壮年被征入军队；旭烈兀并括取回回医生，这些人中有不少人随蒙古军东来。后来元廷专设有"西域侍卫亲军"等主要由回回人组成的侍卫部队。这些回回军士患病，惯于接受回回医药的诊治。正是由于这种需要，忽必烈先后设立了西域医药司、京师医药院、广惠司，以及大都与上都两个回回药物院及回回药物局等回回医药专门机构。

元代回回医药专门机构的创始者是拂菻人爱薛（'Isa，1227—1308年）。爱薛出身于景教徒世家，祖名不阿里，其父不鲁麻失博学多才。爱薛继承家学，"通西域诸部语，工星历、医药"。[1] 他代父应贵由之召，大约在1246年以后从叙利亚来到蒙古国，入侍贵由及唆鲁禾帖尼母子，可能充当了教士兼侍医的职务。爱薛娶唆鲁禾帖尼同族侍女撒剌为妻，夫妻俩曾当过蒙哥公主的傅父和傅母，深为蒙哥一家所信任。这期间，他得到了当时还是藩王的忽必烈的赏识，后来即转而为忽必烈服务，

---

[1] 宋濂,等.元史:卷134[M].北京:中华书局,1976:3249.

并被带到忽必烈府邸所在地开平。忽必烈即位后，爱薛仍当侍从，因直言敢谏而得到忽必烈的器重。由于长期与宫廷中的侍卫兵士们接触，爱薛了解并关心他们的疾苦，他曾奏请赐给宿卫士们房舍，以改善他们的居住条件。

世祖中统年间（1260—1264 年），爱薛建议设西域星历、医药的专署。1263 年，忽必烈命爱薛"掌西域星历、医药二司事，后改广惠司，仍命领之"。[1] 爱薛还创立了阿拉伯式医院京师医药院，曾由他的妻子撒剌主持。1283 年，爱薛随孛罗丞相出使伊儿汗国，于次年冬会见伊儿汗阿鲁浑，孛罗被阿鲁浑所留用，爱薛备尝艰险经两年返回大都。1287 年，爱薛任秘书监卿，掌历代图籍和阴阳禁书。据元《秘书监志》卷七"回回书籍"条载，秘书监收藏有一种"忒毕医经十三部"，可能即阿维森纳的名著《医典》。爱薛也许同这部书的传入中国有关，至少他是能够阅读和利用这部书的。1289 年，爱薛领崇福司，掌也里可温教[2]宗教事务；1294 年，升任翰林学士承旨，兼修国史；1307 年封秦国公；次年去世，被追封为拂菻王，谥忠献。爱薛是唯一在《元史》中立有专传的回回医家，他及其家人在元代为回回医药在中国的传播起有重要作用。

广惠司为元代主要的回回医药专门机构，故元代陶宗仪《辍耕录》称："广惠司者，回回之为医者隶焉。"因其设置时间最长，品秩最高，影响也最大。关于广惠司设立的时间，论者大都定在 1270 年或 1273 年。前者根据是《元史·百官志》所载："广

---

[1] 宋濂，等．元史：卷 134[M]．北京：中华书局，1976:3249.
[2] 也里可温为元时对基督教的统称，包括景教与罗马天主教，也用作对基督教徒和教士的通称。

惠司……至元七年（1270年），始置提举二员。"后者则据《元史·世祖纪》所载：至元十年（1273年）正月"改回回爱薛所立京师医药院，名广惠司"。其实前条只是说广惠司开始设置提举一职的时间，并未言广惠司始设于是年；而后条可理解为京师医药院于是年机构改组合并于广惠司。今考元人程钜夫《雪楼集》卷五载："公（指爱薛）起家为定宗近侍，中统间掌西域星历、医药二司事，至元戊辰兼广惠司，丁亥拜秘书监，己丑领崇福使……"是明言至元戊辰（即至元五年，1268年）时已有广惠司之名。程钜夫（1249—1318年）约于1275年由宋入元，至元年间（1264—1294年）曾任翰林修撰、集贤直学士兼秘书少监，不仅为爱薛同时代人，而且与爱薛同事，故二人关系密切相知，程氏为爱薛及其家人修撰制文与碑文就是一个证明。而《元史》修于明初，其可靠性当不及《雪楼集》。因此，程氏所言当较可信。据此，由西域医药司改置广惠司的时间应不晚于1268年。

广惠司品秩为正三品，其职责有三：一是掌修制御用回回药物，配置药剂；二是负责诸宿卫士（即轮流值宿守卫皇城的禁卫军）之医疗工作；三也收治京城中一些老弱病残、穷而无靠的平民。由于广惠司主要采用回回医法和药物治病，故收治的病人应多为东来的回回人。广惠司的主要职官，设有提举3员、卿4员、少卿2员、丞2员及经历、知事、照磨等各1员。爱薛第5子鲁哈，曾继爱薛提举广惠司事。由于广惠司品秩较高，故后继负责广惠司事的多有政府重要官员。如曾手弑元英宗、被《元史》列入逆臣传的铁失，于1323年以御史大夫、忠翊亲军都指挥使、左右卫阿速亲军都指挥使、太医院史兼领广惠司事。

而元顺帝时势焰熏天的权臣伯颜，在其 30 余个封号、官衔之中，也有提调广惠司一职（约在 1332—1340 年间），虽多半为名义上挂衔，但由此也可见终元一代广惠司在元政府中有着较高的地位。

广惠司医官中，多有医术高明的医生。据元人杨瑀《山居新话》卷一与《辍耕录》卷九载，1333 年广惠司卿聂只儿治一奇疾：驸马刚哈剌咱庆王因坠马得一奇症，诸医束手，惟聂只儿能治，他先施以外科手术，次涂以药而愈。又《辍耕录》卷二十二 "西域奇术" 条载，任子昭在大都亲见邻家儿头疼不可忍，有回回医官用刀割开额上，施以外科手术，头疼即迅速止住。这位京城的回回医官，很有可能系广惠司职官。于此两例可见广惠司医官外科手术水平甚高。而且，这类当时传入的回回医药中的外科诊疗技法对后世的中国各民族医学还产生了一定的影响。如从清代纳兰容若《啸亭续录》等书记载的清代上驷院 "蒙古医士" 的骨伤科诊疗案例中，不难看出其与广惠司医官所治同类病例在骨伤科诊疗技术特点上的相似性。

在同类回回医药专门机构中，广惠司在与阿拉伯的医药交流中所发挥的作用当属最大，它突出反映了元代与阿拉伯的医药交流的广度与深度。而且，像广惠司这样由外域人士组成并执掌的负责外来医药事宜的专门机构，在中国医政史上也是仅见的。

不仅广惠司等回回医药专门机构由回回人氏掌握，即使太医院等中国传统的医药机构中，也有回回人氏入仕者。如爱薛长子野里牙曾任太医院史；又据《雪楼集·铁柯制》和《元史》

卷一三七载,出身于"西土"的铁柯曾"录太医院事";"西土人"曲枢于至大元年(1308年)"领典医监事"。以上诸事说明回回人氏在元代医政机构中的影响是较为广泛的。

除大都外,地方也有阿拉伯医药机构建立。14世纪中叶,著名的非洲旅行家伊本·拔图塔(Ibn Battūta,1304—1377年)曾游历中国,回国后于1354年述其旅行见闻而成旅行记一书。书中记载,当时杭州城内有埃及富商奥托曼后裔开办的一所阿拉伯式医院,名"奥托曼尼亚",其建筑颇为华丽,住院的病人甚多。

元代统一全国后,中外交通甚为畅通,促进了中外各民族的大迁徙,民族杂居现象更为广泛,造成了中外医药交流发展的广泛基础。因此除在元廷任职外,还有很多回回医生散居中国各地,在民间用他们的医法和药物行医或卖药。在元人的诗文笔记中,记载着不少赞誉回回神医奇药的篇章,足见其影响之广泛。如王沂《伊滨集》之"老胡卖药歌",生动地记述了一个乡间回回老医生:

西域贾胡年八十,一生技能人不及。

神农百草旧知名,久居江南是乡邑。

朝来街北暮街东,闻掷铜铃竟来集。

居人相见眼终青,不似当时答木丁,

师心已解工名术,疗病何烦说《难经》。

……

灯前酌酒醉婆娑,痼疾疲癃易得瘥。

　　金丝膏药熱较好，伤折近来人苦多。

　　川船南通有新药，海上奇方效如昨。

　　眼中万事不足论，流寓无如贾胡药。

　　诗中的回回老医生名答木丁，曾从回回名医师学医。他侨居中国江南多年，不辞劳苦地以高明的医术和优质的膏药，为当地群众治疗伤折等病证。事实上，来中国的西域商人中，有不少人往往兼擅医术。元末明初的西域诗人丁鹤年，其曾祖于元初到中国经商，后留居江南。元人戴良《九灵山房集·高士传》称，鹤年"于导引方药之术，靡不旁习"，晚年曾在四明（今浙江宁波）市上"卖药以自给"。

　　元代回回药物的输入途径之一，是诸汗国的"进贡"。由于伊儿汗与元朝皇帝同是拖雷的后裔，关系尤为密切，故其"进贡"活动较为频繁。如伊儿汗合赞、不赛因诸王先后多次遣使使元，不赛因汗时期（1317—1335 年）有时一年中达 5 次之多。在其所贡物品中，回回药物占了很大比重。据《元史》载，1331 年，不赛因遣使进贡药物，使者返回时，元文宗专门下诏令"酬其所贡药物价值"。进贡的药物中多有域外珍奇之品，如 1332 年10 月，不赛因"遣使贡塔里牙八十八斤"，即属此类。冯承钧译《马可波罗行纪》（中华书局，1954 年版）引 9 世纪阿拉伯人行纪《瑞劳德书》中说："据谓鲸类名 tâl 者（钧按：《元史》卷三七"宁宗记"：诸王不赛因偕使贡塔里牙，应指是物），见龙涎香即吞食，然香至胃中，鲸即死，浮于水面。有人知鲸吞香之时期，届时伏于舟中以待，见鲸浮出，即用绳系铁钩钩鲸背；破腹而取龙涎香出。"1320 年 7 月回回太医进药"打里牙"（即塔里牙），一次酬其值竟达 15 万贯之巨，其进药数量之大足以想见。上述药物的进贡，由于每次均从元廷领取大量的回赐，实际上带有贸易的性质了。因当时药物进贡事宜的繁多，需要加强这方面的专门职司工作，所以 1269 年设置的御药院，其职责之一即掌"诸蕃进献珍贵药品"，表明当时药物进贡活动具有相当的规模。

忽必烈采取的促进农业和工商业发展的经济政策，直接或间接地促进了中外医药交流的发展。如海运贸易的繁盛，直接带来了中外药材贸易的兴旺，这不仅是元代中外医药交流的一个重要方式，而且也成为元代中后期这种交流的一个显著特点。

元代的对外贸易分陆道和海道。在灭亡南宋以前，陆道贸易是主要的。沿着古代的丝绸之路，商队络绎不绝，从中亚、西亚和黑海北岸等地来到中国。回回商人在当时对外贸易领域中是最活跃的，回回药物是他们经营的主要货物之一。有不少回回商人还直接在各地以卖药为业，这种习俗一直延续到元以后。元代统治者对回回药物很感兴趣，据亚美尼亚人海顿所著《契丹国记》载，自波斯等地运入的橄榄油，当时统治者"皆以重价收买之，宝藏之，视若无上之药物"。在《回回药方》中可看到不少方剂内运用此药。由于元代皇帝性喜滥赏，故有些回回商人还将货物以"奉献"的名义进贡元廷，以换取比货物价值大得多的赏赐。如《元史》卷十九载，1288 年正月，"回纥不剌罕献狮、豹、药物，赐钞千三百余锭"。

回回药物经贸易输入的另一途径是经海路。据元人汪大渊《岛夷志略》记载，当时中国商船在同波斯湾地区的贸易中，运回不少药材，如甘埋里（今伊朗哲朗岛）的丁香、豆蔻、苏木、麝香，挞吉那（今伊朗塔黑里一带）的水银、硫黄，加里那（今伊朗西南沿岸）的水银、苏木，波斯离（今伊拉克巴士拉）的大风子、肉桂等。

输入的回回药物中尚有甚为怪异者。《辍耕录》中有一条记载，谓："回回田地有七八十岁老人，自愿舍身济众者，绝不饮食，惟澡身啖蜜，经月便溺皆蜜。既死，国人殓以石棺，仍满用蜜浸，镌志岁月于棺盖，瘗之。俟百年后，启封，则蜜剂也。凡人损折肢体，食少许立愈。虽彼中亦不多得，俗曰蜜人，番言木乃伊。"古埃及的木乃伊闻名于世，这里记载了当时将其作为药剂运用的情况。元末之《回回药方》卷十二亦载有"木蜜纳亦"一药，并自注"即是蜜煎回回"，当即上述蜜人。书中以木蜜纳亦与紫花儿油相合滴之，治风中不省人事并口眼㖞斜。可见当时确曾从埃及输入过此物，并以内服或外用法应用于内、外科疾病治疗。《回回药方》中还多处载有出自"蜜斯儿地面"的八刺珊油一药，显然也来自埃及。

1292 年，元政府在大都、上都专门设立了两个回回药物院，专掌回回药事。其品秩为从五品，职官定置达鲁花赤 1 员、大使 2 员、副使 1 员。经 30 年后，复于 1322 年将这两个机构拨隶广惠司管辖。清代武英殿露房清理出的宫廷藏药，多有各种香药及其油、露等制成品，和牛宝、鹿宝等动物腹内结石，以及白葡萄干、番红花等产于中亚或西域之物，应多半为阿拉伯的药物，有学者还认为可能是元回回药物院的遗物。[1] 至少，这

[1] 范行准. 中国与阿拉伯医学的交流史实 [J]. 医史杂志,1952,4(2):92.

些药物中包括一部分元廷所积存的回回药物，或者是用这些积存药物加工而来的制成品，则是完全有可能的。除回回药物院外，元时还设有回回药物局，以及职司香药与掌修合御用诸香的都提举万亿广源库、御香局等。元代大量回回药物的输入，及一些回回药物在实际中的应用日益广泛，促进了当时人们对回回药物的认识和研究。某些回回药物并为中国本草学所吸收，逐渐华化为后世所习用的中药。如中药马钱子（又名番木鳖），原为西域所产，元以前可能即传入中国，因五代末宋初时人田日华之《飞鸿集》中有"苦实把豆儿即马钱子"的记载。但是，集宋代本草学之大成的《证类本草》却未见收载此药，可见宋代对马钱子的应用尚不广泛，这或许是输入数量不多的原因。到元末明初陶宗仪所著《辍耕录》则专载有"火失剌把都"一条，谓："火失剌把都者，回回田地所产药也。其形如木鳖子而小，可治一百二十种证，每证有汤引。"叙述了此药的产地、形状与临证的广泛应用，可见有元一代对马钱子的认识已大为深入了。至明《本草品汇精要》即正式收载此药，作"苦只剌把都儿"；其后《本草纲目》更以华化名称"番木鳖"收载了此药。

又如在医药中有着重要应用的烧酒及其制法在中国的传播，亦有类似情况。烧酒在元代以前的文献上很少见，尤其关于制作方法的记载不明确。刊于 1330 年的《饮膳正要》载有："阿剌吉酒，味甘辣，大热，有大毒。主消冷坚积，去寒气。用好酒蒸熬取露，成阿剌吉。"记述了阿剌吉酒的性味功用与制法。从以好酒蒸馏而成的制法看，显即后世所称的烧酒。元以后，类似记载便多起来了，而烧酒也逐渐成为中国各地的常见饮料了。从现有资料看，烧酒及其蒸馏制法，有可能是在元代从东南沿海地区推广到中原地区，并逐渐在中国各地广为流传应用的。

在当时域外新的药物品种和药物知识不断传入与推广的背景下，沿用下来的前代本草学著述只有及时地加以反映与总结，才能更好地适应医药实践的需要。元代最高统治者较早地注意到了这方面的新情况，并专门为此采取了明确的对策。1285年，忽必烈诏谕尚医谓："今本草中土物，且遗阙多，又略无四方之药，宜遍征天下医师夙学多闻者，议板增入。"遂由翰林承旨撒里蛮与翰林集贤大学士、太医院使许国祯主其事，集诸路医学教授增修本草。这项工作历时将近4年，于1288年9月书成，名《至元增修本草》，惜书佚无考。

除官修本草外，元代私人本草著述也重视对域外新药品种及有关知识的吸收。如元末明阳人朱辚（字仲俸）有感于"异方"之药产地偏远，市面流通少而知者不多，尤欠详考，故立"欲广本草，以尽异方之产"之志，而撰《大元本草》一书。书中在三纲九目之外，更设外部、余部，收录不少域外的药物。此书稿成未刊，现存元人许有壬的一篇序文，收在其所著的《至正集》中。另外，如《饮膳正要》在药物方面，也注意搜录前人本草所未载的外来药物，如记载了马思答吉、必思答等一些回回药物。

当时还有大量回回方剂输入中国。拉施德《史集》提到，当时有一些峻烈的蒙古药剂，被称为"合只儿"，这一名称的语源来自"合迪儿"，而"合迪儿"一词为阿拉伯语"伟大""强盛"之意。显然,这类蒙古药剂与阿拉伯医药有着密切的关系。在《饮膳正要》《回回药方》等医著中,尤其是后者,更收录了众多的回回方剂。又如,当时的蒙古统治者视宴飨为大事,他们对回回地面出产的奢侈品很感兴趣,因此如阿剌吉酒、舍儿别之类都相继输入中原。舍儿别又称舍利别、舍里别、舍里八、砂哩别等,为拉丁文 Syrup 的音译,系糖浆一类制剂。因所取之果品不同,而具有不同性能与效用,大多具有某种治疗作用,中性者可作饮料。元时舍儿别的输入可追溯到成吉思汗时期,当时中亚花剌子模帝国名医撒必即能制造,并充任朝廷专司其职的舍里八赤一职。其外孙、曾任镇江路副达鲁花赤的景教徒马薛里吉思尤精此道,1268 年为忽必烈所召进舍里八,获赏赉甚多,并获专司其职的金牌,其后曾专为造舍里八事而赴云南、闽浙等地。当时镇江、泉州等地每年均向元廷进贡不少舍里别。在中世纪的医学发展史上,糖浆制剂、果实浸剂等被认为是阿拉伯医生在药物实用领域中获得的重要成就,并为阿拉伯医药中习用的药剂,舍儿别即属元代时兴的此类制剂。当时可能因果品取用之便,其制造以东南沿海地区为甚,并作为地方贡物而源源不断输入中原。

现存《回回药方》是研究元代中国与阿拉伯医药交流的一部值得重视的著作。该书约成书于元末,是由元时东来的华籍回回医生(或他们从事医药业的后裔)编撰的一部中国古代医学著作,它较为充分地反映了有元一代中外医药交流,尤其是与回回医药在临证实践方面交流的丰硕成果。《回回药方》现存残卷共 4 卷,明红格钞本,北京图书馆藏。残本包括内、外、骨伤等科病证及其治法，其病名、症状名及药名除用汉文名称表达外，还多以汉字音译其阿拉伯文词附于其后。全书医学理论渊源于阿拉伯医学体系，但也有中国医学以及古希腊罗马医学内容的反映。

现存《回回药方》中载有一些古回回医人的名氏，经初步辨识统计，约有 20 个。这些古回回医人中多有中世纪时著名的阿拉伯医药学家。如该书卷三十"杂证门"中所载"雅黑·牙宾·马锁牙"之名，当即阿拉伯医学兴盛初期时阿拔斯王朝（黑衣大食）的著名医学家兼译著家马萨华（Yuhanan ibn Mâsawayh，今译尤汉纳·伊本·马萨华，780—857 年）。他是中世纪叙利亚的医学作者中第一位用阿拉伯文写作的，曾任巴格达医校校长，先后 50 年任 4 代哈里发的御医，并曾主持翻译希腊医学文献的工作。其著作颇多，著名的是《箴言》，其他则有关于食疗、妇产科、热病和脉学等方面的著作。又如同卷中尚载有另一古回回医生名"虎洒尼·宾·亦西哈黑"，当系马萨华的学生、著名医学家兼哲学家胡内恩（又译洪那尼或休南）（Abu Zayd Hunayn b·Ishaq，今译阿布·扎伊德·胡内恩·勃·伊萨克，809—873 年）。他精通希腊文，翻译了 200 多种希腊医学文献，其译文被认为是经典式的。他晚年成为当时伊斯兰世界最优秀的医师。其著作现存百余种，最出名的是《医学问答》和《眼科十问》，后者是现知最早的系统眼科专著。马萨华和胡内恩都是景教徒，他们所处的时代，正是阿拉伯医学大量译述和编纂以希腊为主的古典医学文献的阶段，他们就是这一阶段两位主要的代表性医家。他们两人，尤其是胡内恩及其助手们，在不到 50 年的时间内，几乎把全部重要的古希腊罗马医籍都译成了阿拉伯文。

从现存《回回药方》记载的这些古回回医家及其有关内容，我们不仅可以进一步追索《回回药方》中有关回回医药内容的学术渊源，而且使我们认识到，《回回药方》实质上是世界范围内东西方长时期医药交流与融合在中世纪末的一个生动体现，也是研究世界医药交流史的一部值得重视的中国医药文献。

元代阿拉伯医学大规模传入中国，虽在某些医药学术的具体方面给中国带来一些有益的影响，一定程度上丰富了中国医学，并产生了某些促进作用，但从长期来看，这种影响是非实质性的，即从医学发展的总体看，阿拉伯医学对中国医学的影响并不明显。一般交往活动的频繁，并不一定必然导致不同医药体系间在学术上的深入交融，两者并非同一概念，而后者显然是更为本质、更高层次意义上的交流。阿拉伯医学未能对中国医学产生根本影响的原因，一从发展水平或势头来看，当时阿拉伯医学难以与中国医学全面抗衡，而且其输入呈散漫状态，传播面毕竟有较大局限，未能在中国以完整的医学体系的状态存在并全面发挥影响力；二是异域医药文化之固有方式与特点同中国传统医学多有差异，往往引起传统心理的格拒，难以为中国人所全面认同与接受，反使外来医药文化产生所谓"向慕归化"的现象，最终基本融会于中国医药文化的海洋之中。

第五节　中国与东南亚各国之医药交流

宋代市舶司是管理海外贸易的常设机构。设立市舶司的地方，由广州发展到泉州、明州、杭州等地。

宋元时期，中国和泰国的罗斛、兰那与素可泰有密切贸易往来与药物交流。

在 10 世纪末，罗斛在湄南河下游建国。罗斛和中国关系密切。宋崇宁二年（1102 年），盛产"罗斛香"的罗斛国派遣了使节访问中国，并用船舶载运货物前来贸易，其中就有罗斛香、苏木、犀角、象牙、翠羽、黄腊等。宋绍兴二十五年（1155 年），罗斛给中国送了一头大象，这是中国得自泰国地区的第一头大象。元代，罗斛遣使访问中国，更达 5 次之多。元大德三年（1299年），是罗斛国派遣使者到中国的最后一年。不久，罗斛国的政权落入泰族乌通王子的手中，成为泰族人统治的国家。

公元 8 世纪后，根据《兰那纪年》的叙述，在湄南河上游的泰族，建立了第一个泰族国家，这就是兰那，或称兰那泰。[1]13世纪初，兰那在国王孟莱（1261—1319 年）的领导下，和元朝建立良好关系，曾派使节访问中国，并互赠药物和其他礼物。

另一个以素可泰为中心的泰族强国素可泰王朝（位于湄公河中下游），也和中国的贸易来往密切。中国元朝时，素可泰使者曾访元朝廷 12 次。该地的特产，如沉香、槟榔、胡椒、芦荟

---

[1] 兰那又译为揽那，中国古史中称为八百媳妇国或八百，传说由国王有妻八百，各领一寨，因而得名。

等也流传到中国。

南宋末年（公元 13 世纪），有一部分潮州人拥宋抗元，失败后，纷纷逃到暹罗湾，居留泰国，这是第一批移居泰国的华人。在侨居泰国的这些华人，有些通晓医药，所以，中国医学开始在泰国流传。[1]

在宋代，马来本岛上与中国开展贸易活动的，有凌牙斯加（狼牙修）、佛啰安（森美兰或龙运河口）、单马令（北大年附近）、蓬丰（彭亨）、登牙侬（丁加奴）和吉兰丹等国。这些小国在当时都是三佛齐（今印尼苏门答腊岛上，公元 960 至 1178 年，即唐时的室利佛逝）的属国。

佛啰安，《岛夷志略》也称佛来安、佛罗安，是宋元时期著名的东南亚商港。当地的华侨从事中国和佛啰安之间的贸易，用中国的瓷器、漆器、铁器等，交换当地的香料、象牙等，促进了中国和佛啰安之间的医药交流。

北宋时，在婆罗洲北部及西部一带，继婆利国后出现的是勃泥，也叫婆罗，即今日的文莱。[2] 勃泥曾在太平兴国二年（977年）、元丰五年（1082 年）先后遣使中国，欢迎中国商人到勃泥通商。中国商人当时用胭脂、青瓷器等来交换勃泥的梅花脑、速脑、金脚脑、米脑、黄蜡、降真香、玳瑁等。

沙捞越的山都望在宋代属勃泥，它也是一个大商埠，中国人也常到此从事贸易，作土产与药物的交流。由于宋代的海上

---

[1] 李松.泰国中医药的发展 [M].新加坡:新华文化事业有限公司,1989:2-3.
[2] 在唐樊绰的《蛮书》和《宋史》中，均称勃泥。《诸蕃志》作渤泥，也作佛泥。《岛夷志略》和《明史》则作悖泥。浡泥在宋时的国土，包括今天的文莱、沙捞越、沙巴及西加里曼丹的一部分。

交通和对外贸易有较大发展，所以宋朝与印尼的交往比以往更为密切。

在印尼方面，北宋时，和中国有药物交流的国家是苏门答腊的三佛齐和爪哇的马打兰国（Mataram，首都墨棠 medong，应与 16 世纪兴起的伊斯兰教同名国家区别）。

三佛齐（Samboja 或 Semboja）位于中国和印度、阿拉伯的交通线上，是重要的船只停泊处，也是东南亚各地产品的集散地，所以，中国商人到三佛齐进行贸易的不少。据《诸蕃志》的记载，中国商人把大黄、干良姜、酒、金银、瓷器、锦绫等卖到三佛齐，三佛齐商人也到中国售卖香药、犀角等药物。宋太祖建隆元年（960 年），北宋刚建国，三佛齐就遣使进贡。在以后的 23 年中，共朝贡 11 次。太平兴国五年（980 年），三佛齐商人李甫海曾乘船舶，载了香药、犀角和象牙等到海口，后因风势影响，船飘到潮州，香药也都送到广州售卖。[1]

北宋太宗淳化三年（993 年）十二月，爪哇岛上的马打兰国（Mataram）国王达尔玛旺夏（Dharmawangsya）重视中国，向中国朝贡，献上象牙、真珠、檀香、玳瑁、白鹦鹉等宝物。中国的丝绸、陶瓷品，也由商人运到马打兰国销售。北宋仁宗庆历元年（1041 年），马打兰国分裂为两个国家，一是谏义里（Kediri），另一是戎牙路（或称重迦卢 Janggala）。

到了南宋时期，农民根·昂洛（Ken Aangrok）推翻谏义里国，建立了新柯沙里国（Sing hasari），疆域包括爪哇中部和东部的大部分领土。这个时期，爪哇中部的土著商人常常乘商船往中国，

---

[1]温广益,蔡仁龙,刘爱华,等.印度尼西亚华侨史[M].北京:海洋出版社,1985:15-21.

从事民间海上贸易，以象牙、犀角、真珠、檀香、丁香、豆蔻、胡椒等特产，换取中国的绫绢、漆器、铁器和瓷器等，并且冒犯宋朝政府的禁令，偷运中国铜钱。

当时，中国泉州出口的大宗川芎，对防治采胡椒者的头痛病有良好的效果。

元代，中国商人在印度尼西亚的包括药物在内的商品贸易活动的区域范围，从苏门答腊、爪哇、婆罗洲三大岛屿伸延到印尼东部的摩鹿加（今马鲁古群岛）、帝汶和西里伯士（今苏拉威西）等地。

在菲律宾，有关中菲的医药贸易等的最早文字记载，是宋代史籍。赵汝适所撰的《诸蕃志》中，就有"麻逸国"（岷都洛岛）、"三屿"（今马尼拉湾口的加麻延、巴姥酋 [Balayan] 和巴吉弄）和"蒲里噜"（吕宋东部的 Polilo 岛）条，这是记载有菲律宾地区情况的第一部中国典籍。[1]

据《文献通考》卷 322 "阇婆"条的记录，宋太平兴国七年（982 年），菲律宾北部的麻逸国（或称摩逸国，今明多罗岛 Mindoro，古名 Mait）商人，运载了土产到广州海岸出售，以换购中国的物品。宋代，中菲存在着两种形式的贸易：一种是官方的贸易，表现为菲律宾的小国遣使到中国朝贡，贡物有丁香、丁香母、白龙脑、玳瑁等，而中国对来使的赐授物是冠带、衣服、纱罗、彩帛、铠甲等，经济意义不大。另一种是民间的贸易，这种贸易形式占有主流地位，使药物如真珠、玳瑁、药槟榔、椰心簟等流入中国。中国商人则用瓷器、货金、铁鼎、乌铅、

[1] 陈台民. 中菲关系与菲律宾华侨 [M]. 香港：朝阳出版社,1985:13-33.

白锡、五色琉璃珠、皂绫等来交换。元代以后，海上贸易由朝廷垄断，造成民间药物的交流活动受到严重影响。[1]

在元代，和中国有药物交流的菲律宾地区，除了麻逸国，还有三屿、猫里雾（也叫猫里吕、麻里吕，在今明多罗岛）和苏禄（也叫苏鲁、苏洛，在今苏禄群岛）。

单马锡是新加坡古名，元朝称为凌牙门或龙牙门。元代汪大渊在《岛夷志略》中记载，当时岛上居住着中国商人，贸易的商品有赤金、青缎，花布、瓷器和铁鼎等。[2]

[1] 黄滋生, 何思兵. 菲律宾华侨史 [M]. 广州：广东高等教育出版社, 1987:4-18.
[2] 崔贵强. 新加坡华人——从开埠到建国 [M]. 新加坡：新加坡宗乡会馆联合总会, 1994:1-8.

第五章　明清时期中外医药交流

（公元 1368—1840 年）

第一节　中医学（汉方医学）在日本之
昌盛与日本化

　　明清时期 500 余年的中国，相对而言，社会比较稳定，国家统一，民族和睦，经济发展，医学进步。特别是明代，科学文化医药卫生进步明显，出现了传染病诊治上的革新、本草学科空前繁荣丰富、自然科学被引进医学科学研究的新趋势。清末政治日趋衰败，闭关锁国，科学文化更加因循守旧，医学也趋于严重的保守复古，并遭到西方文化侵略及近代科学的冲击，中医学在中国的发展也受到来自各方面的约束与限制。在日本，汉方医学（中医学）的发展，由于日本南北对峙、割据战乱以及闭关锁国乃至明治维新的废止汉方医等，而遭受了严重的打击，中日医学交流也因之而陷入很不景气的状况。然而，因为有千百年奠定的中日医学交流基础，所以在上述恶劣形势下，民间交流并未止息。日本在江户时代及其前后近200年间，政治稳定、经济繁荣、科学文化和医学等均有所发展，中日医学交流也更为繁荣，形成中日医学交流的又一高峰。从全局看，明清时期的中日医学交流水平，比前一时期仍有着明显的发展。日本汉方医学的发展在中日医学交流的促进下，更趋深入与提高。甚至可以说，大凡中国医学发展中的一些新的学说或趋势，在日汉方医学之发展中也多有相应的建树和反映。日本医史学家富士川游认为：

吾邦吉野朝时，正值中国元亡明兴之际。足利义满时，两国往来不绝，彼邦文物直接传入。而元有李杲（号东垣先生，著《脾胃论》《兰室秘藏》《内外伤辨惑论》等）、罗天益（著《卫生宝鉴》）、王好古（著《此事难知》《医垒元戎》等）、危亦林（著《世医得效方》）、滑寿（著《十四经发挥》《难经本义》等）、朱震亨（号丹溪先生，著《格致余论》《局方发挥》等）等名家。明洪武至嘉靖间（相当于室町时代），著名医家有王履（著《医经溯洄集》）、戴元礼（著《证治要诀》）、刘纯（著《玉机微义》）、熊均（著《妇人良方》。按，应为《妇人良方补遗大全》《医学大全》等）、汪机（著《脉诀刊误》）、虞抟（著《医学正传》）等。虽使医说一新，然明朝医学依然以《和剂局方》为主。当时吾邦虽处战国乱世，然尚精于学问，尤以僧侣为甚，其中不乏渡明求学且善医术之人，宋医方之后继明医方，主要通过这些僧侣之手流传。如是，中国医方赖僧侣之办传入吾邦，镰仓时代尤为盛行。但在此期，除僧侣外，尚有不少其他医家进入中国，直接传来彼邦医方。

一　日本医学家来中国留学考察

明清时期，日本学者到中国学习与考察中医学的，大多是僧人，而且在中国学习多较深入，时间也较长，对日本医学发展的影响也较大。特举其富有代表性者：

竹田昌庆（1338—1380年），为藤原氏之后裔，由于其先祖世居竹田，因而改姓竹田。昌庆年轻时，性善武，故曾多次从军。其后转而习儒尚文，兼好医方之学。当时日本国掌握医术者多为高僧，他又削发为僧。为了进一步提高自己的佛学修养与深造医学，他于公元1369年决意渡海到中国学习考察。据日本黑川道祐《本朝医考》记载："应安二年己酉三十二岁而入大明，见金翁道士，受医家群书，及牛黄丸等之秘方秘诀，改昌庆号明室，且道士有一女妻之，遂产二子。明朝洪武年，大明皇后难产殆死，于时，昌庆应救献药一剂，而皇子降诞矣。帝赏其功，封为安国公。本朝永和四年戊午（1378年），载得大明医家秘诀及铜人形等归。"昌庆回到日本后，以其在中国攻读医学10年之理论修养与医术，治愈北朝后园融天皇之疾病，被授予左卫门督，两年后的康历二年叙法印，同年去世。昌庆生有三子，名直庆、善庆、昭庆，均以医名于时。特别闻名于时者为善庆，他曾以治疗后小松天皇病获效而叙法眼，后又进法印。昭庆因避讳改其名为定盛，自号快翁，因治疗足利义政将军之病而被授予法印，以撰有《延寿类要》而闻名。竹田昌庆自中国学得先进的医术，回国后颇有医名，他的子孙均继承其医业，代代相传，成为医家之名门。他由中国老师也是他的岳父金翁道士处所继承的秘方牛黄丸，也就成为庆昌代代相传的家秘。

山科景绍，虽不确知其生平，但据日本著名汉医学家浅田宗伯所撰《皇国名医传》记载，他是竹田昌庆的再传弟子，曾跟随昌庆之子竹田定盛学习医学，并专门攻读本草之学，也曾航海来中国学习研究本草，并将在中国得到的良药多种带回日本。

僧月湖，号润得斋，据载他是足利义政将军之后代，出家为僧，于世花园天皇宝德中（1449—1451年）曾到中国求法，长期居住杭州，并以医术闻名于时。日本医僧在中国学佛行医者，月湖是其代表之一。他对医学颇有修养，学宗虞天民《医学正传》，虽尊崇李、朱医学思想，但并不偏执其说，更多兼采各家之长。月湖于1452年撰有《类证辨异全九集》一书，分天、地、人3册，4卷。该书由其弟子田代三喜携回日本，为日本医学发展发挥了重要作用。据陈淑舒序称：月湖医名声闻海内。所以命名其书为《类证辨异全九集》者，是以"上工治病，十全其九"，故名。其中所载医方，至今仍为日本汉方学者所运用。月湖医学著作还有《济阴方》，亦由三喜携回日本。

坂净运，世医出身，他的远祖坂士佛曾任足利尊之侍医，曾祖父坂净秀曾以撰有《鸿宝秘要抄》而闻名。坂净运于日本后土御门天皇明应年间（1492—1499年），为了提高他家传医学的水平，专门来到中国学习和考察中医学术，得明朝研究张仲景学术的中国学者的传授后回到日本。后柏原天皇病，坂净运为之施治而获效，因授予法印，遂医名遐迩。他是日本研究推广张仲景学术的先行者之一。他总结自己医疗经验，以及家传之学，在曾祖《鸿宝秘要抄》一书的基础上，采用张仲景《伤寒论》之医方，更撰《续添鸿宝秘要抄》（1508年）8卷。此外，坂净运还撰有《新椅方》及《遇仙方》等，在吸取中国医学及发展中医学之日本化方面，均有贡献。

田代三喜（1465—1537年），名导道，字祖范，号范翁、迥翁、支山人、意足轩、江春庵、日玄、善道等。初，寿永（1182—1183年）、文治时（1185—1189年），伊豆田代信纲者，于八岛之役从军源氏，有功，其后子孙相袭以医为业，治关东武士病，其八世孙曰兼纲，移居武藏之川越（又称越生）。三喜为兼纲子，生于后土御门天皇宽正六年（1465年）四月八日，15岁时，有志于方伎，因当时医者多为僧侣，故入妙心寺派，为浮屠。长享元年（1487年），三喜乘商船入明，逗留12年，学李东垣、朱丹溪之术，又游于月湖之门。明应七年（1498年），三喜34岁，携医家方书回日本。初居镰仓之江春庵（故一号“江春庵”），后迁至下野之足利。此时足利成氏为关东管领，居下总古河，称“古河公方”；闻三喜盛名，招请之，三喜遂移居古河，时值永正元年（1504年），至此三喜声名益显四方，以至当时人称之为“古河三喜”。三喜移居古河不久，蓄发，结婚，居数年归武藏，后往来于总、毛、武之间，施医济世，功绩卓著。天文六年（1537年）二月十九日病逝，享年73岁，一说79岁。长谷村一向寺有其遗像，日本名医虽多，得供像奉祀者，古来唯鉴真、三喜，后惜遇大火而失。三喜出于室町幕府末叶，独倡李朱医学，不幸居于僻陬之地，其学未广于天下。曲直濑道三来自京师，入于三喜之门，三喜授以李、朱医学之蕴奥，道三遂在京都倡导李、朱医学，自此天下医风一变，三喜之功德亦为伟大。[1] 田代三喜来中国学医，曾从师僧月湖，尽得其传，他继承月湖重视李朱学说，回国后大力提倡，是日本倡导李东垣、朱丹溪学说之开山祖，也是批评传入日本的宋代局方学派善用温热的代表人物，他撰有《当流和极集》（1503 年）、《当流大成捷径印可集》《小儿诸病门》《三喜直指篇》《医案口诀》等，合称《三喜十卷书》。

和气明亲（？—1547 年），日本宫廷侍医和气氏世医家族之后代，后改姓半井，又名真长，佛家名号澄玄，自号兰轩，因足利家赐春字，又号春兰轩。他为了进一步掌握当代中医学之新知，于日本后柏原天皇永正（1504—1520 年）中来中国，向明武宗皇帝献药，与名士书画家方仕（方仕，字梅崖，中国明代画家）交往。当和气明亲回日本时，方仕慕其为人，两人凭借海泊往来之便，时时有书信交流。和气明亲在中国期间曾拜师熊宗立学习医学，请教医学之疑难问题。从明亲回国后不久，阿佐井宗瑞于 1528 年翻刻熊氏撰写的《名方类证医书大全》（1446 年成书），这是日本翻刻出版明代医学著作之最早者。其后 1536 年，又刻印出版了熊氏《勿令子俗解八十一难经》（1438 年成书）等。由此可知，熊宗立医学著作能够在日本刻印出版，当与和气明亲拜师熊宗立有关。虽然我们还没有掌握明亲携带熊氏著作回日本的确切史料，但至少明亲拜访熊氏回国后会促进其著作在日本的刻印，这大约是无疑的。究竟和气明亲来中

---

[1] 富士川游. 日本医学史（决定版）[M]. 东京：形成社,1979:147.

国学医的最初动机如何？有人认为："永正年间，明亲奉后柏原天皇之敕命，为明武宗治病。"武宗在位为 1506—1521 年，从时间来看，是可以理解的，但从当时中、日医学发展的水平而言，武宗有病恐怕还不会向日本求医。日本《本朝医考》所记明亲"永正中入大明见皇帝而献药"，或较《宽政重修诸家谱》所叙"为明武宗治病"要确切些。因为，武宗有病，治疗上所需药物或有以日本所产为良者，故有明代皇室向日本索取，日本有派遣和气明亲向明武宗献药者。和气明亲奉后柏原天皇之命，入大明向明武宗献药，又向明代著名医学家熊宗立请教医学，回国后以高明医术而任典药头。他的儿子改姓半井，为半井瑞策，也以精医术而著称，并为将军织田信长、丰臣秀吉所信任，因此，和气（半井）氏家族更以医名而享誉。特别是正亲町天皇（1557—1585 年）曾以《医心方》30 卷赐予半井光成。事实上，日本《医心方》能够完整传世，与安政年间（1854—1859 年）半井氏后代献出其珍藏密切相关。

僧昌虎，室町末期人，南禅寺首座僧，奉畠山义宣之命，于奈良天皇享禄年间（1528—1531 年）至中国求学医方。据《明史·日本传》及《世宗实录》记载：郑舜功于嘉靖三十四年（1555 年）奉浙直总督杨宜之命，出海"哨探夷情"，于公元 1556 年抵达日本，1557 年回国。日本《畠山家谱》载："与昌虎同回日本之明人郑舜功，传明人之妙方，并辨和、汉药种之品类，令画工土佐光信绘药种之图形，其解词以和文翻译，由九条植通记之。"如果年代记述没有错误的话，昌虎在中国访求医方约有 20 余年之久。僧昌虎与郑舜功合作，曾对中医药名之翻译为日文、药材品种鉴别及绘制药图等，做过大量的研究工作。

吉田宗桂（1520—1572年），明人以其医术高明，取"医者意也"之义，称之为"意庵"，世医出身，据称乃日本名医吉田德春之曾孙。宗桂对日华子诸家本草颇有研究，不但对中药材之寒温性味能够进行分辨，而且对日本所产药材亦能分辨，因此世人多以日华子誉称之，而他即以日华子为别号。后奈良天皇天文八年（1539年），即明嘉靖十八年，当中日两国往来中断17年之后，日本天皇正式派遣以湖心硕鼎为正使、天龙寺僧策彦周良为副使的访中贸易使团，经过两个月航行到达中国宁波港，吉田宗桂此次与使团同行第一次来到中国。此后，他在中国居留两年，访求医方，学习医术，收集医药书籍，广交朋友，可以说满载而归。他在居留中国期间，还与明代画家方仕友好，方仕曾向吉田宗桂书赠"称意"两个大字。日本后奈良天皇天文十六年（1547年），以天龙寺僧策彦周良为正使的日本使团一行600人，乘船4艘，抵达中国宁波，其中50人赴北京。该使团于公元1549年回国。吉田宗桂随同该使团第二次来到中国，他为了深入考察中医学与访求师友，在中国居留了7年才乘他船回到日本。据《日本医事大年表》载，宗桂在中国期间还曾为明世宗治疗疾病，世宗曾赠予元代画家所绘《颜辉扁鹊图》《圣济总录》、药笥等。此行，他还将珍贵的《圣济总录》带回日本。吉田宗桂既以医术名于中国，并获明世宗之赏赐，回日本后当更闻名于世，叙法印。他的次子吉田宗恂，亦以精于分辨药物与长于医术而闻名，曾奉德川家康之命修制著名中成药——紫雪丹，因治愈后阳成天皇（1586—1610年）之疾病，授予法印;撰有《难经注疏》《医经小学》《名医传略》《古今医案》《纂类本草》等。宗桂之孙吉田宗达继承家学，亦以医术名于时，撰有《吉氏方》《本草倭名》等。富士川游评论说:其"弟子踵续，自成一家，故子孙世代以'意安'为号"。

古林见宜（1579—1657年），名正温，播磨人，世医。祖父古林祐村，是一位好学上进的医师，他期望能有机会到中国学习深造，后来终于来到中国。他在中国拜师学习，探讨医学问题以提高自己的医疗技术，数年后才回到日本。他在中国期间，很受中国当局的重视，中国皇帝还接见了他，并且赐给蜀锦，其纹织成禁方，世所传之"秘传锦袋子"即源于此。古林祐村以医术高明，治病多奇效，在日本颇富影响。古林见宜继承家学，又拜京都名医曲直濑正纯为师，他既重视朱丹溪、李东垣之医理技术，又兼学习张仲景、刘完素的学术著作与医疗技术。他还特别重视学习掌握李梴《医学入门》一书的内容，曾奉幕府特命于江户神田桥门外设书院，讲授医经。为了传授和普及医学科学，兴办医学教育，他还与同学士堀正意共建学舍于嵯峨，其后又在大阪设立学舍，据称曾收生徒达3000人之多，一时四方生徒云集。他是推进中医学日本化的重要人物之一。其著作有《正温方》《外科单方配剂》《假名云林神彀》《医学入门假名抄》等。

金持重弘，好学精医，尤擅针灸学术，曾奉大内氏之命，于后奈良天皇天文年间（1532—1554年）赴中国研讨医药学问，住当时之四明嘉宾馆多年，他与中国医界朋友建立了比较密切的关系，中国同行对其医学修养也有较高的评价，据说"诸工服其技"。当金持重弘学成回日本时，中国明世宗嘉靖（1522—

1566 年）中太医院俞琏特书《送日域金持重公序》一幅，其内容为："重公好为医方，东国之豪杰也"，凡三百余言。此幅曾收藏于丹波元德家，可惜已佚。

吉田意休，出云人，世为大社祠官，于永禄（1558—1569 年）初来中国学习针灸医学，完成学业后于公元 1566 年回国，在中国学习针灸及访求医术达 7 年之久。回国后，居越前福井，其针术颇为时人所赞誉，大行于时，是为日本针灸吉田流。子意安、孙一贞，均传其术，影响较大。

张膏，字甘子，号提山。后阳成天皇文禄年间（1592—1596 年），在丰臣秀吉率军入侵朝鲜（壬辰之乱）时，中国曾派军援助朝鲜，张膏为中国军队的随军医师，为日军所俘。张氏以擅长眼科而闻名，传其术给赞州渡边氏，其子孙即以眼医为业，并发展成为桔本流。张氏后来被遣送回到中国。

北山寿安（？—1701 年），名道长，号友松子，其父马荣宇于日本宽永年间（1624—1643 年）加入日本籍。寿安学习医学，师从入日之中国医僧化外及赴日著名医学家戴曼公门下，学宗医圣张仲景，行医于日本大阪，医名遐迩，撰有《北山医案》3 卷（1745 年）、《北山医话》《删补众方规矩》等。

阿部将翁（1666—1753 年），名照任，通称友之进，南部盛冈人。他少年时乘船赴江户，因遇飓风而飘至中国福建，在中国居留 18 年之久，专心攻读本草学术，学成后回日本，居江户。日本中御门天皇享保六年（1721 年），幕府征召精通本草之学者，将翁被荐而应召，乃从事采药、种药及药材鉴定等，因而赴东海北陆诸州，三至虾夷，以劳而获幕府赏赐俸禄及住宅，约 1743 年于江户城东设置种植饲养药园。由于将翁知识渊博，精于药材真伪之鉴别，并擅长栽培及加工采制，在日本本草学界颇负声望，并以偏重实用而自成一派。他撰有《诸国采药记》以传其学。弟子田村兰水、松井重康、远藤元理、植村政胜、稻村信浓等继其学，形成日本本草学之一流派。日本发布闭关锁国令始于明正天皇宽永十六年（1639 年），一直持续到孝明天皇安政元年（1854 年），锁国 200 余年。在这 200 余年间，中日医学交流受到严重影响，虽然民间往来未绝，但日本僧医到中国学习医学者显著减少。阿部将翁是因意外飓风而飘至中国，在中国学习本草 18 年才回日本。可以想见，在这 200 余年间，中国药材在日本必然处于短缺状态，为了医治疾病，日本当局对发掘国产药材及栽培药材必然十分重视，阿部将翁在此刻被荐、应召并予重用奖励，也就并非偶然的了。他的学派之兴起自然也就是意料中事。阿部将翁实为推行本草学之日本化颇多贡献之代表者。

二　中国医学家赴日传播学术

明清时期日中之间的官方交流，虽然受日本实行了约有 200 年之久的锁国政策影响，以及中国清政府闭关政策影响，双方在政府间人员派遣与贸易等方面，发展较以前显著缓慢。但是，与宋元时期类似，民间交往却因航海技术的改善，安全航行等也进一步有了保证，因而僧侣及贸易、科技、医学等方面的人员，乘贸易商船往来者则较前代明显增加。其中，中国医学家应邀或其他原因往日行医、教学或传授医术者，或可称之为日趋频繁。以下仅述其代表人物之影响大者：

陈宗敬，元代人，贯里不详。据称陈氏曾任元朝礼部员外郎之职，元亡后，他于明洪武二年（1369年）赴日本，日人称其"投化"，居留筑前博多，以行医为人诊治疾病为业，以精通医方，医术精良而闻名。宗敬去世后，其子孙传其术，世以医为业，特别以其家传秘方制成之"透顶香"在日本颇负盛誉，被誉为"外郎透顶香"而广为流传。

曾彦，又名庸山，明代人，赴日本后居留长崎，在日本以行医看病为业，入日本籍。子孙后代均以医为业，由于他们仍不忘祖，均通中日语言，兼为通事，即今之翻译。据称，公元18世纪日本本草学家曾槃，即曾彦之后裔。曾槃，字士考，通称占春，撰有《本草纂疏》等书。

许仪后，江西吉安人，一说福建人，自幼喜医药知识，学习岐黄术，约于明代隆庆五年（1571年）被日本人携走至日本国九州萨摩。他由于精通医药之道，乃以医为业，因而得到萨摩藩主岛津仪久的信任，并曾以高明医术任日本国关白（相当中国宰相）丰臣秀吉的侍医，在中日医学交流及发展日本医学事业方面作出了一定的贡献。史载，许仪后虽然身居日本，并获有侍医的地位，但他热爱祖国、热爱和平、反对日本封建主发动侵略战争。日本后阳正天皇天正十九年、中国明神宗万历十九年，即公元1591年，许仪后获知了日本关白丰臣秀吉准备大规模侵略朝鲜、并进而入侵中国的战争计划。这场侵略战争即公元1592—1598年发生在日、朝、中之间的侵略与反侵略战争，中国称万历朝鲜之役，日本史称之为文禄、庆长之役，朝鲜史称之为壬辰、丁酉卫国战。许仪后获知这个战争计划后，不顾个人可能引致杀身灭族之祸，写了封密信，并与在日本的亲密朋友陈甲、朱均旺等共谋，设法避过日本在战前所实行的海上封锁，克服重重障碍，终于在1592年由朱均旺将此情报送回祖国，经福建巡抚急报朝廷，并由朝廷转告朝鲜，从而使朝鲜、中国有所准备。《明史·外国传》载有此事："乞降臣谨将万历十九年中国被掠人许仪（后）所寄内地书、倭夷答刘綖书及历年入寇处置之宜，乞特敕急止封贡诏兵部议，时廷臣交章皆以罢封贡议战守方言。"又："万历十九年十一月奏倭酋关白平秀吉声言明年三月来犯，诏兵部申饬海防。"我们在前面所介绍的张膏，是中国援助朝鲜的随军医师，就是在这场战争中被俘往日本的。同时被日军俘往日本的，还有中国随军医师孟二宽。孟氏乃杭州人，后在日本行医，改姓名为武林次庵，公元1657年在日本去世。

陈元赟（1587—1671年），明末医学家，名珦，字义都，一字士昇，自号既白山人、玄香斋逸叟，祖籍颍川（今河南省许昌地区），生于浙江杭州，后曾迁居浙江余杭，自称虎林（今浙江杭州西灵隐天竺之武林山）。他从小聪颖好学，对于诗文、书法、绘画以及建筑设计等无不喜爱与擅长。他青年时期还曾入河南登封少林寺学习，并主管陶器、药材。当时，寺内所收藏之本草与医学典籍十分丰富，陈氏对此攻读甚勤，每有暇时即往而诵读，经多年研习，逐渐对医学领悟颇深，从而对医药、针灸、气功、导引、养生、食疗等均有所掌握，由此而对武术更有着很好的修养。除此之外，他在宗教、茶叶生产加工、茶具制作，以及饮食烹调等方面，也都有着较高的技艺。陈元赟约于明万历四十七年（1619年）东渡日本，在日本定居半个世纪，向日本传播中国饮食、诗文书画、武术、茶文化以及医药卫生文明，等等。在此期间，他结识了许多日本文化界、卫生界朋友，颇受日本各界的重视与欢迎。他特别与日本当代名医黑川道祐、板坂卜斋以及中国明朝灭亡后逃往日本的中国医学家戴曼公、陈明德等交往密切。在医学学术上，他更重视《丹溪心法》之研读宣示，其学术思想对日本丹溪学派之发展不无影响。与陈氏交往密切的黑川道祐撰有《本朝医考》（1663年）；而板坂卜斋曾任德川幕府侍医，精针灸之学，手抄《针灸聚英》特请陈氏写跋。跋称："儒医板坂卜斋翁，重录而正之，以珍其传焉……披阅而有得于心，遂濡笔于左，以旌吾翁力古之功。"由于陈元赟在中日医学交流及发展日本医学、文化方面的贡献，日本多尊称其为"介绍中国文化之功劳者"。在武术方面，日人信夫怒轩更曾誉称："我邦昔时未有拳法，陈元赟善此技，传之邦人，故此技以元赟为鼻祖。"陈氏居日本52年，是无私奉献给日本的52年，直至1671年在日本去世。他在传播中医药学与中日医药交流上作出了不朽的贡献。

戴曼公（1596—1672年），明末清初医学家，名笠，僧名独立、性易，自号天外一间人，钱塘（今浙江杭州）人。他年少时学举子业，能诗文，工篆隶，潜心《素问》等经典医籍之钻研，对佛学经典颇多领悟，师从著名医学家龚廷贤学习医理医术，尽得其传。公元1644年明朝灭亡，曼公即寓居浙江嘉兴濮院镇行医济世约 9 年之久，于清顺治十年（1653 年）东渡日本，寓居长崎，剃度为僧，宣讲佛学临济宗，并以行医济世为生，往来于长崎、周防间。戴曼公医学思想与医疗技术宗《内经》及老师龚廷贤，尤以小儿痘疹为其专长，在日本颇负盛名，影响甚大。日本医师与中国东渡医师多因拜曼公为师而医术有成，享有盛誉。例如，日本著名的小儿痘科医师池田正直，号嵩山，周防·岩国人，跟随曼公学习医学，曼公传授《痘科键口诀方论》《痘疹治术传》《痘疹百死传》《面色顺逆图》等 10 余部有关痘疹科专书给池田正直。正直研习勤奋，也以痘疹疾病之诊治闻名于世；并撰有《痘疹治术传》《痘疹百死形状传》《曼公先生痘疹唇舌口诀》等。池田正直之子信之、孙正明继承其医疗技术，以擅长诊治痘科为业。正直的四世孙池田瑞仙（？—1816年），自号锦桥，移居宫岛，正遇日本疫痘大流行，瑞仙根据其祖传秘诀与图说等进行诊治，患者多应手而愈，一时声名鹊起，名闻天下；此后，幕府慕名征召池田瑞仙至江户，设立痘科专门机构，瑞仙任痘科医官，系日本医学史上治痘专科设置之始。同时，幕府又在医学馆设立痘科，由瑞仙讲授痘科课程，据称听瑞仙授课之人约 600 余。他继承曼公及其家数代之经验，并总结个人心得，撰有《痘科辨要》《痘科键删正》《痘疹戒草》《治验录》等。瑞仙之子池田瑞英，名大渊，继承家学，撰《痘科举要》《痘科会通》《痘科键私衡》《治痘论》等，对治痘之学有所发挥。池田雾溪（？—1857 年），名晋，字柔行，上毛人，年 20 岁在江户跟随池田瑞仙学习痘科疾病之诊治，由于能尽得瑞仙之学，瑞仙收为养子，曾任幕府医官及痘科教授，撰有《续痘科辨要》

《治痘要诀》《种痘辨义》《痘疮养生诀》《古今痘疹类编大成》《治台痘要方》《痘科辑说》《治痘口诀》等。曼公池田家族之治痘术，由此更加发扬光大。

戴曼公居长崎，当时中国赴日本行医之医师在长崎者多人，其中有以曼公为师者。例如高天漪，师曼公学习医学与书法。高天漪日本名为深见玄岱，是明代东渡加入日本籍的高寿觉之孙，他学成后以养生为专长，延宝年间（1673—1680 年），后西天皇曾召见高天漪，问其养生健身之方，高氏撰《养生篇》以进。另一位日籍明代人的后裔，日本名字叫北山道长，或名北山寿安，曾拜戴曼公为师，专心攻读医书，学习医疗技术，曾撰有《北山医案》与《北山医话》等，前已述及。日本医学家、医史学家富士川游对戴曼公评价很高：

戴曼公，名笠，杭州仁和县人，父某有善行，母陈氏产六次，养七子，末产双男，曼公即其一，生于万历丙申年（1596 年）二月十九日。天资颖悟，幼学举子业，欲走仕途，然不喜时文，年三十未能作诗。一日，友社逼曼公赋诗，即应声云"我来溪头坐，溪月留我宿"二句，众皆称叹。此后见题下笔，藻思杰出，去粗求精，不袭人语。年五十，北虏攻陷明朝，耻于人心尽死，弃儒行医，携妻子居乡九载，遂航海至长崎，时为承应二年（1653 年）。长崎奉行橘氏，闻曼公医术精湛，乞留，故寓居长崎。据云曼公善书，工于篆隶，海内学其书者甚多，且其书深见玄岱，独穷蕴奥。

曼公少学举子业，仕途不通，时值龚廷贤（著《万病回春》）

年八十余，尚强健行医，曼公从游，尽传其术。后明乱，归化吾邦，在崎岙，应吉川氏之邀，往来于长、防之间。其臣池田嵩山学曼公之书，曼公审其为人，因谓曰："我有治痘禁方书，欲悉授予子，子学之，三年必至其妙。"嵩山拜受，即《痘疹治术传》《妇人治痘传》《痘疹百死传》《痘科键口诀方论》《正面定位图》《面部四位八隅图》《面色顺逆图》《三十六面图》《唇舌常候》《病唇十八品》《病舌三十六品》《五死舌图》等。嵩山得其秘诀，遂以痘科著称于世。至其四世孙瑞仙，擢为幕府医官，于跻寿馆讲授痘书，其名广传于世。然究其源，实出曼公所授，而曼公书之宗旨则渊源于龚氏《痘疹全幼录》。

承应二年（1653 年），隐元和尚东来，法威大振，曼公恳请出家，削发归于和尚坐下，改名为性易，字独立，号天外一闲人，又号天外老人，行医如旧，曰："济物是佛心，道本广大，无所不在。"其治无定方，然多获验。万治元年（1658 年）戊戌九月，侍隐元和尚朝于江户，执政松平信纲见曼公才德超群，赐住，事阻未果。二年后病起归长崎，宽文十二年（1672 年）十一月初六日圆寂，春秋七十七，据云火化于圣奉山中；弟子慧明护送遗骨，葬于宇治黄柏山。[1]

陈明德（1596—? 年），字完我，自号颍川居士，原籍河南颍川（今许昌地区），与陈元赟贯里相同，但晚生 10 年；后迁居浙江金华，善医药之事，约于清初东渡日本，即日本后光明天皇庆安年间（1648—1651 年）到达长崎，在长崎行医为业，

[1] 富士川游. 日本医学史 (决定版)[M]. 东京：形成社,1979:474.

医寓长崎酒屋町，颇受日本人尊敬。他与陈元赟祖籍同为颍川，在日本相遇，自然十分亲近，研讨医学，交流学术。陈明德精医学，尤擅小儿科疾病之诊治，所投药剂，被誉为有起死回生之效。由于他医疗效果出众，颇受群众爱戴，当知明德欲回国安度晚年时，长崎人群起挽留，并促其加入了日本籍，由此而改姓名为颍川入德。他集平生医疗心得，撰《小医集》一书。其子孙继承家学，均以医为业，以医名。安东省庵为表彰陈明德的业绩，特撰刻《颍川入德医翁碑》，立于长崎，以示纪念。另外，陈明德与戴曼公同年生人，两人东渡日本前，一是浙江嘉兴医师，一在浙江金华行医，二人均系清初赴日本，又同在长崎以医为业，文献虽未见记载二人交往之事，但异乡遇同行，相互间必有拜访；浅则述友谊怀故土，深则研讨医术交流心得，切磋医理，共同提高，当在情理中。

王宁宇（？—1660 年），明代医师，福建人，丹波之简称其"系出于太原王氏"，自号五云子，又号紫竹道人，明末因战乱逃往朝鲜，约于日本后光明天皇庆安年间（1648—1651 年），又从朝鲜转至日本。王宁宇在长崎以医为业，后又至江户白金町开业。王氏医宗龚廷贤、皇甫中，处方用药十分重视《万病回春》《明医指掌》之理法，其临床诊疗效果很好，声望也日益扩大，被日人誉称为"东方巨工"。由于王氏行医以疗效而闻名遐迩，要求跟随其学习者也日益增多，其中有多位本已是德川幕府之医官。王宁宇一派相承不断，直至 19 世纪初，其影响仍然可见。他的门人日本名医森云友益（竹），也曾任幕府医官，享誉其时。王氏于公元 1660 年 4 月 16 日卒，葬三田小山太乘寺。

此外，明末清初，由于国内政局关系，知识分子、医学家等，或因明亡，或因不满清世祖禁止文人结社的政策，或因恐惧心理，辗转赴朝、赴日者甚众。例如医学家，此期寻机逃往日本者除上述外，还有：张寿山，在日本行医，子孙在日以医为业，延绵不断；据称张氏为朱元璋第十四世孙、淮王朱清之因避难而改名张寿山者。与张寿山同行往日本又同以医为业者还有曹数也，通医学，以专长治耳疾著称。此外还有刘有林，知医，以善治口齿病，有"口齿诸病多奇药"之誉；林瑞云，以医为业，颇得患者尊仰。

明末清初还有一些医僧去日本宣传佛法、传授医术、行医治病者，例如：道亮，明代僧人，精通医术，赴日本后曾传授医术给国玄贞。国玄贞，长崎人，名熙，号尘隐熙熙子，为日本名医，撰有《内丹要诀》等，从其学者数百人。化外，明朝僧人，精医，东渡日本后传授医学给日籍华人马荣宇之子北山道长（马寿安），北山道长学成后以医名于时。澄一，明杭州僧人，通医，1653年赴日本，跟随他学习医学者，有石原学鲁、今井引济、国玄贞等，皆以医名于时。心越，明浙江金华府僧人，应澄一邀，于1677年赴日，以医术与澄一共同传授日人门生。

从上述可知，明末清初，无论出于何种原因赴日本行医授徒者，多系浙江杭州、金华等一带之医学家、医僧，其相互影响也是比较明显的。其为医也以在长崎者为多，明末清初中国医家赴日行医授徒当以此为盛。

有清一代，中医学家赴日者仍多，或为明末清初之遗风。去日行医授徒之明代中医学者事业有成，扩大了他们对国内学者的影响，或许也是清代中医学者赴日的一大诱因。现列举其有代表性者加以介绍：

陆文斋，清代浙江杭州医师，于康熙四十二年（1703 年）、日本东山天皇元禄十六年赴日本长崎，以行医治病为业。在此期间，有日本名医、曾从戴曼公学习过的深见玄岱，以及本系明朝人以后加入日本籍的高寿觉之孙高天漪等，与陆文斋在长崎府署相会，共同讨论医药学术，辨析医学疑难问题。

陈振先，清代苏州医师。日本中御门天皇享保年间（1716—1734 年），幕府将军德川吉宗十分重视科学技术，为了能从中国引进实用科学技术，经常发给中国去日贸易之商人临时信牌，请他们从中国聘请学有专长之人去日本授徒，其中包括聘请中医学者赴日诊病授徒。据载，先于陈振先而应邀赴日者有苏州医师吴载南，于 1719 年 3 月去日本，寓居长崎福济寺，可惜 3 个月后即因病去世。陈振先应德川吉宗之邀，继吴载南之后，于公元 1721 年到达日本长崎。他专长本草之学，跋涉于长崎附近山野，进行药物之采集和研究，获当地所产药物共 162 种，撰《陈振先采药录》一书，该书又名《药性功能》，由向井元成作和名旁注。陈振先为日本药物学的发展，特别是自产药物之发展作出了重要贡献。

朱来章与朱子章，均系清代福建汀州府医师。朱来章于日本中御门天皇享保六年（1721 年）应幕府德川吉宗将军之聘请赴日，寓长崎翻译官彭城宣义家中，巡访长崎之患者并给予诊治，在长崎享有声誉。他曾回国，于公元 1725 年 2 月又邀朱子章同行再赴日本，同住彭城宣义家中。朱子章到达日本长崎后，更受幕府之重视，曾由幕府通知医界，凡对医学内容有疑义者，可以向朱氏请教。当时幕府医官栗本瑞见就曾向朱氏请教若干医疗之疑难问题。这是中日医学交流在更直接的情况下进行之一例。

赵淞阳，字玉峰，清代苏州医师，于日本享保十一年（1726年）赴日本，寓居河间八平治家中，在日本行医治病约3年，与当时日本名医香月牛山交游颇密，牛山撰有《药笼本草》一书，特请赵淞阳为其作序。平时牛山与赵之间诗酬唱和、书札往来颇多，香月牛山甚至称赞赵淞阳为"国手"，这也是他通过竹林和尚道本正重请求赵为自己的著作写序的原因所在。

周南，字岐来，号慎斋，一名召南，清代苏州府崇明县（今上海市崇明区）人。据《崇明县志》记载："周南，字岐来，邑庠生，以母病侍药，遂治岐黄，精其术，时获奇效，诸当路赠额盈堂。"周南旁搜博览，治学勤奋，医术益精，学宗李士材，注疏士材脉学著作，成《脉要纂注》（1736年）。日本中御门天皇闻其名，于享保六年，即清康熙六十年（1721年）邀其赴日传授医学。周南赴日后，寓居长崎柳屋治左卫门家中，于享保十二年（1727年）回国。他在长崎5年多，以其精湛的医疗技术，治愈了许多疑难病症，颇受人们的信赖与尊重。特别是天皇延之往试，皆奏效，遂医名鹊起，从其学医者日众，其中周氏比较喜爱者为日人城门章阳秋，在将要回国时，周氏将其在日本长崎所诊治之疑难病症医案，以及为日人诊病之经验等，留给城门章，即《（周氏医案）其慎集》5卷（1725年）。城门章将老师之医案等付平安仰馆，于享保十六年（1731年）刊刻，有平君舒、源昌言及城门章写的序。该书所收医案62例，病症以内科杂证为主，并兼有外科、女科及眼科病症。62 例病案中，长崎占一半，其他则分别为长州、萨摩、肥前、肥后、种子岛等地。该书还附录有周南解答日本医学家所提出之疑难问题，共计 12条，内容比较广泛，反映了中日医学直接交流的生动景象。

李仁山，清代人痘接种医师，浙江杭州人，以痘疹科疾病之防治而著称于世。特别是他曾以石膏半斤熬汤，煎黄连五钱为剂，治疗一火痘闷证之危重病人，于发犹未透，再加金汁一钱得愈，从而医名更显。清乾隆九年（1744 年），李仁山赴日，得到日本长崎地方官员之重视，请他为日人接种人痘，并命令长崎医师柳隆元、堀江道元跟随李仁山学习中国人痘接种术。据说当时曾为日妓 20 人进行了人痘接种，取得成功。李仁山人痘接种术在日本得到宣传推广，其理论与技术经整理，并由平野繁十郎、林仁兵卫译成日文，命名为《李仁山种痘和解》，刊行于世。在牛痘发明前，人痘接种以预防天花，是人类预防天花的重大发明。李仁山在日本推广人痘接种术，是中国人痘接种传入日本并在日得到推广的较早记录。关于这个问题，以下还将专题加以介绍。

胡振，字兆新，清代苏州府医师，善书法，于日本光格天皇享和三年（1803 年）应幕府之邀请赴长崎，行医授徒。大田南亩奉幕府之命向胡振学习医方理论与技术，此外小川汶庵、千贺道隆、吉田长祯等皆从其学，并都成为幕府著名医官。胡振在日期间，也曾与日本著名医学家伊泽兰轩、多纪元简等讨论学术，特别是多纪元简为日本世代名家，他在"辛酉（1861 年）冬，被黜于外班"而撰《医賸》时，于"医学"条内记述了与胡兆新研讨之内容："享和癸亥（1803 年）冬，苏门民医胡振兆新，来寓于崎岙，因使译官问之，胡乃覆曰：儒学者设立教官，专管在学诸生……医学者不过本地医家，寒士寂寞，官长强点充任，虽名医官，实以备承应传唤，兼治罪犯之人，每年俸谷无多，仍可在家诊治，并无学官，亦不课教子弟，盖间阎医士。一切衙门，俱不承应，俱读书人为多。官长延请，须用名帖，所以医学之不屑为也。三皇庙者寺院也，非学也。有道士承应供奉，医家朔望进香。此盖就苏门一地而言之。"由此可见，中日医学家之间除了医学学术交流外，还就医学生之培养、医学地位、管理制度以及先医供奉等等方面的习惯、制度、民俗等，进行了讨论。胡兆新在这些方面的见解，看来对日本也会产生一定的影响。

三　中国本草学进一步传日

明清时期，中国本草学术和著作进一步传入日本，从理论到临床用药之原则、方法等，日本医生也由亦步亦趋学习中药学理论与经验，而渐次变为更加重视其本国药材资源开发的调查，以及引种、采集和炮炙加工、研究等，以减少对进口中国药材的依赖。此期传入日本的中国本草学著作也不断增加，特别是李时珍《本草纲目》传至日本，使日本本草学之发展形成了一大高潮。据日本医史学者真柳诚等研究及统计，江户时期（1603—1867 年）中国医籍传入日本的有：本草、药性等著作计有 96 种，252 部；其中《本草纲目》一书在此期间传入日本者，计有 24 次，34 部之多，[1] 加之日本翻印、翻译的《本草纲目》的广泛发行，足可证明《本草纲目》在日本药学发展史上占着极其重要的地位。以下以《本草纲目》为例，分为若干项目加以介绍。

《本草纲目》版本简介：李时珍（1518—1593 年）的《本草纲目》52 卷，是中国医学史上一部伟大的著作，公元 1578 年编成，1593 年金陵胡承龙首次刊行，故称"金陵本"。公元 1603 年，由夏良心等据金陵本于江西刊行，称江西本，此本为官刻，刻版纸墨均优于金陵本。据江西本复刻者有石渠阁本、湖北本、立达堂本、张朝璘本等 10 种。公元 1640 年，武林钱蔚起六有堂本系据江西本为底本翻刻刊行的，故称武林钱衙本，据此本翻刻的又有太和堂本、本立堂本、三乐斋本等近 30 种刊行本。第四个版本系统为味古斋本，于 1885 年由张绍棠主持，刊于南京，该版本有图书集成印书局本、鸿宝斋本等 10 多种。《本草纲目》编成后各种版本之刊行，据《全国中医图书联合目录》所收载，共有 72 个版次，其中刊刻于明清者 57 版次，约有一半在日本有收藏。

《本草纲目》传至日本：关于《本草纲目》传入日本之最早年代，学界看法或有小的出入，据 1992 年日本医史学者真柳诚先生等的研究报告称，《本草纲目》在中国刊行后的第 11 年即传至日本长崎。而这年正是江西本刻成之年，由此可推知，江西本刻成后即被带到日本。现仅就真柳氏之统计摘录于下："本草纲目 1604（既）、1644（御文）、1694（元亨）、1699（御文）、1710（665A、

---

[1] 真柳诚，友部和弘．中国医籍渡来年代总目录（江户期）[J]．日本研究，1992(7):151–183.

8 之 3、8 之 30）、1711（9 之 29）、1712（10 之 28、10 之 50、10 之 69）、1713（11 之 4）、1719（242C、243A）、1724（14 之 24）、1725（275B、15 之 3）、1726（16 之 27、16 之 28、16 之 30）、1735（245C）、1741（33 之 4、33 之 19）、1763（医 38）、1804（579C）、1836（购 39 上）、1842（460A、购 39 上）、1858（643A）、1859（650C）。〔重刊〕本草纲目 1803（579A）。〔重订〕本草纲目 1706（670A、5 之 38）。〔新版〕本草纲目 1643（御文）。"其 1604 等公元年代为各次由中国传至日本之年代，或购回日本之年代，其括弧内之注文，则为确定传入日本的年代之依据。例如，"既"系指出于林罗山《既见书目录》，1604 年系据罗山于庆长九年（1604 年）完成此目录者；又"御文"即指出于《御文库目录》；"元享"为出自松冈玄达《元禄享保新渡书目》（天理图书馆所藏）；（购）即出自《购来书籍目录》；（医）即出自《分类舶载书目·医家类》；665A 即出自《舶载书目》第 665 页第一段；9 之 29 即出自《舶载书目》第 9 册第 29 页。各以此类推。

　　以上这些数字比较枯燥，却给予我们公元 1603—1867 年间中国《本草纲目》传入日本的次数、年代以及日本目录著作之出处，清晰而科学地说明中日两国在《本草纲目》交流方面的繁荣情景。还有一例，可生动地说明《本草纲目》传入日本的情况。公元 1719 年，第 22 号开往长崎的南京商船一次就带有此书 5 部之多。《本草纲目》传入日本与传入其他国家与地区一样，迅即引起学界的重视，或可谓日本更加重视。例如，日本学者林罗山（1583—1657 年），当他从商埠长崎得到一部江西本《本草纲目》时，当即献给幕府首脑德川家康（1543—1616 年），德川家康得之甚为珍视，置于座右以示对医药学之看重，或以光门庭者。

此外，关于金陵本《本草纲目》之传入日本，或尚不为《舶载书目》所载。日本医药学家曲直濑玄朔（1549—1631年），字东井，在其所收藏之《本草纲目》金陵本"跋"中称："东按，大明万历庚寅[1]（1590年）迄我邦庆长十九载（1614年），二十四易草木也。"今东京内阁文库所藏之金陵本《本草纲目》即此本。由于该书在公元1875年7月23日经由井口直树呈明治天皇而收藏内阁文库，故称。

《本草纲目》传入日本，很快即为朝野特别是医药学界所重视，据以对其学习、研究、发挥，乃至大量翻刻刊行、日译出版等，步步深入，不断扩大。同时，也在很大程度上逐渐取代了唐《新修本草》、宋《经史证类本草》等名著的地位。

《本草纲目》之翻刻与日译：如上所述，《本草纲目》传入日本后迅即引起医药学界的极大重视，虽然不断由中国带回各种版本《本草纲目》，仍然远远不能满足日本学界的需求。为了满足日本学界对《本草纲目》的需要，于是便出现了日本刻本，从1637—1714年的约80年间，日本竟先后翻刻刊行《本草纲目》8次。例如1637年由京都鱼屋町通、信浓町、野田弥次右卫门首次翻刻者，该刻本以江西本为底本，除中文外，还对原文进行校订、标点、中文字旁用日本文片假注、标音等，以便日本普通读者阅读。其他各次日刻本简况如表（见第222页）。

当时日本医学界多数医师能通中文，尽管如此，从中国引

---

[1] 此指《本草纲目》书首当时著名学者王世贞于万历十八年（1590年）所撰序的时间。既非李时珍编成之年，也非《本草纲目》刻行之时。适值撰成之1587年与刻成的1593年之间。

进的《本草纲目》仍不能满足广大日本医药学界之阅读需求，更不能满足不能直接阅读中文的日本学者的需要，因此，日本医学界便组织名家对《本草纲目》进行日译出版。

日译《本草纲目》，实际上在 17 世纪末已经开始，即《本草纲目》第 7 次在日本翻刻刊行后不到 10 年。清康熙三十六年（1698 年），日本元录十年，冈本为竹发表《图画国语本草纲目》一书，又名《广益本草大全》，27 卷，京都书林小佐治半右卫门刊行。该书选录《本草纲目》药物 1834 种之品物，释为日语，在一定程度上可以视为《本草纲目》之早期节译本。在此之后，文元三年（1737 年），服部范忠选用《本草纲目》内容，编译成《本草和名》一书，又名《本草和谭》，45 卷。编译者自称："本草和谈者，和谈本草纲目是也。"即用日本语谈论和介绍《本草纲目》内容，内容由《本草纲目》原 1892 种药物扩充若干日本药，共为 1905 种，从水部始，至人部终，对《本草纲目》各种药材名品下均译作日语名，或附以编译者若干说明。又如，日本本草学者小野兰山用日语讲授《本草纲目》的讲稿，其内容除《本草纲目》之原文外，附加其个人之意见，讲稿由小野职孝整理成书，名《本草纲目启蒙》（1803 年），1811 年又再版，这也能证明日译《本草纲目》深受日本人欢迎。《本草纲目启蒙》一书的多次再版、修订刊行，在日本未正式翻译出版《本草纲目》的百余年前，曾发挥了重要作用，下面将另有叙述。以"和谈""和名"以及"倭名"等来注释《本草纲目》，虽不能说是严格意义上的日译，但或多或少涉及日译的内容，为全译《本草纲目》创造了良好的条件，奠定了很好的基础。

《本草纲目》主要和刻本一览表 [1]

版次	刊刻年代			书名	卷册数	出版地点	刊刻者	校订训点者	依据的底本	附　注
	公元	日本纪年	中国纪年							
1	1637	宽永十四	崇祯十	本草纲目	52卷 55册	京都	书林野田弥次右卫门	不明	1603年江西本	附《奇经八脉》
2	1653	承应二	顺治十	"	52卷	"	"		1640年杭州本	插图比宽永十四年刊本为佳
3	1657	明历三	顺治十四	本草纲目序例	3卷		书林田原仁左卫门			只将诸本序放在一起刊印，并施训点
4	1659	万治二	顺治十六	新刊本草纲目	52卷 55册	"		野村观斋	1640年杭州本	一般称"万治本"
5	1669	宽文九	康熙八	重订本草纲目	52卷 38册	"	风月堂	松下见林		书首题签用篆字，一般称"篆字本"
6	1672	宽文十二	康熙十一	校正本草纲目	52卷 39册	"		贝原笃信	"	附有《傍训本草纲目品目》及《本草名物附录》，包括药物和、汉对照名
7	1689	元录二	康熙廿八	订正本草纲目	52卷	"		南部里庵上领伯仙		南部里庵另有《订正本草纲目解诂》六卷
8	1714	正德四	康熙五十三	新校正本草纲目	52卷	江户京都	唐本屋清兵卫、万屋作右卫门、唐本屋八郎兵卫	稻生宣义	1603年江西本	据承应二年本改版，订正训点，补原文脱句，附《脉学奇经八脉》及《本草纲目图》，这是最好的版本

[1] 潘吉星.《本草纲目》之东被及西渐 [C]// 中国药学会药学史学会. 李时珍研究论文集. 武汉：湖北科学技术出版社,1985:229.

这里应该指出，《本草纲目》的日文全译本，是 20 世纪 30 年代才完成的。《头注国译本草纲目》是日译《本草纲目》最权威的全译本，虽然是 1934 年才完成的，但集中了日本药学界著名的 15 位专家，由东京春阳堂出版铅印精装 15 册，这无疑是一次富有历史意义的创举。该书以我国《本草纲目》金陵本为底本（一说为江西本），予以全文日译成为现代日语，并附以译编者校注及索引。参加译注的有著名汉学家铃木真海，承担头注与修订的著名药物学家有：白井光太郎、牧野富太郎等负责植物类药部分，冈田信利等负责动物药类部分，胁水铁太郎等负责矿物药类部分，矢野宗幹等负责昆虫类药部分，药物之理论功能等等统一由木村康一负责。由于《本草纲目》之内容十分丰富，《头注国译本草纲目》之全译出版，曾为日本史学家、小说家、画家以及文学、艺术、宗教界学者广泛关注。据说该全译本之第一册出版时，迅即销出 6000 部，可见日本明治维新后取缔中医学百余年，《本草纲目》在 20 世纪 30 年代的日本仍有着强大的生命力。

1879 年，由浅井国干等汉方医学家组成"温知社"以开展汉方医学（日本中医学）存续的斗争，但 1895 年国会在取缔汉方医学发展西洋医学的总政策下，否决了他们提出的"医师免许规则改正法案"，汉方医学即步入了被压抑限制的时代，近百年间谈不到发展。直至 20 世纪初，山下顺一郎等在 1906 年召开的日本联合医学会上发表《和汉药的价值》等论文，和田启十郎自费出版《医界之铁椎》（1910 年），汤本求真自费出版《皇汉医学》等等，为汉方医学复兴起到了号角的作用。《头注国译本草纲目》也正是在此号角的召唤下于 1929—1934 年完成的。在中国传统医学的发展、国际间对传统医学的再关注、学者日益认识汉方医学之科学性价值等综合条件影响下，20 世纪 70 年代，日本颇负声望的医学科学家、药学科学家、科学史专家等 14 人，对《头注国译本草纲目》进行了校正。其中包括木村康一、薮内清、宫下三郎、北村四郎、森冈弘之、岛田玄弥、木岛正夫、益富寿之助、德田御稔等，他们对 40 年前之全译本所存在的误译、误注进行全面纠正，并对中国的地名、人名、病名、药材、难词术语加了注释。同时，对若干药物增加了化学成分注释，命名为《新注校定国译本草纲目》，于 1979 年全部出版。《本草纲目》在国外有多种文字的翻译本出版，但多为部分或节译，该书是《本草纲目》在国外译本中之最佳版本。

日本本草学研究：前已概要介绍了中国本草学著作传日，特别是《本草纲目》在日本被广泛引进，8 次翻刻刊行以及编译、节译、全译与校正等，如此大量印行《本草纲目》，在日本产生了深刻的影响。例如，向井元升撰《庖厨备用倭名本草》13 卷，成书于公元 1671 年，是一部食养食疗性质的本草著作，共计收有动物、植物类食品 400 多种，每品形色大小之辨别鉴定多系依据《本草纲目》之论述。该书于 1684 年刊行于世，是日本以《本草纲目》为重要依据所编撰的食物本草著作，有着广泛的影响。所以，南川维迁称赞说，讲究本草，以物产采药为事业始于元升。又如，贝原益轩撰《大和本草》16 卷，另附录 2 卷，诸品图 1 卷，于公元 1708 年编成。该书以《本草纲目》为主要参考，对其所载 1892 种药物一一鉴别，删去日本不产或产否不明者，选录出 772 种，又诸书所载 203 种，日本特产药 358 种，另收外国产药物 29 种，共计收药 1362 种。对每味药物的名称、产地、性味、药效以及有关栽培、加工经验等，进行了比较广泛的论述。特别有意义的是这样一段真实的历史故事：18 世纪初，日本本草学者松冈玄达以研究讲授《本草纲目》而著称于世。他研教《本草纲目》甚深，1744 年，他以 74 岁高龄还对门下学生讲授《本草纲目》，直至 1746 年逝世前一周讲完禽部。日本本草学家，前已述及的小野兰山就是 16 岁时跟随松冈玄达学习的，小野通过 6 年的学习，听完了松冈有关《本草纲目》的全部讲授，他所撰《本草纲目启蒙》正是在松冈老师讲授的基础上加入自己研讨《本草纲目》心得体会而写成的。松冈玄达还撰有《用药须知·正编》（1726 年），收药 320 种，各论其品质、形状、真伪等；1759 年又由其门人加以整理续编为《用药须知·后编》，收药增至 521 种；其后，公元 1776 年，由门人又加充实，命名为《用药须知·续编》，收药 560 种。从其将《用药须知》一再修订充实刊行，不难看出该书影响的不断扩大。

明清时期，日本学者热衷于研究、教授中国本草学，成为其医药学发展的一个重要阶段，特别是江户时期尤为显著。这里我们仍然以日本学者在《本草纲目》影响下所编著的本草学著作，列表于后，予以说明。

有趣的是，作为中国医药祖神的神农氏，在日本也引起了历代诸多医药学家的关注，约于镰仓时代始，特别是《医学溯洄集》《东垣十书》等在日本影响扩大，日本医学界也多尊奉神农氏为医药之神，月舟寿桂、历代道三、三胁东洋等著名医学家都绘写有神农画赞等，每每祭祈神农。

四　中国医书传日与被翻刻刊行

明清时期，日本医学发展使得对中国医药书籍的需求量大大增加，加之两国科学技术的进步，航海与贸易也更加繁荣与安全，中医药学书籍包括明清时期著作与前代著作，可以说年年都有许多被传至日本。这些书籍有的是由日本留学生、留学僧回国时带回的，有的是由两国商人带去的或买卖的，有的是由中国学者赴

江户时代日本学者研究《本草纲目》的著作一览表*

序号	年代			书名	卷册数	作者	内容说明
	公元	日本纪年	中国纪年				
1	1612	庆长十七	万历四十	多识篇	5卷	林道春（罗山）	摘录《本草纲目》并加训点、考订其和名。1631年《新刊多识篇》五卷刊于京都，又名《古今和名本草并异名》
2	1666	宽文二	康熙五	本草纲目序注	1卷	林道春（罗山）	解释《本草纲目》中王世贞、夏良心、张鼎思等序中难解之语，京都书林伊东氏开板
3	1672	宽文十二	康熙十一	傍训本草纲目品目及本草和名附录	各2卷	贝原笃信（益轩）	附于该年刊行的和刻本《本草纲目》书后，该版由贝原氏校订、训点，于京都刻印
4	1680	延宝八	康熙十九	本草纲目目录和名		贝原笃信（益轩）	供检索《本草纲目》的索引式著作

※ 潘吉星.《本草纲目》之东被及西渐 [C]// 中国药学会药学史学会.李时珍研究论文集.武汉：湖北科学技术出版社,1985:232-236.

续表1

序号	年代			书名	卷册数	作者	内容说明
	公元	日本纪年	中国纪年				
5	1685	贞享二	康熙廿四	图解本草	10卷10册	下津元知	以《本草纲目》为准绳，药品按"イロハ"顺序排列，和文，书首有李时珍画像及像赞
6	1689	元禄二	康熙廿八	订正本草纲目解诂	6卷	南部里庵（处仁）	同年该作者刊出和刻本《本草纲目》，在此基础上写成是书
7	1714	正德四	康熙五十三	本草图卷（本草图翼）	4卷2册	稻生宣义（若水）	收载《本草纲目》中的图及以外的图，共443幅
8	1714	正德四	康熙五十三	本草纲目指南	6卷4册	内山觉顺	按"イロハ"顺序编的《本草纲目》索引书，无编者及刊记，从版式看，与稻生宣义《新校正本草纲目》同时刊行，编者疑为稻生宣义之子内山觉顺
9	1719	享保四	康熙五十八	本草补苴	8卷	神田玄泉	主要收录《本草纲目》中水、火、土、金、石诸部
10	1724	享保九	雍正二	本草会志	3册	松冈玄达（恕庵）	由门人鹫泽益庵、岭川三折整理的松岗玄达讲授《本草纲目》的讲稿，未刊刻
11	1729	享保十四	雍正七	本草大义	4卷	神田玄泉	《本草纲目》的和文释义，未刊行。卷1：水火土金石，卷2—4：草，有图
12	1737	元文二	乾隆二	本草和谈	45卷5册	服部范忠（玄黄）	又名《本草和谭》，传写本23册，和文，未刊，水部始，至人部终，共载1905种。《本草纲目》之和解，附作者考说

续表2

序号	年代			书名	卷册数	作者	内容说明
	公元	日本纪年	中国纪年				
13	1738	元文三	乾隆三	本草或问	2卷	神田玄泉	问答体裁,乾卷以《本草纲目》为题,坤卷以《大和本草》《本草纲目新校正》《救荒本草》和刻本为对象,未刊刻
14	1746	延享三	乾隆十一	本草一家言	16卷	松岗玄达	以《本草纲目》为教材的讲义录,未刊行
15	1752	宝历二	乾隆十七	本草纲目补物品目录	2卷	后藤梨春(光生)	列举《本草纲目》以外的药品目录并加注,汉文与成,京都书林鹤本平藏刊行
16	1755	宝历五	乾隆二十	本草为己	7册	?	摘录《本草纲目》要点,属笔记性的,序尾有"宝历五年乙亥季春书于筵花亭",未署作者姓名
17	1771	明和八	乾隆卅六	本草纲目会读筌	20卷	曾槃(占春)	和文,卷1—3出版,其余未刊
18	1791	宽政三	乾隆五十六	本草纲目记闻		原九龙整理	将老师小野兰山口授《本草纲目》的讲课笔记整理而成,未刊。同样内容的讲义还由小野兰山的其他学生整理成《本草纲目译说》《本草纲目释说》《本草纲目约说》《本草纲目纪闻》《本草会志》等书,均未刊行
19	1798	宽政十	嘉庆三	本草纲目纂疏	20卷	曾槃	汉文写成,未刊,但卷1—3在享和三年(1803年)刊行,卷1水部43种、火部11种、土部61种。卷2金石部,金类28种,石类106种。有享和壬戌丹波元简序

续表3

序号	年代			书名	卷册数	作者	内容说明
	公元	日本纪年	中国纪年				
20	1803	享和三	嘉庆八	本草纲目启蒙	48卷	小野兰山	将《本草纲目》用和文讲解，加个人意见，最初由小野职孝据小野兰山讲稿整理而成，1803年始刻行，至1806年刊毕，1811年再版
21	1809	文化六	嘉庆十四	本草纲目启蒙名疏	7卷8册	小野职孝（蕙亩）	将《本草纲目启蒙》中和、汉药名予以类聚，按"イロハ"顺序分48篇排列，是一部索引书，众芳轩藏板，江户须原屋善兵卫发兑
22	1811	文化八	嘉庆十六	本草倭名释义	5卷	小野高洁	此书不是日本的《本草和（倭）名》之释义，而是《本草纲目》之和名释义
23	1819	文政二	嘉庆廿四	本草纲目纪闻		木内成章整理	把老师小野兰山讲授《本草纲目》的笔记整理而成，内容比1791年源九龙整理的《本草纲目纪闻》更详细
24	1833	天保四	道光十三	本草纲目纪闻	60册	水谷丰文（助六）	按《本草纲目》分类，列举植物1960种，精绘植物写生图，似未刊行。此书虽与木内成章整理的书名相同，但内容则异
25	1837	天保八	道光十七	质问本草	8卷5册	吴继志（子善）	取问答形式讨论本草问题，论及《本草纲目》，内篇、外篇各四卷，160图，作者是虚拟的琉球人，江户须原屋茂兵卫梓

续表4

序号	年代			书名	卷册数	作者	内容说明
	公元	日本纪年	中国纪年				
26	1842	天保十三	道光廿二	本草纲目穿要	13卷	岩崎常正	卷1:水土金石39种，卷2—9:草157种、谷蔬菜51种、木44种，卷10以下动物:虫18种、鱼4种、介3种、禽2种、兽18种、人7种，共343种
27	1844	弘化一	道光廿四	重修本草纲目启蒙	48卷36册	小野兰山著梯南洋重修	本书是《本草纲目启蒙》的第三版，刊于京都学古馆
28	1847	弘化四	道光廿七	重订本草纲目启蒙	48卷20册	小野兰山著井口望之校订	《本草纲目启蒙》之第四版，此版最为完善。卷一有丹波元坚撰《小野兰山先生传》，并有谷文晁绘小野兰山肖像
29	1850	嘉永二	道光三十	本草纲目启蒙图谱	2卷4册	井口望之（乐山）	将《本草纲目启蒙》中山草部配成图谱，共227种，服部雪斋、阪本纯泽加绘
30	1856	安政三	咸丰七	袖珍鉴本草纲目	1卷	前田利保	按《本草纲目》分类列举草木和、汉名，并予解说，恋花园刊本，此书后出增订本

注:此表据上野益三《日本博物学史》(1973年东京版)一书诸页汇总编成。

日时带去的，有的是经由朝鲜转手或由朝鲜人带去的，或是由战争（日朝之役）参加者携回的，等等，但主要还是通过海运贸易而传入日本。例如，大庭修《关于江户时代唐船持渡书之研究》引内阁文库所载《唐蛮货物帐》，此间中国进入日本长崎的商船经常带有大量书籍，如日本正德元年（1711年）由宁波开往日本长崎的第19号商船载书4箱，由南京开往日本长崎的第25号商船载书40箱；正德二年，第40号南京商船载书达

82 箱之多，第 57 号南京商船也载有书籍 79 箱；正德三年，第 29 号南京商船载有书籍 40 箱，等等。日本学者在江户时代十分敬重中国医学，明代李言恭等所著《日本考》指出，日本学者喜爱中国医书，"若古医书，每见必买"。日本医史学者真柳诚与友部和弘撰《中国医籍渡来年代总目录》（江户期）一文，较全面地参考了日本目录学与相关著作，对江户时期由中国引进的中医药学著作，按书目、引进年代与出处，进行了系统的研究统计。根据该文提供的资料，1603—1867 年间，由中国传入日本的医药书籍有《素问》《灵枢》《难经》等理论著作；有《神农本草经》《证类本草》《大观本草》《本草纲目》《救荒本草》《本草汇言》等本草类著作；有《脉经》《图注脉诀》《濒湖脉学》等脉学类著作；有《伤寒论注》《伤寒全书》《伤寒活人书》《伤寒论集注》《伤寒明理论》《伤寒来苏集》等伤寒类著作；有《金匮要略》《金匮要略直解》《金匮玉函经》《金匮翼》等金匮类著作；有《医学源流论》《医史》等医学史类著作；有《诸病源候论》《病机汇论》《三因极一病证方论》等病因病机类著作；有《瘟疫论》《温病条辨》《瘟疫汇编》等温病类著作；有《肘后方》《千金要方》《千金翼方》《千金方衍义》《千金宝要》《外台秘要》《圣济总录》《太平惠民和济局方》《永类钤方》《世医得效方》《鸡峰普济方》《济生拔萃方》等医方类著作；有《针灸甲乙经》《针灸大成》《针灸节要聚英》《针灸资生经》等针灸类著作；有《医贯》《推求师意》《内科摘要》《内科百效全书》《赤水玄珠》《丹溪心法》《张氏医通》《痰火点雪》《珍珠囊》《简明医彀》《锦囊秘录》等有关内科杂病类著作；有《妇人（大全）良方》《济阴纲目》《产宝百门》《女科经纶》等妇产科类著作；有《刘涓子鬼遗方》《外科启玄》《外科精义》《外科精要》《外科理例》《外科正宗》《外科证治全生集》《疮疡全书》《疬疡机要》《疡医大全》《疡科选粹》等外科类著作；有《小儿药证直诀》《小儿卫生总微论》《幼幼新书》《幼幼集成》《小儿推拿广意》《幼科全书》《小儿痘疹论》《痘疹全书》《痘疹金镜录》《痘疹百问歌》等儿科与痘疹类著作；有《银海精微》《眼科龙木论》《审视瑶函》《眼科大全》《明目仙方》《七十二证眼科》等眼科类著作；有《医宗金鉴》《医宗必读》《医统正脉全书》《徐灵胎医书六种》《景岳全书》《证治准绳》《薛立斋医书十种》《陈修园四种》《万密斋医书》《喻嘉言三书》《刘河间医学六书》《类经》等综合类全书类著作；有《名医类案》以及诸多个人医案等医案医话类著作；有《洗冤录》《洗冤录集证汇纂》等法医类著作；有《养老新书》《养生月览》等养生类著作等等。计此期传入日本的中医学各类医药卫生书籍980余部。也就是说，此期有近千种医书传入日本，其中多数只传入1—2部，而常用医书名医撰著则多次甚至数十次传入。如前面提及的《本草纲目》曾24次传入，有34套（不包括私人带入而未收入目录账目者）；又如《医宗金鉴》曾18次传入，有30套；又如《证治准绳》《济阴纲目》《景岳全书》《锦囊秘录》《千金方》《薛氏医案》《张氏医通》等等均20余次传入日本，并各有20余套或近30套。按粗略统计，在1603—1699年间，中医药书籍传入日本约有463种次；1700—1799年间，共634种次；1800—1859年间，在不到60年的时间里中医药书传入日本，即达612种次。

中医书在明清时期大量传入日本，日本医学界将其作为教科书、参考书，其需要量之大，是令人吃惊的，以致如此快速传入大量中医药书籍，还是不能满足学者们的要求。为了更好地满足需求，日本方面遂从中国引进刻版、印刷等人才与技术。14世纪，有俞良甫、陈孟荣等50余名印刷人员东渡日本，其后日本又引进中国活字印刷技术。1528年，妇科医师阿佐井宗瑞翻刻了明朝熊宗立所撰《名方类证医大全》（一名《医书大全》）。1536年，日本人又翻刻了熊宗立的《勿听子俗解八十一难经》。其后翻刻越来越多。日本研究中国医学史的专家宫下三郎教授在《孙思邈在日本》[1]一文中曾指出：中国医书，对日本医学家提高学术水平来说，无疑是必要的。不过进口书籍价钱高，仅有少数学者能有机会阅读。1528年（大永八年）和泉阿佐井宗瑞刊行的《医书大全》，是首次翻刻中国医书。由于进口书比翻刻书书价高数百倍，因此对日本人影响很大，而且就文化普及这一点来讲，进口书是无法和日本版的书相比的。

江户时期，日本除了大量引进中医药学书籍外，由于需求量的迅速增长，还大量翻刻已引进的这类书籍，特别是一些常用书籍，现仅就有报道者按时间顺序列其书名，仅供参考：

《医书大全》	《万氏家抄方》
《八十一难经图》	《济世家书》
《十四经发挥》	《针灸节要》
《东垣十书》	《妇人良方》
《云林神彀》	《八十一难经俗解》
《黄帝内经素问注证发微》	《本草序例》

---

[1] 宫下三郎. 孙思邈在日本 [J]. 中华医史杂志,1983(1):56.

《万病回春》　　　　　　　　　《汤液本草》

《珍珠囊》　　　　　　　　　　《医学正传》

《医学入门》　　　　　　　　　《医方考》

《名医类案》　　　　《黄帝内经灵枢注证发微》

《伤寒六书》　　　　　　《素问入式运气论奥》

《历代名医考》　　　　　　　　《素问》

《脉语》　　　　　　　　　　　《千金要方》

《南北经验医方大成》　　　　　《脉经》

《医学源流肯綮大成》　　　　　《神农本草经》

《难经本义》　　　　　　　　　《针灸甲乙经》

《针灸资生经》　　　　　　　　《外台秘要》

《本草纲目》　　　　　　　　　《和剂局方》

《针灸聚英发挥》　　　　　　　《千金翼方》

《伤寒论》　　　　　　　　　　《中藏经》

《金匮要略》　　　　　　　　　《圣济总录》

《诸病源候论》

　　上述传入日本的重要医书，由于日本医学界需求量大，不可能全部依靠进口，因此被一次乃至多次翻刻刊行，有的甚至十多次翻刻刊行。因版本不同，引进的医书互有优劣，日本学者便进行了颇有价值的校正、考证，在很多方面，他们为中医学的发展作出了超越中国同行的贡献。例如，《千金要方》与《千金翼方》，日本学者以其珍藏之多种珍本，多次翻刻、考异、校正，再反传回中国，从而对中国学者学习研读孙思邈的两部千金方，发挥了重要的作用。现摘录宫下三郎教授所列之表于后说明之。

正如宫下三郎教授对日本翻刻《千金方》所作的评论：“从17世纪中叶，孙思邈著作才在日本翻刻。而《要方》则是作为单行本而刊行的，开始是翻刻新引进的版本，以后逐渐倾向刊刻古版本。江户医学者，继元版《千金翼方》之后，又发现了宋版《备急千金要方》，并制作正确的复制本。此影宋版《千金要方》与《千金翼方》一道，在1829年于上海刊刻并发行，日本的翻刻版计有12次之多。就这样，《千金方》所给予日本的影响，一直持续到10世纪以后，而且是逐步加深。由于采用翻刻本《要方》与《翼方》的知识，便成为日本汉方医学的支柱而被固定下来。”如此巨大的《千金要方》与《千金翼方》，200年间在日本竟先后翻刻刊印了12次之多，并选择珍本校正考异，这实在是一项伟大贡献。这说明日本医学家研究应用孙思邈两部千金方已达到非常高的境界。尤其令人赞叹的是他们完好地保存了《备急千金要方》的南宋本等多种珍本，而这些版本在它们的祖国却已不存在了，当这些珍本反过来再传回中国时，对我们研究千金方产生了巨大的影响，由此也可见中日在医学交流上是何等的密切、友好，其影响又是何等的深远！

五　日本医学家的中医学著作

中国医学特别是宋初完成的《医心方》等，一直影响着东亚特别是日本传统医学的发展与进步。此后，出现了大量内容丰富、品种繁多的日本医学家个人学习心得、运用中医学之经验总结以及整理注释中国医学著作的理论与临床各科著作，形

孙思邈著作的日中交流

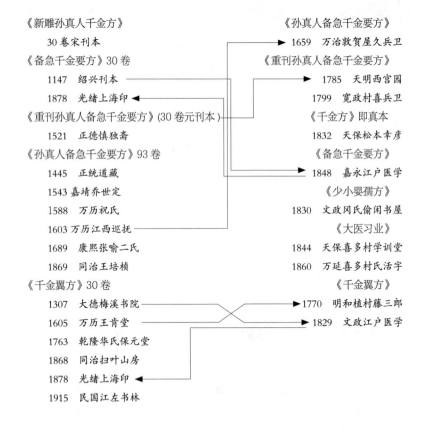

中国版

日本翻刻

《新雕孙真人千金方》

　　30 卷宋刊本

《备急千金要方》30 卷

　　1147　绍兴刊本

　　1878　光绪上海印

《重刊孙真人备急千金要方》(30 卷元刊本)

　　1521　正德慎独斋

《孙真人备急千金要方》93 卷

　　1445　正统道藏

　　1543　嘉靖乔世定

　　1588　万历祝氏

　　1603　万历江西巡抚

　　1689　康熙张喻二氏

　　1869　同治王培桢

《千金翼方》30 卷

　　1307　大德梅溪书院

　　1605　万历王肯堂

　　1763　乾隆华氏保元堂

　　1868　同治扫叶山房

　　1878　光绪上海印

　　1915　民国江左书林

《孙真人备急千金要方》

　　1659　万治敦贺屋久兵卫

《重刊孙真人备急千金要方》

　　1785　天明西宫园

　　1799　宽政村喜兵卫

《千金方》即真本

　　1832　天保松本幸彦

《备急千金要方》

　　1848　嘉永江户医学

《少小婴孺方》

　　1830　文政冈氏偷闲书屋

《大医习业》

　　1844　天保喜多村学训堂

　　1860　万延喜多村氏活字

《千金翼方》

　　1770　明和植村藤三郎

　　1829　文政江户医学

成日本汉方医学著作空前繁荣的情景，在质与量方面都明显的一代胜似一代，尤其江户时期之发展与增势之猛给人以非常强烈的印象，真有一日千里之势。

中国的明代约相当于日本的室町时代（1533—1573年）与安土、桃山时代（1573—1603年）；清代约相当于日本的江户时代（1603—1868年）与明治时代（1868—1912年）。为了说明此期日本医学家的汉方医学著作编撰情况，现以日本医史学家之权威著作《日本医学史》（决定版）所提供的书目为依据，进行一些统计与说明。

日本平安—镰仓时代（794—1333年），约相当中国宋、金、元时期。在平安时代，日本医学家学习、发展、研究、整理中医学所形成之汉方医学著作有：和气广世《药经太素》，出云广贞等《大同类聚方》百卷，营原峰嗣等《金兰方》50卷，丹波康赖《医心方》30卷，丹波雅忠《医心方拾遗》20卷，丹波康赖《康赖本草》，和气常成《家藏方类》百卷等，共计29种。其内容基本上还属于医方、本草与养生类，临床分科之专著还十分少。

在镰仓时代（1192—1333年）日本医学家学习、研究、发展、整理中医药学所形成的汉方医学著作有：僧荣西《吃茶养生记》，惟宗具俊《医谈抄》，梶原性全《顿医抄》50卷，惟宗具俊《节用本草》，惟宗时俊《名医传》，和气种成《续添要穴》等，共计17种。其内容与平安时代相似，无明显之差异。

总计宋、金、元时期，日本医学家之汉方医学著作约有46种。

日本室町时代（1333—1573年），约相当于中国明代之初中期，此时期日本医学家学习研究发展整理中医药学所编撰的汉方医学著作有：僧有邻《福田方》《悲田方》，细川胜元《灵兰集》100 卷，坂净运《新椅方》31 卷，田代三喜《捷术大成印可集》《夜谈义》《当流和极集》《医案口诀》，僧一立《典药技书》，曲直濑道三《云阵夜话》等，共计 58 种。这些著作在内容上与平安、镰仓时代的仍无明显差异，数量则呈上升趋势。

日本安土、桃山时代（1573—1603 年），约相当于中国明代中晚期，此期时间虽然比较短暂，但日本医学家学习、研究、发展、整理中医药学所编撰的汉方医学著作，却有着明显的增加趋势，而且在专科著作上大大增多，学科分类也日见明细具体，特别是临床学科专著更是前所未及。例如：属于大内科之汉方医学著作有曲直濑道三《治法指南篇》15 卷（1570 年）、《启迪集》8 卷（1571 年）、《捷径辨治集》（1578 年），曲直濑玄朔《济民记》（1572 年），糟尾久牧《三位法眼家秘方》（1583 年），贺藤舟兴《和汉医传袖怀集》（1585 年），曲直濑玄朔《医学天正记》（1607 年）等，计有 36 种。属于外科范畴的汉方医学著作有曾谷寿仙《外科传语》，鹰取秀次《外疗新明集》（1582 年），庆祐法眼《外科捷径方》（1583 年），休安斋《金创一部事》（1594 年）等，计有 14 种。属于眼科的汉方医著有麻岛清眼《金赢录》（1585 年），僧东月《眼疗秘录》（1588 年），山口道本《内障一流养生的传镜》（1614 年）等，计有 10 种之多。属于妇人科专著的汉方医学书有南条宗鉴《撰集妇人方》（1547 年）等 7 种。属于小儿科的汉方医学著作有板阪宗庆《家珍方》（1574 年），板阪钩闲《家传小儿方》《小儿诸病方》，曲直濑道三《退龄小

儿方》等计 12 种。属于药物学科的汉方医药著作有久志本常任
《略用修治集》（1571 年），曲直濑道三《宜禁本草》《能毒》《注
能毒》（1580 年），久志本常辰《竹田家修合三种辩》（1573 年）
等计有 9 种。属于针灸学科汉方医学专著的有曲直濑道三《针
灸集要》等 3 种。属于口齿科医学著作的有恩田某《金安齿书》
（1592 年）等 3 种。属于养生类汉方医学专著的有曲直濑道三《可
有录》（1581 年），曲直濑玄朔《延寿撮要》（1599 年）等 5 种。
以上于安土·桃山时期编撰成书的汉方医药卫生著作共计达百
种之多。也就是说，在室町、安土·桃山时代，日本医学家之
汉方医学著作有 158 种，远超越平安—镰仓时期。

　　日本江户时代（1603—1868 年），约相当于中国明代末、
清代初中期，在这 260 多年间，日本医学家在学习、继承、研究、
整理发展中医药学的基础上所编撰的汉方医学著作迅猛增加，
平均每年约有 5 种汉方医著面世，基础与临床各科、理论与医
疗技术、预防保健与治疗等等，所涉及的学科日益丰富，学术
水平也不断提高，使中医学在日本的影响达到以往未曾有过的
高峰。现按日本医史学家富士川游博士《日本医学史》（决定版）
所提供的书目，兹以原分 15 类摘录统计说明之。

　　第一为有关医方、伤寒、内经以及医案、杂著等汉方医著，
该类又分为二：

　　1. 本道计有：

　　曲直濑玄朔　《医方明鉴》4 卷

　　　　　　　《医学指南编》3 卷

秦宗巴 《医学的要方》15 卷

冈本玄冶 《伤寒众方规矩》1 卷（1635 年）

野间玄琢 《群方类稿》63 卷

古林见宜 《医学入门假名钞》

冈本一抱 《万病回春指南》（1688 年）

《局方发挥谚解》1 卷

《医学正传或问谚解》

《医经溯洄集和语钞》10 卷（1726 年）

森岛玄胜 《内经病机撮要辨证》6 卷（1706 年）

名古屋玄医 《金匮注解》23 卷（1698 年）

竹中散 《内经素问要语集注》9 卷（1706 年）

香月牛山 《医学钧玄》3 卷（1714 年）

武田养淳 《病机撮要》（1723 年）

北山道修 《北山医案》3 卷（1745 年）

加藤通古 《痨瘵发挥》2 卷（1751 年）

香川修庵 《一本堂行馀医言》16 卷

鹤元逸 《医断》（1760 年）

畑柳安 《斥医断》（1763 年）

田中愿仲 《辨斥医断》（1763 年）

堀江道元 《辨医断》（1766 年）

藤井见隆 《妙药锦囊秘录》（1772 年）

村井琴山 《医道二千年眼目篇》14 卷（1807 年）

平井贞赖 《张仲景用药分量考》2 卷（1787 年）

多纪元惠 《广惠济急方》2 卷（1790 年）

中西惟忠　《伤寒论辨正》7 卷（1790 年）

桔南溪　《杂病纪闻》3 卷（1805 平）

新井保之　《伤寒俗解》3 卷（1796 年）

多纪桂山　《素问识》3 卷（1830—1843 年）

　　　　　《灵枢识》 2 卷（1830—1843 年）

伊泽兰轩　《读外台秘要方》1 卷

　　　　　《千金方标记》1 卷

多纪元胤　《疾雅》30 卷

　　　　　《名医公案》50 卷

小畑良卓　《瘟疫论发挥》2 卷（1837 年）

多纪元坚　《证治通义》20 卷

　　　　　《名医汇论》80 卷

　　　　　《伤寒广要》12 卷

　　　　　《杂病广要》30 卷（1856 年）

长松文忠　《天行病论》（1858 年）

奥广孝　《痧病类记》2 卷（1858 年）

本间枣轩　《内科秘录》14 卷（1864 年）

田中乐美　《金匮要略正义》1 卷

此类共计 388 种，此处仅摘录以上若干种作为参考。

2.杂著计有：

吉益东洞　《东洞遗稿》3 卷（1472 年）

樋口季成　《医林蒙求》3 卷（1804 年）

多纪桂山 《医賸》4 卷

多纪元胤 《聿修馆漫抄》

山本仲直 《洛医汇讲》（1818 年）

和田元庸 《三世医谭》2 卷（1826 年）

喜多村直宽 《服药要抄》（1854 年）

森立之 《兰轩医谈》（1854—1859 年）

《游相医话》（1864 年）

《枳园丛考》3 卷

浅田惟常 《杏林杂话》

平野元良 《一夕医话》3 卷（1866 年）

此类杂著共计 171 种，此处仅摘录以上若干种作为参考。

第二类为外科学之汉方医著：

古林见宜 《外科单方》5 卷（1666 年）

大村安成 《外科秘要》5 卷（1684 年）

杉田玄白 《疡科大成》8 卷（1779 年）

原昌克 《瘈狗伤考》（1783 年）

富永宝翁 《金疮集验方》（1799 年）

华冈随贤 （青洲）《乳岩辨》

华冈随贤 《外科摘要》（1820 年）

《金疮要术》

《乳岩治方》

平野元良 《救急摘方》（1856 年）

此类外科学类之汉方医著共计于此期成书者 72 种，本书仅摘录以上若干种作为参考。

第三类为梅毒病治疗之汉方医学著作：

桔尚贤 《梅疮证治秘鉴》（1771 年）

村上图基 《梅疮秘录别记》（1808 年）

杉田立卿 《梅疮新书》5 卷（1822 年）

此类有关梅毒之汉方医学专著也多达 25 种，本书仅摘其中 3 种作为参考。

第四类为妇产科之汉方医著：

户田旭山 《中条流产科全书》（1670 年）

板阪大膳助 《板阪流产前产后秘传集》（1616 年）

中冈一得 《无难产安生论》（1751—1763 年）

奥劣斋 《达生园产科外术秘录》（1818—1829 年）

《妇人大全良方保座心得》（1818—1829 年）

济河拙园 《产科达生篇》（1774 年）

华冈青洲 《产科琐言》（1818—1829 年）

根本伯明 《怀胎养生训》（1850 年）

近藤直义 《达生图说》（1853 年）

三宅春龄 《宫外妊娠经验说》（1857 年）

此类关于妇产科之汉方医学著作共计于此期成书者 96 种，本书仅摘其若干种以为了解之参考。

第五类有关眼科之汉方医学著作有：

根来东叔 《眼目晓解》（1625 年）

家里梅了 《眼科秘录》（1654 年）

杏林庵 《眼目明鉴》5 卷（1689 年）

秋山宜修 《银海试要》（1859 年）

马岛园如 《金蓖大成》（1840 年）

中目樗山 《古今精选眼科方鉴》2 卷（1850 年）

此类关于眼科学之汉方医学专著，被收载者也多达 55 种，本书仅摘以上若干种供做参考之用。

第六类有关小儿科之汉方医著有：

芦洋 《小儿方鉴》5 卷（1686 年）

下津寿泉 《古今幼科摘要》（1709 年）

香月牛山 《小儿必用记》6 卷（1714 年）

村上良元 《慈幼秘旨》3 卷（1719 年）

片仓鹤陵 《保婴须知》2 卷（1848 年）

柴田芸庵 《活幼心法附说》（1852 年）

此类关于幼科疾病诊治保健之汉方医著被收入者共计 30 种，本书仅摘其若干以说明中医学对日本儿科医学家编撰之影响。

第七类关于诊断疾病之汉方医著有：

曲直濑道三传（？）《百腹图说》2 卷

冈本一抱 《病因指南》4 卷（1688—1703 年）

名古屋玄医 《脉要训蒙》（1679 年）

滕宜保 《望问则》（1751—1763 年）

土田敬之 《舌胎图说》（1793 年）

多纪桂山 《脉学辑要》（1795 年）

伊藤良助 《三部九候传书》（1803 年）

多纪元胤 《脉法》2 卷

此类关于望闻问切四诊之汉方医学著作，江户时期成书者多达 75 种，尤其是腹诊著作甚多，为日本汉方医学家的创造性发展，本书仅摘诊断类书若干以供参考。

第八类为痘疹科之汉方医学专著，有：

戴曼公 《痘疹百死形状传》

　　　　《痘疮唇舌秘诀》2 卷

　　　　《痘疮唇舌图诀》

香月牛山 《小儿必用记痘疹》2 卷（1714 年）

村上纯 《李仁山种痘和解》（1781 年）

中里忠菴 《痘疹活人书》（1750 年）

名古屋玄医 《医方问余痘疹》（1679 年）

林魁 《稀痘神方》（1775 年）

绪方春朔 《种痘必顺辨》（1858 年）

池田瑞仙 《戴曼公痘疮百死证传》

《戴曼公治术传》

池田晋 《古今痘疹类篇大成》50 卷

《痘诊辨疑金镜录纂注》5 卷

石塚汶上 《护痘锦囊》2 卷（1824 年）

长泽寿庵 《麻疹疗治指南》（1796 年）

多纪桂山 《痧疹抄方》（1803 年）

《麻疹辑要方》（1803 年）

竹田公钦 《麻疹提纲》（1824 年）

此类关于传染病痘疹之汉方医学专著被收入书目者多达 110 种，大大超过小儿科著作，这也与中国之同类著作相当，可知这类传染病在日本之流行也是十分猖獗的。以上我们仅摘其若干种以供参考。

第九类系针灸科之汉方医著，有：

山本玄通 《针灸枢要》10 卷（1670 年）

冈本一抱 《铜人输穴图》（1693 年）

《阿是要穴》（1703 年）

堀元厚 《灸炳要览》（1724 年）

村上宗占 《骨度正误图说》（1745 年）

菊池玄藏 《经络发明》（1753 年）

小坂元祐 《十四经全图》（1804—1816 年）

铃木文疆 《针灸便览》（1799 年）

高田玄达 《经穴指掌》（1804—1816 年）

中村谦作　《针术秘要》3卷（1865年）

此类有关针灸理论、输穴、针灸技术等之汉方医学专著，共收录日本针灸学者所编撰之书籍共72种，我们仅录以上若干种以为参考。

第十类为按摩之汉方医著，有：

林正且　《导引体要》（1648年）

宫胁仲策　《导引口诀钞》2卷（1704—1708年）

一愚子　《按摩独稽古》（1793年）

藤林良伯　《按摩手引》（1800年）

共计有11种。

第十一类为口腔科之汉方医学著作，有：

《口中之疗治金安流》（1560年）

中川某　《口科集要》。

津田长安　《口科秘传》

共计有8种。

第十二类为药物科之汉方医学著作，有：

久保田仙菴　《煮药指南》6卷（1624—1643年）

松冈玄达　《用药须知》8卷（1759年）

多纪元坚　《药治通义》4卷（1830—1843年）

多纪元胤　《药雅》（1856年）

吉益南涯　《气血水药征》

计25种。

第十三类为养生保健之汉方医学著作,有:

曲直濑玄朔 《延寿养生论》(1660年)

山胁道作 《勒撰养寿录》4卷(1648年)

竹中敬 《古今养性录》15卷(1692年)

平野必大 《本朝食鉴》12卷(1698年)

守部正稽 《酒说养生论》7卷(1726年)

井子承 《秘传卫生论》2卷(1795年)

计有25种。

第十四类为医史、名医传记类有关汉方医学著作,有:

吉田意安 《历代名医传略》2卷(1597年)

黑川道祐 《本朝医考》3卷(1663年)

疋田虑安 《医仙图赞》(1686年)

望月三英 《明医小史》(1714年)

浅井南溟 《扁仓传割解》2卷(1770年)

宁津木昆台 《日本医谱》70卷(1830—1843年)

平田笃胤 《张仲景考》

贺岛近信 《皇朝医史》3卷

山科元干 《本朝医迹》10卷

中川修亭 《本邦医家古籍考》(1815年)

多纪元胤 《医籍考》80卷

多纪元胤 《聿修堂医书目录》(1825年)

衣关顺庵 《本朝医书目录》2卷

以上类型的书，计有 33 种之多，可见日本汉医学家有对中国医学史、日本医学史、目录学等十分重视之优良传统，中日医学交流的情况，在此类著作中有着十分明显的体现。

第十五类为和医，这是日本医药学在中国医学影响下，对其原有民族医学、日产药物等进行研究的医学著作，有：

三宅意安　《延寿和方汇函》2 卷（1758 年）

松川鹤麿　《日本古代医方》2 卷

佐藤方定　《奇魂》2 卷（1831 年）

权田直助　《神遗方经验钞》10 卷

计有 35 种。虽为和医，但不难寻觅汉方医之影响。

以上 15 类汉方医学著作，就富士川游所收载之书目统计，江户时代编撰刊行的有 1235 种之多，十分令人钦佩，而同期日本之西洋医书只有 317 种。

江户时代是日本汉方医学大发展的时代，其发展得力于中国者甚多，而后又反射中国，促进中国引进日本汉方医学家之著作，弥补中国医学发展之不足。不仅日本医学家注重由中国引进先进医学，中国学者也日趋重视东土医学之发展并予以借鉴。不少日本汉方医学名著相继被中国引进、刊印、出版、流传。据不完全统计，有丹波元简《素问识》《灵枢识》，吉田宗恂《难经注疏》等研究《内经》《难经》以及运气的著作近 30 种；还有研究藏象病因病机的，如山胁尚德《藏志》、山本恭庭等《诸病源候论解题》等 6 种；研究诸家脉学、四诊的有丹波元简《脉学辑要》、丹波元坚《诊病奇侅》等 14 种；研究本草学及日刻中国本草著作再传中国、日译中文者有铃木素行《神农本经解故》《本草纲目》《质问本草》，伊豫专安《中国药物学大纲》，小泉荣次郎《新本草纲目》，吉益为则《药征》，松岗玄达《食疗正要》等近60种之多；研究医方及由日本引进的中国已佚医书的有松奥子数《千金方药注》，伊泽信恬《兰轩外台标记》，山田元伦《名家方选》，丹波元简《救急选方》，吉益东洞《古方兼用丸散方》，驾古寿《奇正方》等百余种；研究张仲景伤寒金匮及温病的有山田正珍《伤寒论集成》，中西惟忠《伤寒论辨正》，丹波元坚《伤寒广要》等104种，若加上日本刻印中国医书再传中国者，将远远超过此数；研究内科的有丹波元坚《杂病广要》，今村亮《脚气钩要》，大桥尚因《疝证积聚编》等23种；研究妇产科的有贺川子玄《产论》等7种；研究小儿科的有下津寿泉《幼科证治大全》，大塚敬节《中国儿科医鉴》等8种；研究痘疹的有池田独美《痘科辨要》，大仓滕云泽《麻疹一哈》等10种；研究外科的有桃井硕水《外科方汇》，华冈青洲《疡科方鉴》《乳岩辨》，片仓元周《梅疠新书》，二宫献彦可《正骨范》等20种；研究眼科的有本庄俊笃《眼科锦囊》等4种；研究口齿科咽喉科的有兼康丹轩《口科要方》等3种；研究针灸的有管沼长之《针灸则》，玉森贞助《针灸秘开》，后藤省《艾灸通说》，小坂元祐《经穴纂要》等41种；研究养生按摩外治法的有荣西禅师《吃茶养生记》，贝原笃信等《养生论颐生辑要合纂》等8种。此外，日本医学家综合性医书传入中国者有中川成章《证治摘要》，大塚敬节《中医诊疗要览》等20种；日本医学家之医学丛书传入中国或在中国翻印刊行者有宇治田《医学辨害》12卷（1680年），滕懿之《主笃庵医书四》(1748年)，丹波元简等《聿修堂医书》16部(1811年)，《聿修堂医学丛书》13部，以及《皇汉医学丛书》72部等，共计10种；日本医学家之汉方医案、医话、医论等著作传来中国者，有北山友松《北山医案》，浅田惟常《先哲医话》，森立之《兰轩医谈》，鹤冲元逸《医断》等42种；关于医史、传记等医籍之传来中国者，有今邨亮《医事启源》，丹波元简《病名沿革考》，富士川游《日本疾病史》，吉益东洞《仲景方分量考》，吉田宗恂《历代名医传略》，吉益为则《古书医言》，惟宗时俊《医家千字文》，丹波元简《医賸》等，共计多达44种。此外，还有工具书、书目等，如：望月三英《医官玄稿》，丹波元胤《医籍考》，冈西为人《宋以前医籍考》等近20种，特别是两部医籍考在中国出版，中国学者受惠甚深，影响十分深远，是研究中国医史、文献、目录等必备的重要参考书。

日本明治维新废除汉方医学之时，正是中国广泛引进日本人重要汉方医学著作及购回中国传入日本而在中国散佚的中医书之日，在这百余年及其后的岁月中，日本汉方医学著作等被引进中国者约有570种，若加上从日本引入的中国已佚或日本翻刻的中医书，则可达千种之多。由此可知中国引进日本汉方医学著作所形成之冲击波还是比较大而强有力的。

六　中医学影响下之日本医学学派

前已提及，中医学传入日本，经过千余年的引进、学习研究与发展，在逐渐结合日本民族、气候、地理等诸多条件的情况下，日本医学家也日益由仿照转而进入实行日本化的尝试并有所创新，中医学在日本已不完全是原有的面貌，所谓汉方医学、皇汉医学、东洋医学，随着时代的转移，从名称到其内涵也不断体现出日益日本化的转变。这些变化尤以江户时代最为明显，而且表现得尤为强烈。如果说在16世纪以前日本医学发展在引进中医学方面已有日本化，那也只是开始、尝试，或者说是倾向。在16世纪之后，随着日本经济、政治的发展与国家的统一，人民生活安定，对医学的要求逐渐提高，特别是江户时代的270年间，各方面都取得了突出的进步，由于政府的重视，医学家大量增加，由中国引进的医书与日本医学家的汉方医学著作均空前增多，呈现一派欣欣向荣的景象。日本医学已完成了向中国医学学习的阶段，而步入了研究、创新的新时期，出现了诸多明显地源于中国而又不同于中国的医学现象。日本学者所称之为日本化，或称之为汉方医学、皇汉医学，或近代所谓东洋医学，其所指大致都是相关的。其发展经历大致为唐医学（隋唐时期传入日本的中国医学）或宋医学、明医学——汉方医学、皇汉医学或东洋医学。其衔接与关联在整体上并非清晰可断，但其诸多方面错综繁复仍然是有章可循的。

中国医学发展到宋元明清时代，在医学界逐渐形成了金元四大家之学派之争，也有研究仲景伤寒论学说及后世发展形成之温病学说间之争鸣。这些争论无疑对医学发展进步是一个积极的因素与促进的动力。中国有刘完素、张子和、李东垣、朱丹溪四大家学派之争，有推崇张仲景的经方派与强调后世新发展的时方派间的争论，有推崇伤寒学说与后世发展的温病学说间之争论，有随着西医传入而产生的中西医间争论与中西汇通等争论。这些争论或多或少，或相互影响而在日本医学界发生发展，甚至成为日本医学发展上影响深刻的重要学术研究动力。江户时期的日本，特别在16世纪后，随着汉方医学的发展，形成了四个重要的学术流派，即后世派、古方派、折衷派、汉兰折衷派。四大医学流派发生、发展、壮大与相互间之争鸣，体现了日本江户时期医学的蓬勃发展，也是日本汉方医学发展壮大或日本化进程加速的时代特点的具体体现。

日本医学发展之后世派：所谓后世派，或称后世方派，也称李朱学派，他们推崇中国金元医学，特别重视倡导李东垣、朱丹溪之学术思想。该学派之形成，约孕育于公元15世纪中叶，当时日本僧月湖到中国学习佛法，同时学习和钻研朱丹溪之学理与医疗技术，从此以医而闻名。他撰有《类证辨异全九集》（1452年）与《大德济阴方》（1455年）两书，对李、朱学说多所推崇。日本著名医学家田代三喜（1465—1537年）于1487—1498年入中国攻读中医学，随月湖学习，对李、朱学术研读更深，1498年回日本时带回月湖老人两部著作，倡导李东垣、朱丹溪医学学术，一时在日本古河一带颇有影响，人称"古河三喜"。三喜晚年（1531年）吸收曲直濑道三为徒，道三继承三喜学术传统，倡导李、朱医学学术思想与理论技术，学成后于1545年回京都，因治愈将军足利义辉、大臣毛利元等人之重疾，受正亲町天皇召见而被赐号翠竹院，且在京都创建学舍，命名为"启迪院"，行医治病，广招生徒，弘扬李东垣、朱丹溪之学说，从而形成了日本汉方医学之后世派。因此，可以说，后世派导源于僧月湖，田代三喜为其开山祖，而中兴发展于曲直濑道三、曲直濑玄朔。现摘引日本医史学家富士川游关于曲直濑道三生平的论述：

曲直濑道三，名正盛，字一溪、又号盍静翁。其祖宇多源姓佐佐木，数代以堀部为氏，永正四年（1507 年）九月十八日，生于京都之柳原，翌日失父，又失母，由伯母及姊抚养。幼年颖悟，十岁时入江州天光寺，十三岁移于相国寺，读三体诗及东坡、山谷诗集，深谙其义。涉猎经史诸子之书。时田代三喜称"导道练师"，初于关东唱李、朱医法，施医治疾，享有盛名，享禄四年（1531 年）十一月，道三初次与之会于柳津，兴闻其说，究读十余年，窥其秘诀，明其蕴奥，遂西辞归京，时为天文十四年（1545 年）。翌年辞佛还俗，专于医治，是岁拜谒将军足利义辉，深受宠遇，尝疗疾获效，赐碾壶茶碗等名器。细川胜元、三好修理、松永弹正等亦厚待之，医治皆有效验，多所全功。道三又于洛下立学舍（启迪院），聚生徒而讲经，以诱掖后进为己任，其名益显，无人不晓。道三在洛下行医开业二十余年，尝忧吾朝历来鲜有察证辨治之全书，以亲身施验为主，涉猎古人医书，拔其精粹，征集编纂，至天正二年（1574 年）始脱稿，凡八卷，云《启迪集》。同年十一月十七日，道三上奉其书以供睿览，天皇大加称赞，赐"翠竹院"之号，又敕僧策彦书序，时人以之为荣。道三晚年改号为"享德院"，受重于丰臣、德川二氏，屡遇征召，埋头医业，不肯出仕。文禄三年（1594 年）正月四日，年八十八病殁，墓在京都十念寺，碑面唯刻"赠法印曲直濑一溪道三"十字。后阳成天皇庆长十三年（1608 年）四月，赠以正二位法印。[1]

关于日本李、朱医学之发展，富士先生评述亦较简明切要：

江户之初，专行李、朱医学，田代三喜堪称吾邦李、朱医学之鼻祖，然传习并弘扬其术，终至李朱医学遍行天下，则有赖于曲直濑道三之力。所谓道三学派以古道三为宗祖，前期兴起，移至此期，其后继者更使之漫延繁衍。

曲直濑道三之后继者，当首推其子曲直濑玄朔。玄朔承袭父名，亦称道三，开办学舍，集四方人士，函养教导且著述其技艺，风靡一世，竟使曲直濑氏成为医门霸宗。

曲直濑玄朔名正绍，通称道三，号东井。天文十八年（1549年）生于城州上京，为曲直濑道三妹之子，视若己出，以承家业。天正九年（1581 年）听升殿、拜龙颜、诊御脉，翌年正月叙法眼。天正十一年正月，正亲町院不豫，诸药不效，玄朔治之奏功，天正十四年（1586 年）十二月叙法印，且赐"延命院"之号，后"庆长二年（1597 年）五月"奉旨改为"延寿院"。天正十七年四月，式部卿亲王病，服玄朔药而愈，关白秀次大加赞赏，赐赏甚厚，后即侍关白秀次，因秀次自杀而发配常陆国，得佐竹义宣之许，著《常山方》十二卷。庆长三年（1598 年），后阳成院病，诸医莫治，因蒙恩免献药上洛，立愈，睿感不浅，亲赐黄金花瓶及白银千枚。庆长四年十二月，始献屠苏白散于幕府，

[1] 富士川游 . 日本医学史 (决定版)[M]. 东京 : 形成社 ,1979:188.

后世派系谱略图 [1]

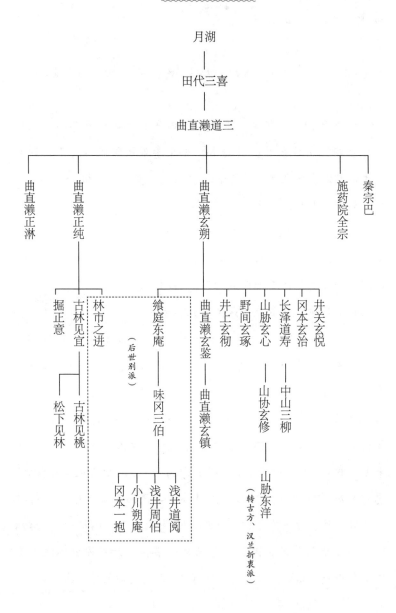

[1] 史世勤 . 中医传日史略 [M]. 武汉 : 华中师范大学出版社 ,1991:140.

赐吴服三领，以后每年如此，成为惯例。庆长四年赐五百石采地，庆长十三年（1608 年）德川秀忠病，进药有殊效。宽永八年（1631 年）十二月十日病殁，年八十三，法名延寿院、东井、玄朔，葬于江户麻布之祥云寺。据云祥云寺为玄朔所建。嫡子亲清，名玄鉴，嗣其业，任从五位下典药助，朝廷幕府赐橘姓，今大路氏，宠遇益厚。玄朔著作除《常山方》外，尚有十余种。[1]

后世派推崇中国金元时期四大学派之医学理论与医疗技术，尤其倡导元代医学家李东垣补脾土之学说，强调脾胃在防治疾病上的重要性，善于运用补中、升阳、益气、益胃之法；朱丹溪强调火热之邪易伤阴液，倡阳常有余、阴常不足之说，治疗善用滋阴益水之法。一时期内，李、朱医学在日本大有遍行天下、一尊独秀之势。事物总是一分为二的，曲道濑道三再传弟子飨庭东庵等则立后世派之别派，力推刘完素重视五运六气之医风。所以富士川游先生认为：

如此，李朱医学遍行天下，一时医人皆屈从其说，乃至不知《局方发挥》《医学正传》《医学入门》以外尚有医书。明历（1655—1657 年）、宽文间（1661—1662 年）有飨庭东庵、林市之进，二人共于京都研究《素问》《灵枢》《难经》等，尤其推崇金代刘完素之说，唱五运六气之说、脏腑经络配合之论。固然此类论说非独始于此时，镰仓时，医著《万安方》既引《三因方》，举五运六气之说，及室町末，田代三喜、曲直濑道三倡

[1] 富士川游 . 日本医学史 (决定版)[M]. 东京 : 形成社 ,1979:281.

导李、朱医学，尤重运气之论。时绘庭东庵等开刘完素之医风，其论遂行，至论病以五运六气、脏腑经络配合之理。

为了对日本后世派之源流、影响有一大致了解，现摘引史世勤《中医传日史略》之世系图以为参考。

日本医学发展之古方派：日本的古方医学派与中国推崇张仲景医方之经方派类似，该学派以崇奉中国医圣张仲景的学术思想，并排斥或否认宋元以后之医学发展为其突出特点。正如该派有代表性的医学家吉益东洞所强调的："最优秀的古典医籍是《伤寒论》。"在其临证治疗上，该派十分强调仲景方之运用，他们讲究以临床之证与方药适应相对应，坚持运用仲景之原方以治疗各种相应之疾病，经过辨证选方而甚少有随证加减者。日本古方派甚至比中国经方派更强调仲景方的尊古应用。

日本古方派之形成较后世派稍晚。虽然张仲景《伤寒论》传入日本较早，但最初尚未形成明显影响。甚至在平安时代，日本汉方医仍未对《伤寒论》引起足够的重视。直到室町时代后期，仲景方始为其所关注，而古方派之形成与发展则在江户时代之初，即17世纪之初，18世纪为其发展之昌盛阶段，其后虽经明治时代被排斥取缔，但基本上得以延续至今。

日本著名古方派医学家永田德本（1513—？年）推崇张仲景及其《伤寒论》，善于运用仲景医方治病。他云游四方，负药笼为人治病，宽永初（1624年），德川秀忠病，群医束手，官医推荐德本，德本应召至，诊后处以峻烈之剂，众医皆以为不可，但德本亲督令服，数日即愈，德川秀忠大喜，厚加赏赐，为群医所服。永田德本之学术，与当时盛行的曲直濑道三为代表的李、朱医学相颉颃，提倡疾病治疗务在攻邪。由于德本治愈德川秀忠之疾，此派更是名噪一时。永田德本门徒数十，大抵皆能效其法而行之。有人认为，得其密授者唯马场德宽与今井德山二人为最。但是，在日本医界，崇奉其学者则甚为广泛。

继德本之后之古方派名家，当推名古屋玄医（1628—1696年）。他早年曾攻读后世派李、朱医学，因读中国清初名医喻嘉言《伤寒尚论篇》及《医门法律》，转而十分重视仲景之学。在其后的医学生涯中，他极力赞扬与推崇仲景方论，反而对李、朱医学有所批判。名古屋玄医自喻为孟子，把金元四家刘、张、李、朱比作杨墨，他认为仲景之学不昌，是因金元四大家之群言淆听。"古者杨墨塞路，孟子辞而辟之，廓如也；南阳（张仲景）之岐，后之塞路，刘朱之徒言阴灵之说者是也，我窃比于孟子"。他从理论上与实践上大力维护仲景方论。在日本，全力推崇仲景并视其著作为经典者，当以名古屋玄医为最，世称其为"古方派之鼻祖"。名古屋玄医力申"张仲景创制方，其言至矣，非大贤则不易窥测"。其间他虽遭后世派之排斥非议，但其弘扬张仲景之学不遗余力，为古方派之形成建立了功勋。

古方派另一代表人物为后藤艮山（1659—1733年），他唯以《内经》《伤寒论》为宗，力斥宋明医学，继名古屋玄医而倡古派医学，所传生徒以后藤春庵、香川修德、山胁东洋为最。

吉益东洞（1702—1773年），广岛人，先从师其祖道庵之门人津祐顺学习外科医术，后攻读《内经》及百家医籍，由此而极力推崇仲景学说，尤其尊重《伤寒论》之学，认为"百病有伤寒，伤寒括百病"。他以精研仲景伤寒方论而著称，强调专用仲景医方以治疗各种疾病，将古方派医学推向全盛阶段，是日本古方派的理论与实践大家。吉益东洞著作甚多，如《类聚方》《方极》《建殊录》《药征》《古书医言》《医断》《医学或问》《古方便览》《辑光伤寒论》等等，其刊行之广亦属罕见，影响

古方派系谱略图

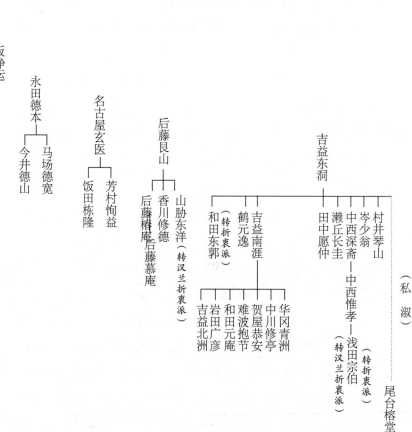

广泛而深远。其生徒甚众,而能发扬光大其学者,则有吉益南涯、中西深斋等。私淑弟子尾台榕堂(1799—1870年)更认为"张仲景为千古用方之鼻祖",一生积累了实践仲景方论之丰富经验,撰《类聚方广义》,是古方派重要著作之一,在日本昭和时代汉方医学之复兴中曾发挥了重要的作用。

日本医学发展之考证派(折衷派):中国明清时期,日本医学的发展,在日趋日本化的进程中,名医辈出,学派林立,对中医学之研究日益深入,并时有创见与新知,特别是16世纪之后,可以说是蓬勃发展。继16世纪中、后期兴起而名震全国之后世派之后,于17世纪初、中期力非后世派之局限而出现了古方派,形成两派争鸣对峙之势,互论对方之非,力主自身之是,无疑为日本医学发展注入了新的活力。但是,从其所是者,未必尽是;从其所非者,亦非皆非。因此,各派之后继者均有转派或另立门户者。检验医学学派之真理标准,疗效是十分重要的,一味只崇奉仲景原方,不见或根本否定后世发展,或只承认李、朱,而无视其他,在实践中均难免过失与无效,过于持之而甚至趋于偏颇者便有可能步入反面。在这样绝对化宣导中,从中分裂出追求新知者也就并不奇怪了。就此而言,折衷派继后世派与古方派之后应运而生,似可视之为必然。

折衷派在学术观点上主张古方与新方应择优而用,既不独尊古圣,也不唯李、朱为是,他们提倡融合古今,取各家之所专长,尊重原著之经义而从之。该派兴起于18世纪中后期,19世纪达到鼎盛时期。日本医学发展中的考证学派之形成,一则是日本医学发展本身特点所然,二则是接受中国考证学派之影响。折衷派医家认为后世派与古方派间争论不绝，犹如冰炭之不相容，或难以辨析其是非，因此，他们为了追求新知，提倡通过诸多文献与医家学术思想等之考证及其观点之辨析，推源求流，辨析是非，以研究考证之结论，探讨得失，而后倡己之论。

折衷派之初创者当推望月鹿门，而发展、壮大并广其影响者，则以多纪氏家族之贡献为最。望月鹿门（1680—1769 年），其学术以融汇古今要妙为特点，善于吸收诸家之所长，不局限于后世派与古方派之观点。他认为："唐宋者古雅诚醇，要言妙道，是农皇、轩岐、和缓、扁鹊、长沙、华佗所传，而古先之遗也。金元者，曲说穿凿，僻论附会，是洁古（张元素）、河间（刘完素）、（罗）知悌、彦修（朱丹溪）等所主张运气之妄也。明受其弊，遗祸至今，故无益之书充栋，而纸价徒贵。"若仅从以上所论，不难得出望月鹿门之学术思想当属古方派无疑，然若结合其临床选方用药，其所用方不单汇古方之良，亦多金元诸方之精者，由此可知其对后世派之批评主要是指五运六气学说。

继望月鹿门之后，首推多纪家族之贡献最为卓著。多纪氏，原姓丹波，据称是中国汉灵帝五世孙阿留王之后代。其贡献于日本医药文化之发展繁荣者甚为巨大，自平安时代著名医学家丹波康赖（912—995 年）撰巨著《医心方》始，历镰仓、南北朝、室町、安土桃山诸代，世代为医，传至 34 代孙元孝（1695—1766 年），改姓多纪，医仕幕府，创建"跻寿馆"，广收生徒，讲习医学。多纪元孝之子多纪元德，继承家学，扩大跻寿馆，增收生徒，跻寿馆亦于 1790 年被收为官立，并易名曰"医学馆"。元德反对后世派与古方派间门户之争，倡导折衷。他以医学馆为基地，影响甚为深远。他在《医学平言》中所评后世派与古方派之争富有说服力。他指出："天之赋人也，有厚有薄，故医之治疾，在于必察之，而审其虚实矣。而世或谓古方不宜于今病也……或谓万病一毒，唯毒药攻之而已。各偏执之，门户一立，其徒晓晓聚讼，莫有定论焉。"他对后世派之喜补益，古方派之擅攻伐，不以为然。他主张"取历代诸家之长而舍其短，玄同古今者无偏执也，学者其可不思诸"，成为折衷派学术思想之主导。继元德之后，其子多纪元简发展了折衷派学术思想，名闻遐迩，成绩卓著，代代相传。元简乃折衷派之中坚，被誉为折衷派中兴之祖。

多纪元简（1755—1810 年），一名丹波元简，为不忘其远祖，又取名刘桂山，先从名师学儒，尽得其治学方法，后从父习医，继承家学甚勤，学业长进，于 1789 年得白河侯之赏识，不久即招入幕府升为侍医，叙法眼兼医学教谕。其后，元简因故罢侍医而更专志于读书著述，授徒行医，名震京都。他所撰医书甚多，且大多广收博引，考订精详，堪称一代巨匠，不但在日本声名甚巨，其著作传来中国者亦丰，甚为中医学祖国之学者所推崇。他的著作有《素问识》《灵枢识》《伤寒论辑义》《金匮要略辑义》《难经疏证》《医賸》等约有 30 余种之多，其研究中医学功力之深，学术水平之高，考证之精，见解之新，对后学者均极富有启发性。限于篇幅，对其著作之内涵广义不在此赘述。

传元简之学者为其子多纪元胤和多纪元坚，传元胤之学者为其子多纪元昕、多纪元佶，由此可见丹波、多纪家族，亦即汉阿留王之后裔，在中日医学交流及发展日本医学、促进中医学日本化方面，千余年间作出了无可比拟的贡献。

多纪元胤（1789—1827 年），1811 年继承父职，任江户医学馆医学督事，后升任医学馆总责，继承父亲重视考证医学渊源之折衷派学术思想，撰有《难经疏证》《名医汇论》《医籍考》《体雅》《疾雅》《药雅》等 15 种，尤以《医籍考》60 卷影响最为深远。

折衷派（考证派）系谱略图

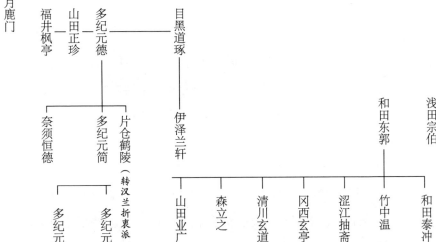

该书收集中国晋唐至清道光年间医学书籍 3000 余种，分医经、本草、食治、藏象、诊法、明堂、经脉、方论、史传、运气等 9 大类，每书分书名、解题、卷数、存佚各部分，并各记其序跋、履历、考证，再辨析真伪、传承等，编撰成书。其取材之丰富，几乎无所不涉。其后或附作者按语，以叙未尽之详，至今仍是中医文献学、目录学、医史学研究不可缺少的工具书。

多纪元坚（1795—1857 年），幼承家学，活跃于医学馆，耳闻目染，在父兄的严教及指导下，其学术思想，一如父兄，所撰述亦如折衷考证学派之所长，尤以考证而著称世。例如《伤寒广要》《杂病广要》《伤寒论述义》《金匮要略述义》等，均为广收晋唐至明清研究仲景学说而卓有成就之先贤著作，以经旨而检验之，以己之所得而辨析之，然后选其精华，发挥其精义，集其精要。他的著作在日本、中国都有着广泛的影响。此外，他还以父亲的《素问识》为基础，撰《素问绍识》以补其所缺漏，其特点是正误分明，从舍可辨，更有益于后学。元坚所撰《药治通义》，更是集中国历代诸家之论，辨析异同，阐发处方遣药之通义要旨，为临床家所推崇。特别是他所校勘的由半井氏所献之《医心方》，以及《千金要方》与宋本《伤寒论》等，均在中、日医学界产生了极其深刻的影响。

多纪氏家族，世代业医，特别是多纪元德、多纪元简、多纪元胤、多纪元坚为创立与发展日本医学之折衷派（考证派）作出了卓越的贡献，他们撰著之多，传播之广，影响之深，均是众所不及的。他们的著作不但在日本流传十分广泛，而且多已流传至中国，一再在中国刊行，甚至以丛书形式印行。例如《聿修堂医书》,集有《素问识》《灵枢识》《难经疏证》《伤寒论辑义》《伤寒论述义》《伤寒广要》《金匮要略辑义》《金匮要略述义》《脉学辑要》《药治通义》《观聚方要补》《救急选方》《医略抄》《医滕》等 14 种,多次刊行。此外,有流传日本的中国医书,或在中国已不存在,经由他们校刊而再传回中国。例如:《圣惠方》,1958 年人民卫生出版社即据日本传来之多纪元德所写本与国内传抄本互校而刊行;《瑞竹堂经验方》在我国早佚,而日本收藏完整,多纪元简曾参与该著之校勘,该书传至中国后,对中国医界裨益甚大,使中国辑本更加完善;《圣济总录》也由医学馆多纪元简、多纪元胤校勘重印,后传至中国,中国始有更完善的版本供采用。又如宋版《伤寒论》,1844 年经由多纪元坚校刊,后传入我国;可以说中国有《康治伤寒论》本而为研究伤寒学说有所助益者,亦日本之功也。

浅田宗伯(1815—1894 年),学术上多向多纪元坚请教,重视汇通古今,兼学并习,然后折衷诸家,择其善者而从之,被誉为明治初汉方医学泰斗,或称之为明治汉方医学最后巨头,是江户末期明治初期最杰出的折衷派临床大家。法国驻日公使患腰脊疼痛数年,经西医治疗更促恶化,宗伯确诊后针药并用,一周内即痛止;又如对德川家茂脚气冲心之诊断、预后,对明宫诞后全身痉挛危症之验案等,均成效卓著,故医誉鹊起,名满全国。他是明治初汉方医存续运动的积极活动家,也是汉方存续领导核心——"温知社"的发起人,为反对废止汉方医学而四处奔走。宗伯一生之著作甚多,对医学理论、医学临床、医史学、文学等都有着较高的修养。所撰著多达 80 部 200 卷之巨。如《勿误药室方函》《伤寒论识》《杂病论识》《皇国名医传》《古方药议》等等。

日本医学发展中之汉兰折衷派：汉兰折衷派，简称汉兰派，所谓汉兰即汉医与兰医，汉医即中医学在日本所发展之汉方医学，兰医即 16—17 世纪传入日本的西医学。

西医学传入日本的时间大约与传入我国的时间相当。16 世纪中，首先是葡萄牙、西班牙人到日本经商，其中有医生，日本称之为南蛮人，其医为"南蛮流医学"。后荷兰医生至日本，日人称之为红毛人医学，或称荷兰医学为兰医。西洋医学重实验，此点与日本古方派等提倡实验有相似之处，故该派易接受其某些内容与观点方法。因此，一些古方派、后世派医家便逐渐转而倡导汉兰折衷派理论与实践。该派之开山祖当首推山胁东洋，而于实践中作出杰出贡献者当以华冈青洲最为著名。

山胁东洋（1705—1762 年），其家学源流原本为后世派，他继承家学，后又从后藤艮山学习古方，深得古方派之要旨，以古方大家著称。随着西医传入，东洋又吸收其理论，并恭身进行尸体解剖，深感汉方医之解剖确不如兰医，因撰《脏志》，成为日本近代人体解剖之嚆矢。他对西医学之解剖十分叹服，并称："理或可颠倒，物焉可诬？先理后物，则上智不能无失也。试物载言于其上，则庸人有所立也。"他的理论和实践方法，为日本之汉医、兰医所效法。他门徒甚多，在他的影响下，主张汉兰折衷者日多，从而成为日本富有影响之学派，且日益壮大。富士川游指出：

汉、兰折衷之祖为山胁东洋。所谓古方家大多见识甚高，后藤艮山、香川修庵诸家对《素问》《灵枢》之经说尚有疑义。吉益东洞执"万病一毒论"，矫正古来荒唐无稽之处，使之日渐明了。山胁东洋疑《素问》《灵枢》所载解剖说与实际相违，亲自解剖察尸，著《脏志》，不顾一时之诽毁，言："理或可颠倒，物焉可诬？先理后物，则上智不能无失也。试物载言于其上，则庸人有所立也。"倡"先物实试"之说，论曰："向者获蛮人所作骨节剥剐之书，当时愦愦不辨，今视之，胸脊诸脏皆如其所图，履实者，万里同符，敢不叹服。"表明基于实验，则虽为蛮人之说尚可取。其子东门据西洋之说施刺络术，门人永富独啸庵论荷兰医方，言："荷兰之医，善汗吐下，宝历壬午（1762年）春，余西游到长崎就译师吉雄氏，得闻彼医法，其治术峻剧纤巧，难遽用于邦人，然而至汗吐下之机用，则一一与吾古医道符矣。夫中华圣人之邦，失其道一千年，特于蛮貊得之者，不亦异乎？且其国不禁解人尸，其民亦不屑屠肠筋之惨，是以人病死，其病源不明，则刳剥视之，以为后图者，数千年于今，其书郁然存焉。有志之士，考证玩索，可以奖助志业矣。"著书中多处称扬荷兰药方。其次荻野元凯出，采用荷兰医方，施以刺络，解剖死尸。小石元俊出自永富独啸庵之门，转为兰方，橘兰溪（宫川春晖）、三谷笙州、小出龙等，据解剖立说。中神琴溪为古方家，精于治术，得"近江扁鹊"之名，采用兰方。由此，汉、兰折衷力量日益壮大。

华冈青洲（1760—1835年），纪伊那贺郡人，曾从吉益南涯学习古方派理论和技术，后又跟随大和见立学习外科学，并吸收各家之长，尤以擅长外科而闻名于世。他曾于 1814 年被藩侯召为医员，后任侍医。青洲在学术上认为："兰医密于理而粗于法，汉医精于法而拘于迹，故我术考治于活物，示法于穷理，方剂不必局束于成规，而药饵所不及，针灸治之，针灸所不及，腹背可刳，肠胃可渝，苟可以活人者，宜无不为焉。"因此，他强调指出，"方无古今，内外一理，泥古不可通于今，略内不可以治于外"，"内外合一，活物穷理"。华冈青洲在上述思想指导下，汲取历代中医学中外科学之专长，借鉴西医学外科学之技术，根据中国外科鼻祖华佗所创麻沸散，并经历代外科学家发展改进之全身麻醉术，特别是取材元代危亦林整骨手术所用之草乌散之药味，筛选制成口服麻醉药通仙散，依据西洋医学解剖学对乳房之认识，于公元 1804 年首次创造性地为一乳癌患者施行外科手术切除而获得成功，声名大震。此后，他在汉兰医理与技术指导下，还曾成功地创造性地进行许多例著名的外科手术。例如截肢术、唇裂修复术、骨瘤切除术、结石剔除术等等。因此，他被日人誉为汉兰医学折衷派之集大成的人物，或尊称之为世界运用全身麻醉的第一人。然而据日本麻醉学教授、医史学者松木明知先生实地考察研究认为，在华冈青洲前 115年，精通中文的日本学者高岭德明在中国福州居住期间，得知汀州府上杭县黄会友医师精通唇裂修补术，兼因琉球王子唇裂影响继承王位，特受命往拜黄会友学习此术。黄以事关琉球王命运而破例向德明传授了唇裂修补术，并于 1689 年亲自指导其为一 13 岁孩童之唇裂施行手术，数日后痊愈。德明学成后回到琉球，先后为 3 人手术修补唇裂均获成功，又经尚纯公亲自观察两例手术成功，始请德明进宫为尚益王子手术修补唇裂，并获成功。1714 年德明 61 岁时，受王命再传此术给御典医元达等。松木明知认为，该手术虽未明示麻醉，但其所指药品或即麻醉药，他因此提出，比青洲早 115 年最早把全身麻醉从中国传到冲绳并应用于唇裂修补术的是冲绳人高岭德明。日本医史学家富士川游曾明确指出："华冈青洲当推为汉、兰折衷派之大宗，吾邦汉方医家中能运用兰方，令当时多数医家瞠乎其后者……使外科面目一新，新起华冈流外科一派。"同时由于富士对中医外科发展了解不多，认为"其方术永亡于汉土，彼邦外科书中遂无记载。华冈出，使二千年沉沦无踪之灵术（指华佗）再兴，时称'华佗再世'"。集上种种认识，华冈青洲之全身麻醉及外科手术与中国的华佗及外科学家有着密切关系，又出于日、中学

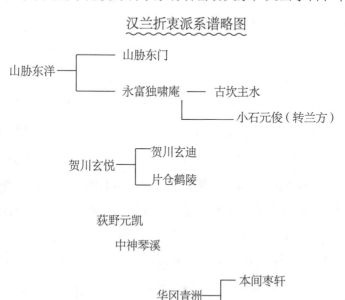

汉兰折衷派系谱略图

者尊崇华佗的传统习惯，故而誉称青洲为"日本之华佗"，以纪念其丰功伟绩，赞扬他对日本外科学的卓越贡献。青洲之外科学贡献已如上述，他对日本外科学发展之影响，一是培养生徒，二是撰写了一批外科学著作。例如《乳癌辨》《青洲治验录》《疡科琐言》《疡科神书》《疡科方筌》《金创要术》《金创口授》《青囊秘录》《疔疮辨名》，以及《产科琐言》《天刑秘录》等等。富士川游认为华冈之外科著作"其论病证，主要据《外科正宗》"。其生徒以本间枣轩、华区鹿城等最为出众。因此，富士川游在评述华冈青洲后着重指出：

> 其次有本间枣轩，学于原南阳、华冈青洲，曰："勤读古籍，博采众方，出入于古方、后世、西洋间，折衷其论得失，取舍其方能否，专于实用，不拘一派之巢窟。"益加弘扬活物究理之说，采用荷兰医方，更著《内科秘录》，其首题曰："吾所主张，亦活物穷理，尚轩岐而未必尽信其书，恶蛮貊而未必尽排其术，博采诸五大洲中，日试月验，一以归于活人，即是神州之医道耳。"提倡以张仲景之说为本，西洋之方为辅。汉兰折衷派至此而大成。

七 中国人痘接种术传日与被推广

关于中国人痘接种术之发明及其传播于世界各地而给人类预防天花所作的卓越贡献，近些年来多有专论发表，医史学著作也多有论及。[1] 笔者认为：说中国人发明人痘接种术预防天花始于明代是有充分根据的，相传始于宋代峨眉山神医也并非没有可能，因为唐代孙思邈《千金要方》已多处记载于疣疮周围接种病家或父亲血、脓汁以防治疖病或久治不愈之化脓性感染。关于该术之传播，据史料记载，康熙帝始为宫廷及王公大臣子女接种，又命在全国推广，又有俄罗斯派遣医师于 1688 年专程来中国学习，英国驻土耳其公使夫人将此术由土耳其带回英国，从而在欧洲、美洲、非洲等地得到广泛传播，为人类预防天花所广泛应用，直至英国人痘接种医师琴纳于 1796 年在此技术基础上发现牛痘接种法更安全可靠，并于 19 世纪初逐渐取代了中国人痘接种法为止。人痘接种术是否传至日本，在日本又有何作用呢？请允许我们共同阅读日本医史学家富士川游的一段有关论述：

叙痘疹科时，仅就种痘法一言其要，以为附录。种痘传入吾邦，为德川吉宗将军时代。延享二年（1745 年）四月，中国杭州人李仁山来长崎，翌年春专施种痘，其说经通辞平野繁十郎、林兵卫和解，名为《李仁山种痘和解》，据此书看来，其种痘法与《医宗金鉴》《种痘新书》大同。

《医宗金鉴》成于清代乾隆七年（宽保二年）（1742 年），共九十卷，第六十六卷论种痘心法要旨，中国医书中立"种痘门"、详述其事者当以此书为肇始。其说曰："尝考种痘之法，有谓取

---

[1] 李经纬. 中国古代医学科学技术发明举隅 [C] // 中国中医研究院. 中国中医研究院三十年论文选. 北京：中医古籍出版社, 1986:411-420.

痘粒之浆而种之者；有谓服痘儿之衣而种之者；有谓以痘痂屑干吹入鼻中种之者，谓之旱苗；有谓以痘痂屑湿纳入鼻孔种之者，谓之水苗。然则四者而较之，水苗为上，旱苗次之，痘衣不应验，痘浆太残忍，故古法独用水苗，盖取其和平稳当也。近世始用旱法，虽捷径，微觉迅烈；若痘衣痘浆之说，断不可从。"可知种痘有浆苗、衣苗、旱苗、水苗四法。此四法乾隆前已施行，就其起源，诸书记载不一，真伪难辨。张琰《种痘新书》记载："余祖承聂久吾先生之教，种痘。"（聂氏为明万历年间人）。李仁山云："种痘之法，神明相传，明朝徽州府商人施氏，渡海至一山，妈祖天后显灵，授种痘法。"由此可知，种痘始于明代，盛行于清代。或曰：宋真宗时，峨眉山神人转世为丞相王旦之子，种痘而愈，其法遂传于世（出《治痘十全书》等）。或曰："种痘之法，神仙传之也。"盖因此术神奇，为取信于世而称神人传授。大槻磐水云此法源于土耳古国（《疡医新书·接痘编》），究竟如何，尚不能详究。

相传过去吾邦房州有一种痘法，多纪桂山《医賸》曰："闻斯邦房州滨海一村，有自数百年前，行种痘法，多用干苗，乃先于彼土（指中国）而知用此，亦奇矣。"事实如何，不详。李仁山来朝后数年，宝历二年（1752 年）《医宗金鉴》传入吾邦，安永七年（1778 年）拔粹《种痘编》，题为《种痘心法》，刊行后种痘之法方才盛行。

《医宗金鉴》《种痘新书》等所载种痘四法如下：

（第一）衣苗法又称痘衣种法 浆长足时，取痘儿所穿内衣，着未生痘之儿身，夜间亦不脱，若染上痘气，九至十二日始发热。

有效者少。(《痘疹心法要诀》《张氏医通》)

（第二）浆苗法　痘浆满时，以针刺破疮头，以布或绵浸取浓浆，滴入小儿鼻孔（男左女右），七日发热见点。(《张氏医书》《种痘新书》)

種痘法の日中交渉略図 [1]

中　　国	日　　本
萬全 : 痘疹世醫心法 1549	聶久吾 : 痘疹活幼心法 1666, 1822
聶久吾 : 活幼心法大全 1573 頃	種痘科李仁山書 1746
方以智 : 物理小識 1664	堀江道元 : 弁醫斷 1766
博政初 : 天花仁術 1683	北村徹 : 幼科種痘心法 1767
張路 : 張氏醫通 1695	岸本惟孝 : 幼科種痘心法要旨 1778
史晉 : 痘科大全金鏡録 1707	緒方春朔 : 種痘必順弁 1793
朱純嘏 : 痘疹定論 1713	栗崎正弘 : 外科集成 1813
俞茂鯤 : 痘科金鏡賦集解 1727	桑田玄真 : 種痘新編 1814
張琰 : 種痘新書 1741	大槻玄沢 : 瘍醫新書接花痘篇 1816
御纂醫宗金鑑 1742	馬場佐十郎 : 遁花秘訣 1820
MONTAGUE. M. W. 1721	伊藤圭介 : 種痘奇法詳悉 1841
HEISTER. L. 1741	小川肆成 : 引痘新法全書 1842, 49
JENNER. E. 1796	牧煥文 : 引痘新法全書 1846
PEARSON : 種痘奇法詳悉 1805	von SIEBOLT. P. F.
広東種痘所 1815-45、53-	在日 1823-29, 59-62
邱浩川 : 引痘略 1817	MOHNIKE, O.G.J. 在日 1848-50
上海　LOCKHART　1844	楢林宗建 : 牛痘小考 1849
北京　LOCKHART　1861	京都有信堂 ➞ 種痘館 ➞ 府立醫大
寧波　MACGOWAN　1842	大阪除痘館 1849 官許 1858
	桑田立劑 : 牛痘発蒙 1849
	江戸種痘所 1857 醫學所
	➞ 大学東校 1869

[1] 宫下三郎 . 种痘法の日文交涉 [J]. 关西大学东西学术研究所所报 ,1987(44):1-2.

（第三）水苗法　用上好痘痂，一岁取二十余粒，三四岁取三十余粒，入磁钟内，以柳木杵捣痂成末，下净水一至五滴，和调为丸，如枣形，摊新绵少许裹薄片，以红线栓定，纳入鼻孔（男左女右），只置六时，冬温用之。(《痘疹心法要诀》《痘疹会通》)

（第四）旱苗法　痘痂碾末，盛入银管（长五六寸，屈颈）管端，吹入鼻孔（男左女右），五至九日发热。(《痘疹心法要诀》《张氏医通》《治痘十全》) 或研痘痂为细末，入通关散少许，以乳少许拌匀，用小竹管吹入鼻孔，以手掩鼻孔片刻。(《种痘新书》)

上述诸法，而后虽略有变化，而其宗旨未超出此四法。

种痘法传入吾邦后，至文化、文政时大行于世，很多人以种痘家成名，其中著名者有：肥前大村之长与俊达（1804—1817年）、芳陵英伯（1818—1829年），筑前秋月之绪方春朔，武州忍之河津隆硕，常州·水户之本间玄调、上总·佐贯之井上宗端、木下川之庄屋次郎兵卫（依《引痘要略解》），江户之桑田玄真、桑田立斋等。

绪方春朔（号济庵），筑前·秋月人，学于长崎，为吉雄氏门人。尝读《医宗金鉴·种痘心法》，闻仁山施术，便潜心研究。宽政九年（1797年），秋月藩痘疮流行，始施鼻干苗法，收效显著。宽政六年（1794年），江户祗役时，施术于人，又显声名，其术遂传于世，诸藩侯使侍医学习此术。春朔著《种痘必须辨》，刊于宽政七年（1795年），盖为本邦第一部种痘书。

日本科学史家官下三郎最近研究了种痘法之中日交流，现摘其图于此，以供参考（见第 274 页）。

英国人琴纳发明牛痘于 1796 年，1805 年即传入我国，为国人迅即接受。其后，又由中国传至日本，故富士氏研究认为：

琴纳发明种痘法，此事由中国传至吾邦，其媒介即前述之《种痘奇法》及邱熹《引痘略》。《种痘奇法》何年传入吾邦，不详，然世人知此书则系尾张人伊藤圭介加以训点、校刻公开之时 [天保十二年辛丑（1841 年）冬]。《引痘略》（天保二年〔1831 年〕出版）传入当为天保末年，南纪人小山肆成校刻，弘化四年（1847 年）题为《引痘新法全书》，刊行于世，又虑汉文难读，犹如隔靴搔痒，遂插入假名，题为《引痘新法全书附录》，为妇孺皆知之书，嘉永二年（1849 年）冬出版。真纳种痘法，渐为吾邦人所知。

《种痘奇书》《引痘略》等传来后，荷兰医书亦传入，牛痘接种法渐为邦人了解，并对之寄以热望。文政初年（1818 年），荷兰某医携牛痘苗来长崎试行接种，时人视之为妖术，流言百出，故未达目的。天保十年（1839 年）兰人理希尔（Lisohur）携牛痘浆来，接种未验。[1]

直至 19 世纪中叶以后，牛痘接种法在日本才得到普遍认可与推广。

---

[1] 富士川游 . 日本医学史 (决定版)[M]. 东京 : 形成社 ,1979:477,593.

八　中国法医学传至日本

中国法医学与刑事侦查书籍的出版远在宋元时期已很发达，其后即对周边国家与地区乃至欧洲的一些国家产生重要影响，先后被译为多种文字广为流传。中日法医学与刑事侦查之交流，日译及多次刊行中国法医学与刑事侦查图书等，曾在日本法医学的发展中发挥了重要作用。

《新注无冤录》是我国最早在国外的注释本，系羊角山叟重刊王与《无冤录》，于 1440 年由俞孝通刻印而主要流传于朝鲜北方；南方于公元 1447 年重刊，成为朝鲜引进中国法医学而影响 300 年之久的主要法医著作。该书何时传入日本已无确考，一说 15 世纪中叶足利义教时代即传入日本，一说丰臣秀吉在侵朝之战（1592—1593 年）时由朝鲜带回日本，一般多认为 17 世纪前半叶的德川时代由朝鲜传入的可能性大。该书传入日本后曾有日本重刊本流传。

王与（1260—1346 年），温州人，是闻名世界的著名法医学家，一生精研法律，著有《无冤录》《钦恤集》等。他鉴于洗冤、平冤二录互有损益，又不如无冤，乃结合省部颁发的考试程式为持循之本，进行改编而成《无冤录》（1308 年）。公元 1384 年羊角山叟将元刻《无冤录》重刊，加序，此即流传朝鲜等国者。

《无冤录述》。据该书崇文堂序称："我国（指日本）向来已有《无冤录》一书的刊行，该书系元朝王（与）氏编辑，朝鲜国诸学士加以音注……近来需要该书者甚多，因有再行出版之必要。泉南合氏（按，指河合尚久）有家藏《无冤录述》，是将

《无冤录》中对我国无用的部分加以删除，便于应用的部分加以翻译而成的。"本书节译出版后并几经再版刊行，成为日本法医学史上的重要著作。

《变死伤检视必携无冤录述》，是日本明治二十四年（1891年）根据《无冤录述》内容，分为三章，由东京矶村兑贞出版，警察监狱学会藏版。该书刊行之时，虽然日本东京帝国大学等均已有西洋法医学讲义多种版本，但该书仍然受到重视，直至明治三十四年（1901年）竟先后再版6次，可见其读者的需求和参考价值之大了。相关的日译本还有《刑罪珍书集本无冤录述》《平冤录》等。

《检尸考》，即清代刻《律例馆校正洗冤录》传入日本之日译本。据我国法医学史专家贾静涛教授考察其目录内容，认为：《检尸考》来自清刊《校正洗冤录》，这是唯一的《校正本洗冤录》日文译述本，因此在法医学史上有重要的价值。《检尸考》于明治十年（1877年）出版，经千叶县士族奥宫国治编译，所依据者乃清代康熙三十三年（1694年）经律例馆校正而正式颁发的官书，是以《洗冤集录》为主要依据的权威性法医书。《洗冤录》或早已传入日本，而日译本当以《检尸考》为仅见者，可见首先日译中国法医书不是权威的宋慈《洗冤录》或其系列，而是比之晚出的王与《无冤录》。以日译多次再版来看，王与《无冤录》在日本明显地比宋慈《洗冤录》影响更加广泛。

《福惠全书训译》。《福惠全书》32卷，黄六鸿撰于公元1694年。黄氏是县知事，出于福惠百姓之心意，广收州县官从政及个人经验编撰而成。其与法医密切者为卷十四至十六之人命上、中、下，所论验尸、检枯骨源于《检验尸伤指南》与《医救死伤法》，黄本人审理案件与检验之经验则集中于卷十四。该书传入日本的时间现已难确知，但其最早之日译本当系江户时代之儒者小畑行简所完成的《福惠全书训译》，于1850年刊行。该书刊行后，因阅读仍有困难，又由爱知县平民近藤圭造节译其卷十一至二十刑名部之重者，名为《福惠全书和解》，于公元1874年经官许刻印，两年后刊行。

此外，日本在《洗冤录》《无冤录》《福惠全书》等中国法医学书籍及其日译本广泛影响下，还广泛流传《检使辨疑》的许多种日文传抄本，以及《检使秘鉴》《检法秘鉴》《检视阶梯》《类例秘录》《武备目睫》等等多不署名的传抄本，虽未可与前述多次再版者相比，但也说明中国法医学传入日本后的深刻影响，而且大多在19世纪明治维新后大量引进西方文明时仍继续发挥着重要的作用。

九 中国饮食疗法在日本的传播

日本江户时代，底层民众生活非常艰难，国家多次经历饥荒，死亡人数众多，粮食缺乏，米价高腾，死于病痛、饥饿、疫病的农民众多。中国的本草学著作及一些救荒专著如《救荒本草》等传入日本后，对日本药食两用的植物研究产生了较大的影响，如建部清受明代俞汝为《荒政要览》启发，编撰了《民间备荒录》，选取记载了气味不偏、可充粮食的草、木、菜、果种。另外，他还编著了《备荒草木图》，他在"叙"中言："是取夫草根木叶、春蔬秋果，可以代粒食，可以养生命者，凡一百有余种，一一描写，集然卢列，使其得一瞥而物色焉。"全书共收植物 104 种，如豨莶、繁缕、苍术、茅、木通、红蓝苗、萆薢、荇菜、萱草、马兰、锦葵、剪刀股、堇菜、蒲、野葡萄、泽泻、山葱、卷丹、茼蒿、马齿苋、珍珠菜等。另外一部救荒著作为初灏川健增撰写的《备荒录》(1904)，该书引用《本草纲目》《大和本草》《救荒本草》等本草书和救荒书及其他各类书籍 84 种，记述了牛尾菜、车前菜、蕃、蒙、苍术、白茅、小蓟、葛、天门冬、桔梗、黄精等132 种野生植物的名称、性状、食法和功效。作者在书中还单列出了 64 种有毒草木类的和名及汉名，以备读者避忌和预防。

江户时代后，端午节活动流传至庶民阶层。有饮菖蒲酒、雄黄酒等习俗，以求辟恶去秽、驱邪攘灾，这几乎与我国的习俗完全一致。菖蒲是一味中药，含芳香油，无毒，有开窍、理气、活血、去湿的功效。古代民间常在端午制作、饮用菖蒲酒，俗云可避瘟气。《千金要方》《外台秘要》等对此酒均有详细记载。雄黄，性温，味辛苦，功能燥湿、杀虫，常外用于治疗疥癣、痈疽疮毒、破伤风、蛇虫咬伤、痔瘘等；若内服，可导致中毒。饮雄黄酒习俗不知起源于何时，有"饮了雄黄酒，百病都远走"的说法，认为雄黄酒可以驱妖避邪。时至今日，饮用雄黄酒的习俗已不再提倡，渐渐失于流传。

第二节　中医药学在朝鲜的昌盛与朝鲜化

朝鲜是一个具有悠久历史的文明古国，朝鲜古代文化也曾为人类作出过重要贡献。中国与朝鲜山水相连，政治、经济、科学文化之交流不但历史久远，而且十分频繁，在医药学交流上有着光辉的历史。在朝鲜的高丽王朝衰亡至李氏朝鲜时代（1392—1910 年，相当于中国的明清时期），期间以李朝之初，中朝两国相互交流最为密切，朝鲜医学在中、朝交流中发展也较为显著，成就辉煌；后期则由于日本统治等诸多原因，东医之发展趋于缓慢、停滞，甚至渐渐衰落不振。

李氏朝鲜建国后，崇儒抑佛，提倡宋代程朱理学，创造民族文字，与中国保持密切关系，政治安定，经济发展；统治者对医药学发展比较重视，仿中国医事制度，设惠民药局，于六学中设"医学"教育，于"济生院"培养宫廷女医。尤其是世宗，不但重视医学发展，而且在"书册须赖中国而备"的思想指导下，广收中国医籍，提倡"乡药化"。朝鲜称自己国产药物为乡药，称中国药为唐药，所称乡药化，即引进中医学使之结合朝鲜固有或已引进之医药知识，促其成朝鲜化，或称中医学之朝鲜化。虽然如此，朝鲜对中药仍十分强调，世宗曾指出："药材等物须赖中国而备之，贸易不可断绝。"这种趋势在日本也曾得到提倡，但不如朝鲜之发展富有成就。

一 中朝两国之医药往来

永乐元年（1403年）正月，朝鲜王李芳远遣使至中国朝贡，四月又遣陪臣李贵龄入贡，奏芳远父有疾，需龙脑、沉香、苏合香油诸物，请求购买，永乐帝命太医院赐予。李芳远派人携书信来表示感谢，并索求中国的冕服书籍等。

永乐四年（1406年）八月、十二月间，明朝使节黄俨等人，将牛黄、麝香、羚羊角等40余种珍贵药材赠送给朝鲜；朝鲜也多次遣使向中国赠送人参、鹿茸、虎骨等名贵药材。

永乐五年（1407年），朝鲜遣王子使华，随从医官有判典医监事杨宏达等。

永乐十年（1412年），李朝太宗十二年，朝鲜将原藏忠州府的医书移春秋馆时，发现其中多有中国已佚医药著作。

永乐十三年（1415年）四月，朝鲜遣使尹吴真来中国请求提供《针灸铜人经》；十月，明太医院将《针灸铜人仰伏彩画》两幅赠送其使携回，即刊出。

永乐十五年（1417年）十二月，朝鲜遣庚顺道来中国学习医学与卜术，回国时携带了中国医书与卜书。

永乐十六年（1418年）四月，朝鲜又遣延嗣宗等人来中国索取医书而回。

永乐十九年（1421年）十月，朝鲜派遣精通药材、药理的黄子厚来中国，广求本国不产之药材。

永乐二十一年（1432年）三月，朝鲜派遣典医监正卢重礼等人来中国，通过礼部特邀明太医院医士周永中、高文中等，教授其药材的真伪鉴别方法，并鉴定其朝鲜产药材之真伪等。

同年四月，朝鲜颁行唐药输入鼓励政策，允许药铺自行从中国进口药材，促进两国之药材互贸。期间，两国使节往来也多以各自之珍贵药品互赠。

明仁宗洪熙元年（1425 年）七月，明使节入朝鲜，随员有太医张本立与辽东医生河让等，他们被邀入宫为朝鲜世宗诊治疾病。期间他们与朝鲜宫廷御医共同商讨病情与诊治方法，并向御医传授医方。

明宣德二年（1427 年）六月，明朝医师王贤应邀赴朝鲜后宫诊治疾病。

宣德五年（1430 年）四月，朝鲜再次派遣典医监正卢重礼等来中国，特邀太医院周永中、高文中等鉴定朝鲜国产药材 28 种之真伪，其中赤石脂、厚朴、百部、香薷、独活、前胡、麝香、白花蛇、乌蛇、海马等 20 种定了真品名，确定与中国药不同者有丹参、防己、紫苑、芎劳、通草等 8 种为伪品。卢重礼等回国后，又在朝鲜国内进行野生药材资源的调查，提倡引种药物，与集贤殿直提学俞孝通合作，撰《乡药采取月令》。书中收载乡药数百种，按药名、性味、采集季节、阴阳干燥等分别进行叙述，在药物的朝鲜化中发挥了重要作用。

宣德六年（1431 年），明太医院太医张本立再次应邀赴朝鲜，从事疾病诊治与传授中医药学方术等。

宣德八年（1433 年），明朝赴朝鲜使节之随行医士毛琰，应邀在朝鲜教授中医药学术。

1438、1489 年，朝鲜请求明政府赐赠蝎虫、麻黄、甘草之种、苗携回繁殖、栽培。

明弘治元年（1488年），朝鲜成建从中国购回《东垣十书》等，金元四大家之李东垣、朱丹溪学说，在朝鲜日益盛行。日本或亦受其影响，有田代三喜专程赴中国攻读李、朱医学，于1498年回国倡李、朱学说。至此，中、朝、日三国皆有以李、朱医学而形成学派。

弘治八年（1495年），朝鲜王燕山君患面疱，遣医官来求良药，携回雄黄解毒散与善应膏，以供疗疮。

明万历二十六年（1598年）四月，明朝衙门医官潘纵、严期周等应朝鲜宣祖帝之邀请，赴朝进行医学教授及诊疗。中国明朝著名医学家张景岳壮年时期也曾"渡鸭绿"。虽不详知其赴朝鲜之动机，但作为刚刚掌握医药学之有作为的壮年人，他赴朝有诊疗与调查研讨医药的可能。

清顺治年间（1644—1661年），朝鲜大约每年都进贡方物之类，其中包括有药物苏木等，而且量也较大。例如，清廷有一次就特别"敕减岁贡内苏木200斤"。

康熙年间（1662—1722年），清帝为了减轻朝鲜进贡药材的负担，曾发布命令：鉴于玛瑙、降香、木香、象牙、锡速香、丁香、檀香、黄熟香等，"皆非土产，免其入贡"。"其硫黄等留福建督抚收贮"，旧例贡物之红花、苏木、熟硫黄、胡椒等物，仍属进贡之所需。由此可知，两国在药物交流上已注意到根据是否土产与所需而进行相互调济。

1722年，朝鲜景宗病重，康熙遣太医多人赴朝诊疗。10月又赐赠《赤水玄珠》一帙51册。

二　中医书传入朝鲜与被翻刻刊行

中国医书传入朝鲜，如前所述，其历史十分悠久，至明清时期仍不断增加。中国发明的雕版印刷术、活字印刷术等，在中朝文化交流中也传至朝鲜，为中医书在朝鲜的翻印创造了极好的条件，对满足朝鲜医学家学习阅读大量中医药书籍，无疑是一大贡献。特别是朝鲜民族作为东亚文明的重要成员之一，它的医学、医书印刷，以及印刷用纸之制造技术，虽然都源自中国，但他们在这些方面也都作出了创造性贡献。例如造纸技术，大约在公元 3 世纪由中国传至朝鲜、日本，而朝鲜在此基础上研制的"高丽纸"，以质地优良而闻名遐迩。再如雕版印刷术、活字印刷术传至朝鲜后也得到新的发展与改进，如在明永乐年间（1403—1424 年），朝鲜就创造性地用铜铸活字印书，[1]三木荣《人类医学年表》则确定其为"癸未活字铸造"（1403 年），与胶泥活字、木活字印刷相比是一大进步。另据邢润川的意见，到明孝宗弘治年间（1488—1505 年），"铜活字正式流行于江苏无锡、苏州、南京一带"。二者相距半个多世纪，但后者所述为流行，其创造当更早，谁先谁后，尚难确知。不过就此而言，或为朝鲜人所首先改进者。事实上,在中医药书籍大量流传朝鲜，但仍难满足日益增多的学习者的需求的情况下，朝鲜对传入之中医药著作按其所需进行了相当多的翻印刊行。

关于中医书此期传至朝鲜情况，确实已很难作出完整的叙述，因为战争、灾祸等往往会造成极大的文献损失。中国自己

---

[1] 崔秀汉 . 中国医史医籍述要 [M]. 延吉 : 延边人民出版社 ,1983:92.

历代均有大量医书散佚。朝鲜对来自中国之医书十分珍视，但佚书也是相当广泛的。我们现在能够就中医书传至朝鲜的品种数量或时间作出比较可信的、或比较接近实际的评估，主要就是根据李氏朝鲜时代成书的四大医学巨著所引用的中医药书籍之书名书目。如果未为四大巨著所引用，而且也早已不存者，当然就不能统计了。

《乡药集成方》(1433 年)，85 卷，编撰时所参考并引用的中医药书籍，据崔秀汉教授统计研究，有 212 种，其中临床、医方与理论书籍等 144 种，属药物等类书籍 68 种。现仅就其引用在 50 次以上者列目如下：引用《圣惠方》1240 条《圣济总录》399 条、《千金(要)方》325 条、《肘后方》152 条、《妇人大全良方》151 条《世医得效方》133 条《经验良方》122 条《百一选方》103 条、《外台秘要》87 条、《直指方》70 条、《经验秘方》66 条《三因方》56 条《梅师方》53 条。在其《乡药本草》部分，引用《日华子》333 条、《图经本草》314 条、《药性论》251 条、《本草经集注》(陶隐居) 207 条、《食疗本草》189 条、《本草拾遗》(陈藏器) 139 条、《新修本草》139 条、《蜀本草》86 条、《神农本草经》(本草) 58 条。

以上《乡药集成方》所引用中医药书籍之内容十分广泛，不但有晋唐以前之典籍，而且更大量引用宋金元时期中国医学家之著作，说明作者十分重视医学最新内容的采集。可以说，这部书是朝鲜公元 1433 年前吸收中医学、发展乡药学集大成之作，代表了朝鲜 15 世纪初医学发展的最高水平。

又如《医方类聚》(1445 年)，原 365 卷，现存 262 卷，编撰时引用中国明以前医书 153 种，虽不如《乡药集成方》所引者多，但其内容更为广泛。据日本宫下三郎教授研究统计，其中引《太平圣惠方》221 处、《千金方》209 处、《巢氏病源》162 处、《世医得效方》150 处、《永类钤方》147 处、《三因方》126 处、《圣济总录》86 处……该书于 1465 年活字版刊行，1592 年被日人掠去，藏日本国内厅书陵部，1876 年日人献出复刊，始为世所瞩目。《医方类聚》是 15 世纪朝鲜医学发展的又一巨大贡献，不但在朝鲜，而且对日本、中国之医学发展均有不小的影响。

　　以上两书之编撰完成，虽然要求朝鲜化，但就其内容来看，仍然是以中医学文献为基础，所引的朝鲜医学家著作者，仍只是相当小的部分。这足可证明中医书传入朝鲜，为朝鲜所用，在朝鲜医学发展上所发挥的重要作用。

　　前已论及，中医书传入朝鲜之品种虽多，但许多品种数量上仍较少，最少只一部或最多数部，仍是很难满足众多学生及医师之学习研究需求，因此，朝鲜大量翻刻刊行中医药书籍以广泛流传。据张文宣《古代中朝医药交流简史》研究，明代期间，据朝鲜《考事撮要》记载，1430—1585 年间，就有《素问》《灵枢》《难经》《直指方》《圣惠方》《世医得效方》《伤寒类书》《脉经》《医学正传》《衍义本草》等 70 余种中国医学书籍被翻刻刊行。

三　朝鲜自撰医学巨著增加

　　中医学传至朝鲜后，朝鲜医学家参考中医书及结合个人经验，或在政府提倡乡药化方针指导下，自撰医药书籍逐渐增多，而且水平越来越高，其内容不亚于日本、中国同行之巨著，只不过时间稍晚一些。日本医学家三木荣在《人类医学年表》中所列举者有：《百济新集方》（约6世纪）、《新罗法师方》（约8世纪）、金永锡《济众立效方》（1146年）、崔宗峻《御医撮要方》（1246年？）《乡药救急方》（1250年）、《乡药惠民经验方》（1360年）、《三和子乡药方》《乡药简易方》《东人经验方》（约14世纪）、权仲和监修《乡药济生集成方》（1389年）、《乡药集成方》（1433年）、《新注无冤录》（1434年）……自此之后到19世纪末，该年表所举朝鲜自撰医书（包括西医、牛痘等）约50余种，且主要集中在18世纪前。就13—15世纪所成医书之书名即可看出，此期朝鲜当局很提倡中医学的朝鲜化，特别是以朝鲜药物替代中药。以下重点介绍四大朝鲜医学巨著。

《乡药集成方》（1433年），85卷，是提倡医药朝鲜化的代表作之一。关于医药朝鲜化，权近在《乡药济生集成方》（1389年）序中曾强调，"吾东方远中国，药物之不产兹土者，人固患得之之难也"，"对病之药亦应异剂，不必苟同于中国也，况远土之物求之未得，病已深，或用价而得之，陈腐蠹败，其气已泄，不若土气完而可贵也，故用乡药治病，必力省而效速也"。《乡药集成方》（也包括其他医书）正是在朝医这一共识之下，由集贤殿直提俞孝通、典医监正卢重礼、典医监副正朴允德等奉世宗之命编撰。该书论病证959条，收方10706条，附针灸1476条，收药694种，从理论至临床各科，丰富多彩，富有朝鲜医药特色。

《医方类聚》（1445年），现存262卷。集贤殿副校理金礼蒙、著作郎柳诚源、司直闵普和等，以及医官医师金循义、崔闰、金有智等奉世宗之命集体编撰，是朝鲜医学集大成之作。其体裁仿《外台秘要》《圣惠方》，分95门，每门先论后方，方各注出处，按其成书年代次序排列，共收医方50000余条，约950万字；包括理论方药，内容十分丰富，堪称15世纪朝鲜医学集大成之巨著。此书先后在朝、日、中三国流传刊行。

《东医宝鉴》（1610年），25卷。本书参考中医书83种，朝鲜医书3种，乃太医许浚（1546—1615年）、杨礼寿、金应铎、李命源、郑礼男及儒医郑碏等于1596年奉宣宗之召设局编撰，并由宣宗命许浚"独为撰成"。由内医院设厅刻版于1613年刊行。中国明代著名医学家王纶、李梴、龚信、龚廷贤等人的著述以及《内经》以下之名著均有收引，同时收集民间验方等。该书分内景、外形、杂病、妇人、小儿、汤液、针灸等23篇，108门，收药15类1399种。全书条理清晰、内容丰富、简明切要，刊行后迅即传入中国、日本，产生了广泛的影响。许浚被誉为"古今第一名医"。

这里应说明的是什么叫"东医"。约在14世纪，朝鲜推行中医学乡药化即朝鲜化之际，朝鲜医学家以朝鲜在中国之东，其地理、气候等条件有异等，以为医药学应因地制宜，如权近《乡药济生集成方·序》强调"吾东方远中国……"之谓，但尚未有东医之命名。许浚等于1610年撰成《东医宝鉴》，可能是中医学朝鲜化而命名为东医之始。该书"集例"有："我国僻在东方，医药之道不绝如线，则我国之医亦可谓之东医也。"由乡药化至东医，或可谓中医学朝鲜化努力的新起点。此期随着中医书《万病回春》与《医学入门》传至朝鲜，并产生较广泛的影响，故而形成了"宝鉴派""回春派""入门派"相互促进、争鸣之局面。

《东医寿世保元》(1894年)，4卷，总625条，李济马撰著。他参考《内经》《伤寒论》以下历代中国医家之名著，尤以《灵枢》《伤寒论》以及金元诸家之书为重点，共计约40余种，创造性地提出"四象医学"的理论与诊疗知识，很富有特色。他认为"《灵枢》书中，有太少阴阳五行人论，而略得外形，未得脏理，盖太少阴阳人，早有古昔之见而未尽精究也"。"余生于医药经验五六千载后，因前人之述，偶得四象人脏腑性理，著得一书，名曰寿世保元"。"盖古之医师，不知心之爱恶所欲喜怒哀乐偏著者为病，而但知脾胃水谷风寒暑湿触犯者为病"。他认为《内经》其理有可考，而其说不可尽信，因创四象理论，倡导"五脏之心，中央之太极也，五脏之肺脾肝肾四维之四象也"。"天机有四""人事有四"等，从而提出四象之整体观、阴阳论、四行论、脏腑论、病理论、临床学、预防学等十分完整的理论体系。在临床学方面他大量引用张仲景著作之理论、医方而加以改造。李济马十分推崇张仲景、许浚，认为："若以医家勤劳功业论之，则当以张仲景、朱肱、许浚为首。"其《东医寿世保元》在某种意义上可以说是全新的，它源于中医学而不同于中医学，朝鲜化气息十分浓厚。理法方药多有创新之处，书成刊行后影响迅即扩大，并逐渐形成学派，为东医的发展作出了重大贡献，至今仍为朝鲜及我国延边医学家所运用、所发展。

四　中朝医学家学术研讨会

朝鲜医学家在学习钻研中医学的过程中，或在其医疗实践、教授生徒中，出现疑难问题是十分自然之事，他们除了自身深入探讨或向朋友请教外，还经常向中国同行询问或互相讨论，具体做法则是向中国派往朝鲜之医师进行请教，或派员到中国留学考察。此类做法多是医学家间私下进行，而且所讨论的也多是个别医师之疑难问题。在此，我们所要介绍的学术研讨会，是指中朝间都互有准备，集中疑难问题，运用会议形式，有分工合作，并且有完整记录的中、朝医学学术交流研讨会。有史可考者，这种研讨会有两次。例如，第一次是由朝鲜尹知微提问，中国王应遴等答疑，研讨后记录成书，名为《朝鲜医学问答》，于1380年刊行。第二次是1617年，由朝鲜派遣崔顺立等来中国请问医学，中国派御医傅懋光等答疑讨论，研讨记录成书，命为《医学疑问》3卷刊行。以下仅以《医学疑问》为例做一些介绍。

明万历四十五年（1617年），朝鲜集国内医学发展之疑难问题，向中国方面提出要求太医院给予阐释讨论。明万历皇帝十分重视，命太医院组织名医答疑，并批准太医院衙门"发门票以便往来"，同时指令太医院医官，"务各尽心"，"俾岐黄方诀，曲畅无蕴"。还任命学验俱丰的太医院吏目、教习官、御医傅懋光（1573—1644年）为接待朝鲜医学团之正教，主答朝鲜医学家之医学疑义；又任命太医院太医朱尚约、杨嘉祚及教习官赵宗智、钱国祚为副教。

朝鲜医学团是由朝鲜国派遣其内医院（按，约同于中国之太医院）教习御医崔顺立、安国臣等组成。

研讨的地点设在京城之太医院内，答疑时间定为每逢单日举行，由中国正、副教轮流解疑。

参加医学交流研讨会的人员，除上述中朝双方当事医学家及各自记录人员之外，从"并发门票，以便往来"可知，当有更多学者参与听讲。

研讨会的内容涉及医学运气学说、医学基础理论、各种病症（包括眼病、痘疹、口齿、痔疾以及气、血虚等杂病）诊治、针灸，以及药物之品种鉴别，朝鲜药与中国药之品种真伪、炮制加工等，还有极罕见的中医名词术语之解释等。例如："闪肭""茄子疾"，如何鉴别海马之雌雄，"火行三方""铃上漏水响"等等，中国医学家对朝鲜医生提出的38则疑难问题，在多日的交流研讨中均一一给予令人信服的说明、解释和论述，效果颇佳。

《医学疑问》一书，正是这次中朝两国医学家高层次问答、解疑的真实记录。该记录整理出版后，得到中、朝两国医学家之珍惜，发挥了重大的作用。例如，朝鲜内医杨礼寿《医林撮要》中之"中朝质方""中朝传习方"以及中国的《高丽质问录》多取材于此。

傅懋光由于组织这次学术交流所显示出的出众才能与学识，及讲习有功，升擢为上林苑右监丞，崇祯时更官至太常寺卿（1635年），掌太医院院使。

五　中国人痘接种术传入朝鲜

中国医学家发明人痘接种以预防烈性传染病天花获得成功后，于 17 世纪由于康熙帝之推广而逐渐传至俄、土，以及欧、非、美许多国家与地区，但令人费解的是近邻朝鲜、日本接受该术却较晚，是否与医理过于致密、轻视技术手术或涉于伦理等有关，其确切原因尚未尽知。朝鲜与中国最近，接受人痘却还晚于日本。据称，朝鲜大国手李慕庵的信札中曾记有种痘之事（1763年），其后义州府尹李基让曾得到过《郑氏种痘方》一书，但仅此还不知是否已在朝鲜推行人痘接种以预防天花者。公元 1790年，朝鲜使者朴斋家、朴菱洋来到中国京城，回国时从中国带去一部《御纂医宗金鉴》(1742 年)，献给朝鲜正宗帝。《医宗金鉴》中载有专门的《幼科种痘心法要旨》，详述人痘接种要旨、选苗、蓄苗、天时、择吉、调摄、禁忌、可种、不可种、补种等等。至此，似乎仍不能得出 1790 年朝鲜已有推行人痘接种者。其后，朴斋家在出任永平府使的过程中，曾指派一乡吏按《种痘心法要旨》所述之人痘接种法进行试验获得成功。一说公元 1800 年，朝鲜医学家丁茶山（若镛）将《医宗金鉴》中之《幼科种痘心法要旨》与《郑氏种痘方》合并改编成为《种痘心法要旨》一书。丁氏还撰有《麻科会通》(1798 年)。至此，中国人痘接种以预防天花的技术当在朝鲜得到较广泛之推广。值得提及的是民间医师李钟仁，据称李钟仁按照中国种痘法在民间广泛接种人痘获得成功。丁若镛（1762—1836 年）《麻科会通》曾论其"全以时苗种四、五传，遂如方书所言"，"入京城得儿稚俱种，法遂得行，此东国种痘之始也"。[1] 李钟仁总结经验，撰有《时种通编》（1817年）传世，中国人痘接种以预防天花的技术始得在朝鲜推广，并引起朝鲜医学界的重视。1808年，朝鲜为了推广该术，更翻刻朱纯嘏《痘疹定论》等有关论述人痘接种之名著刊行；不久后的1834年，又翻印曾香田《痘疹会通》等刊行。从中，我们一方面可知朝鲜此期多有麻痘流行，有种痘的需要；另一方面证明朝鲜对推广人痘接种之重视。同时，值得注意的是此时也是朝鲜引进牛痘接种之时。

六　中国法医学传入朝鲜

朝鲜李朝太祖李成桂于公元1392年灭高丽而立国号朝鲜后，由于健全法治之需要，从中国引进了法医学著作——王与撰《无冤录》。李朝世宗命有关官员崔致云、李世衡等，"参校本文，博考他书，事穷源流，字究窾冗，详加注释，并附音训"，刊行了朝鲜版的《新注无冤录》（1440年），以适应朝鲜法官学习与办案之需要。此后曾于1447年重刊以满足南方之需要。该书一直是朝鲜法医与刑侦之主要参考书，并由朝鲜传至日本，对日本法医学发展产生了重要影响。约300年后，朝鲜当局才在此书的基础上，于1744年，英宗命有关官员修纂《续大典》时，鉴于《新注无冤录》讹误之处较多，令其增删训注。其后，又经具允明、金就夏再加重订而成《增修无冤录》，该书不但在朝鲜广为流传，取代《新注无冤录》之影响，而且也传入日本。

---

[1] 马伯英,高晞,洪中立.中外医学文化交流史[M].上海：文汇出版社,1993:33.

由于《新注无冤录》与《增修无冤录》均系中文印行，朝鲜人在用于检验时广泛应用有困难，1790 年时，正祖命刑曹判书徐有邻将《增修无冤录》翻译为朝鲜文于 1792 年先行颁布，此后于 1796 年刊行《增修无冤录》中文版。

在刑侦方面，朝鲜著名政治家丁若镛（1762—1836 年），是实学之集大成者，不但重视医学，精通医学，在朝鲜推广人痘接种以预防天花的活动中曾发挥了重要作用，而且对法医学、刑侦也十分重视。他鉴于刑官往往玩忽职守，不以人命为重，无辜良民蒙冤难申，乃编撰《钦钦新书》，所参考者除朝鲜之事例等之外，主要是依据中国之张景《疑狱集》与吴讷《祥刑要览》等。

第三节　中医药在东南亚各国影响扩大

明代，中国与东南亚的医药文化交流更加频繁。永乐帝是中国第一位愿对东南亚作出极大关注，并在中国和这个地区诸国相互交往的关系中采取主动的皇帝。

（一）泰国（暹罗）

从 1370 年到 1643 年间，暹罗使节到中国访问和贸易达 102 次之多。阿瑜陀耶王朝的那莱王在位时代，即明洪武十年（1377 年），中国皇帝曾授予阿瑜陀耶国王"暹罗国王"金印。而大城是东南亚的重要贸易中心之一。那莱王曾建立一支有 400 多艘船的船队，由中国人驾驶，和中国通商。贸易项目有药物与其他物品，如兽皮、象牙、柚木、苏木、生丝、翠羽、乌龟蛋、胡椒及芦荟等。这个时期，都市中已有华侨出售中国药材。广东省澄海县（现澄海区）东里乡旅泰的李松青，是有名可考的第一代代客煎药赠医的华侨医生，他在曼谷创办了李天顺堂药材店，世代相传，成为药业世家。

清雍正二年（1724年），暹罗运送大米到广东，也销售药物沉香、胡椒等。从此，泰国华人经营大米出口贸易，极一时之盛。

暹罗的药用酒类也引起了中国医家的重视。《本草纲目》"烧酒"中记载用烧酒治病，疗效良好。[1]

在曼谷王朝时期，泰国的贵族仍垄断对外贸易，享有售卖物品和药物的专有权，如锡、燕窝、胡椒、食糖等。从18世纪末叶起，华商经营的民间贸易与药物买卖开始增加，铁、藤黄、蜡、安息香、树胶、苏木、生丝等都是泰国重要的输出品。

到19世纪的1821至1822年间，泰国对中国的民间贸易占用了140艘帆船，泰国输出的有胡椒、紫梗、苏木、象牙、小豆蔻、毛皮、角、铁、锡、大米、木材、籽棉等，中国则输出了器皿、茶叶和生丝等。

（二）马来西亚（满剌加）

根据17世纪初的《马来纪年》（*Malay Annals*）的记载，在15世纪初叶，马来半岛西南部兴起一个以马六甲为中心的马

---

[1]《本草纲目》"烧酒"中记载："暹罗酒以烧酒复烧二次，入珍宝异香……有积病，饮一二杯即愈，且杀蛊。"李时珍自述曾亲眼见过这种酒的治病效果。

六甲王朝（也叫麻六甲），中国史籍称为满刺加国。[1]

拜里迷苏刺被明朝封为满刺加国王之后，中国商人常到这里贸易，作药物与商品的交换。从明成祖永乐元年到明武宗正德六年，即从公元 1403 年的尹庆到达满刺加起，直到公元 1511 年满刺加被葡萄牙殖民者所占领为止，这 100 余年间，满刺加派遣使者到中国朝贡达 22 次之多。《洪武实录》《永乐实录》等记述朝贡物有玛瑙、珍珠、玳瑁、犀角、燕窝、乳香、沉香、片脑、胡椒等，而中国是以诰印、彩币、袭衣、麒麟衣、人参、麝香等回赐。

郑和下西洋开始于永乐三年（1405 年），结束于宣德八年（1433 年），前后 7 次，前后达 29 年。他的商船队除了兵士外，带着的是大批的金银、钱钞，上等的丝织品、瓷器和手工业产品。中国的商人在满刺加，运来绸缎、蚕丝、纺织品、陶瓷品、麝香、硝石、大黄等，而换取的是各种香料，锡、象牙、染料和玻璃器皿等物品。[2]

第一个随郑和出使西洋的医生是匡愚。匡愚原是江苏省常熟县人，[3] 他把南洋一带的药物带回中国，促进了中国与满刺加的药物交流。

郑和访问满刺加后，马来半岛上的彭亨国、柔佛国等都向明朝进贡物品，如犀角、片脑、槟榔、胡椒、燕窝、乳香、没药等。[4]

[1] 满刺加在中国唐代《通典》中叫作"羊支跋"。元代《岛夷志略》中叫"无枝跋"，这两个名称都是梵文"五屿"的音译。明代马欢的《瀛涯胜览》中称为"五屿"，五屿就是今日的马六甲。
[2] 余思伟. 中外海上交通与华侨 [M]. 广州：暨南大学出版社,1991:51-66.
[3] 高士𩰚，杨振藻，修；钱陆灿，纂.（康熙）常熟县志：卷 21[M]. 刻本.1687:40.
[4] 黄省曾. 西洋朝贡典录：卷上 [M]. 谢方，校注. 北京：中华书局,1982:49.
张燮. 东西洋考：卷 4[M]. 北京：商务印书馆,1937:50.

（三）文莱（渤泥）

15世纪末到16世纪初是文莱的"黄金时代"，渤泥的版图差不多包括了整个婆罗洲，成为东南亚有重要政治影响力的国家。明太祖洪武三年（1370年），朝廷派遣监察御史张敬之和福建行省都事沈秩等出使渤泥。随后，渤泥的亦思麻逸等4人，也在洪武四年（1371年）八月十五日到明朝的都城南京。明永乐六年（1408年），渤泥国王麻那惹加在东南亚国家中，最先亲率妻儿子侄陪臣等150多人到中国访问，不幸逝世于会同馆，葬于南京雨花台石子冈。

在这个时期，渤泥大力发展胡椒的种植、生产和出口，中国商人也在这时传入水稻种植技术、中国秤称、茶叶和瓷器。

（四）新加坡（单马锡）

新加坡在公元1511年到公元1810年的300年里，被称为单马锡，是商港，也是战场。柔佛王朝与葡萄牙人、柔佛王朝与亚齐人等均在此争战，荷兰人也把单马锡作为军事据点。由于政治局势的种种影响，单马锡由单一国家，降格为一个不大重要的通商口岸，而且和中国的贸易几近于停顿。

（五）印尼（满者伯夷与苏木答剌）

满者伯夷又称麻喏巴歇，位于爪哇布兰达斯河下游（今泗水附近）。根据1365年统治者哈奄·武禄（拉贾沙纳卡拉王）的《爪哇史颂》，满者伯夷在公元1294年建国，到公元1520年灭亡，共有10位国王。[1]

满者伯夷商业发达，和中国建立了友好关系。明洪武二年

---

[1] 梅·加·李克莱弗斯. 印度尼西亚历史 [M]. 北京：商务印书馆,1993:22-30.

（1369 年），明太祖曾遣使访问满者伯夷，表示修好。哈奄·武禄在位时，爪哇的商船曾运载香料、木料、手工业品来中国贸易。当时中爪哇和东爪哇的大米、胡椒、罗望子果、宝石和黄金等都是当地商人和中国交换的商品和药物。中国除了输出丝布、瓷器、漆器、茶叶、药材到爪哇外，在爪哇定居的中国人，也从事农业和手工业活动，种水稻、胡椒和冶炼铸造、酿酒、制糖、养蚕、制绢等，中国的医药，也随着这些先进的生产技术传到印尼。

在明清时期，另一个和中国通商的印尼国家是苏木答剌（也称须文答剌、须文达那、哑齐），它位于苏门答腊岛西部。据《明史》卷三二五"苏门答剌传"记载：中国商人货运到此地，可得价高利厚之回报。

满者伯夷王国灭亡后，爪哇中部和东部，在 1575 年出现伊斯兰教国家马打蓝（Mataram），在西爪哇；1568 年出现了万丹（Bantam）。

（六）菲律宾（苏禄和猫里雾）

15 世纪，中菲两国的友好关系有了进一步的发展。据中国史籍记载：明洪武五年（1372 年）和永乐八年（1410 年），吕宋派遣使节访问明廷。明永乐三年（1405 年），猫里雾（今明多罗岛）也派遣使臣访问中国。[1] 明朝政府也派遣使节出访菲律宾群岛。明永乐三年（1405 年），朝廷派使团访问吕宋。1408 年到 1410 年间，郑和也访问了马尼拉和民都洛岛。

---

[1] 陈佳荣在《金猫里、合猫里和猫里务考》（《中外关系史论丛》第一辑）中说："金猫里或合猫里在爪哇，猫里务在明多罗岛。《东西洋考》将它们合而为一，实误。"

苏禄也叫苏鲁、苏洛，在今日的苏禄群岛。苏禄与中国在货物方面的交流，主要是用黄蜡、珍珠、玳瑁等换取中国的赤金、八都剌布、青珠、铁条等。1417年，苏禄东王巴都葛叭哈剌率领西王、峒王、眷属、臣僚等共340多人，组成庞大使团访问明朝，并献上珍珠、黄蜡、宝石、玳瑁等礼物，明朝永乐皇帝也以袭衣、冠带、鞍马、仪仗等回赠。苏禄王不幸未回国，在途中病死于山东德州。

通过中菲人民的往来贸易，中国的农具、丝绸、布匹、琉璃珠、陶瓷器等输入群岛各地，而菲律宾的一些药物，如槟榔以及黄蜡、珍珠、棉花、苏木、椰心簟，香料等也运到中国来，促进了两国间的药物和商品交流。当然，中国医学也随之流传到菲律宾。[1]

东南亚各国在欧洲诸国的势力未入侵之前，不但和中国交往密切，在政治上也深受中国影响。由于语言、民族、地域和政治制度等各方面的不同，中国和东南亚各国多在药物香料和食用商品方面交流，在医疗经验上交流不多。一直到18世纪末叶后，随着中国移民的增加，中国的医和药，才开始在各地区发展起来。

第四节　中国人痘接种术传遍各大洲

预防疾病的思想在中国医学领域与知识分子阶层作为理想

---

[1] 中山大学历史系东南亚历史研究室.菲律宾史稿[M].北京:商务印书馆,1977:20-38.

境界是有悠久历史的。例如,《周易》说"君子以思患而预防之",《淮南子》有"良医者,常治无病之病,故无病"之说。《内经》则说,"是故圣人不治已病治未病","病已成而后药之,不亦晚乎","故曰上工治未病,不治已病,此之谓也"。扁鹊诊视齐桓侯未病之病后,感叹地说:"使圣人预知微,能使良医得早从事,则疾可已,身可后也。"中国历代医学家正是在这些先进思想与最高理想指导下,不断探索着疾病之能否预防的技术。例如:葛洪(281—341年)"疗狂犬咬人方,乃杀所咬犬,取脑傅之,后不复发"。又如他对恙虫病预防法之描述:"人有识处者可掘而食之,溪边行亦往往得此,若中毒,乃为屑与服","初见此疮,便宜疗之……亦取细屑麝香涂之"。这里所讲的屑即指携带病原体形似小红蜘蛛的恙虫粉末。前者为法国巴斯德所证实,后者为美国立克次氏所发现,并各制出了疫苗。孙思邈(581—682年)为了预防疖病,创造性地运用在患者疮疖四周接种脓汁、血汁的方法。所有这一切都与"以毒攻毒"的思想相关。人痘接种术预防天花获得成功,与上述探索之经验总结不无关系。

一 中国人痘接种术预防天花成功

天花给人类造成的极大灾难是众所周知的。天花约在公元二三世纪传入中国,在天花史的研究中,一个有意义的事实,即中国从天花传入到消灭天花的1000多年中,没有发现一次如同欧洲那样由于天花流行,造成"半数以上人口的脸上布满痘疮"和"墓园中挤满死尸"的惨状。按照烈性传染病的流行规律,天花传入中国后，由于人们毫无对该病的知识和抵抗力，本应引致更高的发病率和死亡率，但是，这种情况在中国至少缺乏有力的证据。分析其原因，中国医学家在"以毒攻毒"的思想指导下，为了战胜天花必然有过无数次的有效尝试。其中孙思邈接种患疮人脓血的方法，不会不给探索者以启发。孙氏的用针或用小刀刺破皮肉，取患疮人疮中汁黄脓敷之的方法，几乎同人痘接种没有什么区别。遗憾的只是我们还未能从文献上寻出其渊源关系的确切依据。

中国医学家们为了防治，特别是预防天花，曾经进行过无数次的探索和观察。以下的预防方法是很有趣的，宋明时期（960—1644 年），除了数以百计使用药物治疗的记载外，还记载了许多用鼠肉、白水牛虱、白鸽肉、蜈蚣入鸡卵中蒸食，白鸽卵浸粪尿半月煮食，人中白预防天花等，并指出屡试屡效，终身不出痘等等。此外，还有以白鸽毛煮汤浴儿、兔头煎汤浴、令小儿滚猪窝等方法以求减轻天花发病之症状，即稀痘法。例如白水牛虱预防天花，李时珍撰《本草纲目》时引用 15 世纪谈野翁预解痘毒方："用白水牛虱一岁一枚，和米粉作饼，与儿空腹食之，取下恶粪，终身可免痘疮之患。"[1] 有学者认为白水牛虱实际上可能是牛痘痂。又方：用白水牛虱 49 枚者。这些方法的学术价值是难以确切论证的，但如果以曾感染天花的白水牛虱内服，有获得成功的机会，这是不难理解的。

在寻求预防天花的漫长岁月里，有这样一个富有说服力的故事。宋真宗（998—1022 年）时，宰相王旦的几个孩子均因

---

[1] 李时珍.本草纲目 [M]. 北京：人民卫生出版社，1982:2292.

天花夭折，后老年得子，名素，王旦很担心幼儿再遭天花之害，四处招医寻求防治之法，有人推荐四川峨眉山有神医，能种痘免除天花，百不失一。王旦月后果然将这位医师请到京城，医师检查了王素的身体后，即于次日为他种了痘，第 7 日小孩发烧，12 天后种痘处即结痂。王素活到 67 岁也从未感染天花。这个生动的事例，虽然是数百年后一位曾为皇室子孙等种痘获得成功的种痘专家朱纯嘏追记的，清御纂并颁行之《医宗金鉴》（1742年）也宗此观点，但参考孙思邈接种脓血以防疣目、疖肿的方法，比孙氏晚 300 多年的峨眉山神医用接种人痘脓汁以预防天花也就不是不可信的了。因此，我们认为中国在 12 世纪初已发明应用人痘接种法以预防天花的意见，基本上是可以成立的。

关于中国人痘接种法始于何时的问题，除朱纯嘏认为始于 11 世纪外，与朱氏同时代的另一位种痘专家俞茂鲲追记："闻种痘法起于明隆庆年间（1567—1572 年），宁国府太平县，姓氏失考，得之异人丹传之家。由此蔓延天下，至今种痘者，宁国人居多。"[1] 两相比较，虽然前后差 400 多年，但朱氏所记的 11 世纪仅有峨眉神医，而俞氏所记虽晚，却是"得之异人丹传之家"，并明确指出"由此蔓延天下"，峨眉山神医与异人丹传是很相一致的。

人痘接种法由于技术的改进而十分成功。公元 1741 年，张琰在《种痘新书》中写道："经余种者不下八九千人，屈指记之，所莫救者，不过二三十耳。"这说明当时种痘失败者，不过 3%。

---

[1] 俞茂鲲. 痘科金镜赋集解：种痘说 [M]// 四库未收书辑刊编纂委员会. 四库未收书辑刊：第 10 辑（第 8 册）. 北京：北京出版社,2000.

例如：痘衣法改进为痘浆法，旱苗法改进为水苗法，时苗法改进为熟苗法，代表了这一系列改进的过程。郑望颐的《种痘方》指出："若自出天花之痂，谓之时苗，此苗之中，有时行之气，若不辨而用之，名虽为种痘，实与传染他儿天行时痘之气无异，此时苗之不可用也。"朱奕梁《种痘心方》（1808 年）总结这一改进的科学理论时指出："其苗传种愈久，则药力之提拔愈精，人工选炼愈熟，火毒汰尽，精气独存，所以万全而无患也。若时苗能连种七次，精加选炼，即为熟苗，不可不知。"可见其选种育苗与现代疫苗的科学原理是完全一致的。

二　人痘接种术传遍各大洲

人痘接种法在中国得到了广泛的宣传和推广。公元 16 至 17 世纪间，人痘接种预防天花，犹如中国传统医学一样，相互传习，自南而北，不胫而走，相当普遍，并得到人们的普遍信赖。即是最高统治当局或医学权威机构也多认可。公元 1681 年，当时最高统治者康熙皇帝的《庭训格言》明示："国初人多畏出痘，至朕得种痘方，诸子女尔等子女，皆以种痘得无恙，今边外四十九旗及喀尔喀诸藩，俱命种痘，凡所种皆得善愈，尝记初种痘时，年老人尚以为怪，朕坚意为之，遂全此千万人之生者，岂偶然耶。"公元 1742 年，国家正式颁布的《医宗金鉴》，更详载了人痘接种法，从此几成为举国上下的国策。天花之猖獗于欧非而未能暴发于中国者，人痘接种之普遍推广，堪谓重要之因素。

人痘接种法之传播国外，不但较早也很广泛。约 1672 年，人痘接种法通过西尔加希亚地区传至君士坦丁堡。公元 1688 年，"俄罗斯遣人至中国学痘医，由撒纳特衙门移会理藩院衙门，在京城肄业"。[1] 这是国外派遣留学生到中国专门学习人痘接种法之最早记载。法国启蒙思想家伏尔泰(Voltaire,1694—1778 年)在《哲学笔记·谈种痘》中曾指出西尔加希亚妇女掌握人痘接种技术。他在抨击当时保守势力对人痘接种的反对态度时指出："我听说一百年来中国人一直就有这种习惯，这是被认为全世界最聪明最礼貌的一个民族的伟大先例和榜样"。他对英国人学会种痘而法国人不会种痘表示遗憾。法王路易十六，在其父死于天花后的同年，就接种了人痘。伏尔泰的记述，给我们分析 18 世纪初中国人痘接种法传播情况提供了重要线索。地处北高加索的西尔加希亚妇女掌握人痘接种技术，虽然有可能经由丝绸之路直接来自中国，但也有可能是从俄罗斯学习的，土耳其人学会人痘接种技术，可能就在 1721 年俄土战争期间或战前由俄国、或经由西尔加希亚传去的。18 世纪初，李斯特（ J.Lister ）、蒂蒙尼（ E.Timoni ）等住在君士坦丁堡的欧洲医生，写信给英国皇家学会报告过人痘接种技术。英国来华传教士医生德贞（ 1837—1901 年 ）在《牛痘考》一文中指出："自康熙五十六年（1717 年）有英国钦使曾驻土耳其国京，有国医种天花于其使之夫人，嗣后英使夫人遂传其术于本国，于是其术倡行于欧洲。"贝特曼（ Bettmann ）博士也指出："蒙塔古（ Montague，1689—1762 年 ）夫人，英国驻土耳其大使的妻子，1721 年使

[1] 俞正燮 . 癸巳存稿 : 卷 9[M]. 上海 : 商务印书馆 ,1935:250.

人痘接种法普及英国，蒙塔古夫人在土耳其学会人痘接种法后，1718 年返回英国，将该术在英国普遍传播，并得到女王的信任。"[1] 苏联彼得洛夫提出，早在 18 世纪初，英国航海家们就从中国把人痘接种法传入欧洲。同时认为人痘接种术由中国和西欧两途径传入俄国，爱加太利那二世曾于 1768 年特从英国聘请人痘接种医生去俄国种痘。[2] 人痘法还逐渐经由英国传至许多欧洲国家，随着黑奴贩运，人痘接种由欧洲经由突尼斯传至全非，并由此而传播美国和印度。

在美国，马瑟（Mather）牧师在《皇家学会报告》上读到有关土耳其人痘接种法的报告后，就和波士顿医师讨论这种惊人的对策。不幸的是，他的努力并未受到重视，只有布鲁克林乡下一名普通医师波尔斯东（Boylston，1679—1766 年）接纳了这项建议。公元 1721 年 6 月，他为自己的儿子和两名奴隶接种人痘。虽然很多人反对，他"直接接种"的拓荒工作，仍然得到皇家学会嘉许，并赠予他会员身份。后来，华盛顿让他的家族，以及整个军队接受人痘接种。在波士顿（1721 年）、麻省（1752 年）均采用了人痘接种法。美国科学家富兰克林（Franklin，1706—1790 年）在儿子死于天花后，也开始大声疾呼人痘接种法观念。[3] 人痘接种法得以在美洲传播。

公元 1744 年，人痘接种法由中国痘医李仁山传到长崎。次年即在日本专施人痘接种。日本医师折隆元、掘江元道二人奉

[1] 马伯英. 中国的人痘接种术是现代免疫学的先驱 [J]. 中华医史杂志,1995(3):139-144.
[2] 彼得洛夫. 医学史 [M]. 北京：人民卫生出版社,1957:159.
[3] 李师郑. 世界医学史话 [M]. 台北：民生报社,1957:413.

命向李氏学习人痘接种法，并给妓女 20 人接种。李仁山之《种痘说》，由平野繁十郎、林仁兵卫译成日文，名为《李仁山种痘和解》刊行于世。1752 年《医宗金鉴》传入日本，中国人痘接种法在日本流传更为广泛，约于 1794 年推广于全国。[1] 人痘接种法传入朝鲜约在公元 1763 年，或由日本学来，或由《医宗金鉴》传入朝鲜始。此术约在同一时期传至非洲其他国家和地区。

综上所述，可知牛痘发明前，中国人痘接种法在本国以及周边已推广应用数百年，在非洲、欧洲、亚洲和美洲等已广泛使用了百余年。公元 1796 年 5 月 14 日，由自身接种人痘而免天花之害的英国人痘接种医师琴纳（E.Jenner，1749—1823 年）首次为一个男孩接种牛痘获得成功，牛痘源于人痘接种的关系已十分清楚。中国人痘接种术之发明，是人类免疫思想和技术的伟大成就和先驱。

牛痘发明之后，在一些国家包括英国在内，虽然遭遇过反对和抵制，但终于为全世界所接受和推崇。

1805 年，牛痘接种法传至中国，中国由于有数百年人痘接种的传统，迅即得到推广和传播，牛痘逐渐在全世界取代了人痘。

世界卫生组织于 1979 年 10 月 26 日，在肯尼亚的内罗毕宣布全球消灭天花，这是人类医学史上最为光辉的一页。[2]

---

[1] 靳士英 . 我国痘科之传日及其影响 [J]. 中华医史杂志 ,1985(2):111.
[2] 李经纬 . 中国古代免疫思想、技术与影响 [J]. 中医药杂志 ,1993,4(3):169-175.

第五节　西洋医学在中国立足

明代，由于政治和经济上的需要，中国政府曾多次派遣郑和率领船队远航西洋（当时称今加里曼丹至非洲之间的海洋为西洋）。宣德六年至八年（1431—1433年）郑和第7次远航曾达今肯尼亚之马林迪（Malindi）。郑和的远航，使中国与南洋、非洲之间的关系更加密切，也促进了中外科学文化（包括医学在内）的交流。然本节所述之西洋医学却不是郑和所到之西洋地方医学，而是指今天我们习惯所称的源于欧美的西医学或称现代医学。在明代，甚至只是指欧洲一些国家之医学。其时，欧洲正值文艺复兴时期，科学技术摆脱了宗教之束缚，发展迅速，资本原始积累也加快。16世纪以后，欧洲一些国家相继进入资本主义阶段。为了获得更多的资本，他们不断向海外扩张。他们国内的宗教团体如耶稣会，则热衷于传播宗教活动，而当时地理新发现，使欧洲人寻找到了通往东方的航道，为资本主义扩张市场及传经布道，提供了更多的地域。耶稣会教士在传教的旗帜下，派出了一批批的传教士到东方，并将基督教以及西方科学知识传到了东方。

清代初期，传教士在中国的活动仍在继续。康熙帝患疟疾，得到西方传教士的金鸡纳树皮而获愈，因此他对西来之药物极为推崇，对西方科学知识也很欣赏。即便在他晚年颁布禁教令、采取闭关自守政策时，在清廷中供职的传教士仍被允许继续留任，并还有少量的有特长的传教士继续来华，使中西科学文化技术得以继续交流。

从医学来说，此时期的欧洲对解剖、生理等较为重视，因此在对人体结构和生理功能的认识上较中医有所长，而其理论基本承袭希波克拉底和盖伦学说，新学说尚未流行，而明清时期来华的传教士中医学专门人才很少，有的则忙于教务，因此很少有主动传播西洋医学之意，只是在传教布道书中有所介绍和涉及，但对中医界，毕竟是吹入了一股清新之风，使中国医生对人体结构和生理功能有了新的认识。至19世纪初，有传教医生在华开办诊所、医院、播种牛痘等，西洋医学传播渐广，从而获得中国人民之认可，得以在中国立足和发展，而完全不像唐宋金元时期传入之西方医学那样，或被湮没，或被融合进中医学中。

一 传教并译述西洋医书的传教士

在此期间来华，并翻译或著书介绍西洋医学的传教士有：

利玛窦（MatteoRicci，l552—1610年），字西泰，意大利人。他原就学于耶稣会学校，1568年被派遣至罗马会团新建之圣母会，1571年入圣安德修道院，随后志愿赴印度传教，于1578年赴印度。1582年应范礼安（Alexandro Valignani）神父之召，于该年8月抵澳门，在澳门学习华语，次年9月随罗明坚（Michael Rugiero）神父赴广东肇庆。虽受民变之扰，但他仍坚持研习中华文明，并认识到传道必先博得华人之尊敬，因此以天算舆地医学等结人心，颇得华人所重。他所制地图尤为华人羡赏。

1601 年，利玛窦抵北京，与监察御史冯应京、太仆寺卿李之藻、相国徐光启、京兆尹杨廷筠等交厚。同时，他还与当时的著名医学家交游研讨学问；在京宣教近 10 年，1610 年殁。其遗著可考者有 30 余种，多为天文舆算之书，而《西国记法》之原本篇述神经之学，在论脑时指出："记含之所在脑囊，盖颅囟后枕骨下，为记含之室。"此当是西洋传入神经学之嚆矢。

龙华民（Nicololo Longobardi, 1559—1654 年），字精华，意大利人。他主修文哲神学，受范礼安神父之召，于 1597 年抵华；初在韶州传教，1609 年奉召进京，翌年利玛窦逝世，他继其位而任中国区耶稣会会长。南京教案后他被押解出国，1622 年又奉召进京，一度下狱，旋又获释。清顺治十一年（1654 年），龙华民因倾跌受伤至年末卒。医学非其所长，但他曾参与邓玉函、罗雅各译《人身图说》；其所撰《灵魂道体说》中亦有关于医学之内容。

高一志（Alphonso Vagnoni, 1566—1640 年），意大利人，1605 年来华传教。1615 年,高一志曾被劾递解至广东,旋置澳门。1624 年他易名至山西绛州传教，曾为名宦韩云、韩霖兄弟洗礼。崇祯七年（1634 年）绛州饥疫，高一志多所拯济，并设育婴堂以收遗孤。遗著约 27 种，其中《空际格致》涉及古希腊四元素说及一些解剖学知识。

熊三拔（Sabbatino de Ursis, 1575—1620 年），字有纲，意大利人。他于 1606 年入华至京，1617 年因南京教案牵连，被押解至澳门，乃终老该地，1620 年卒。熊三拔遗著有 12 种，其中《泰西水法》为口授徐光启所译者，有阐述人类躯体运动原理、体液生理和病理及人与自然关联等方面内容，并介绍了西洋炼制药露法。

艾儒略（Giulio Aleni，1582—1649 年），字思及，出生于意大利的布雷西亚。他于 1610 年抵澳门，1613 年始入内地。遗著中有《职方外纪》5 卷，为增补利玛窦《万国图志》、庞迪我《图说》而成；又撰《性学觕述》8 卷，以及《西方问答》等，都涉及医学内容。

毕方济（Francesco Sambiasi，1582—1649 年），意大利人，1610 年至澳门传教，1613 年应召进北京。1623 年，由他口授，徐光启笔录译成《灵言蠡勺》2 卷，论述灵性说，有涉及神经生理学的内容。

汤若望（Johann Adam Schall Von Bell，1591—1666 年），字道未，日耳曼人。他于 1606 年至罗马求学，精天文数学；1610 年应龙华民之召来中国传教，于 1619 年抵澳门，1622 年入京，1627 年被派往西安。1630 年，邓玉函去世，他被召回京，入历局参加制历工作。清兵入关后，他投归清朝。他预测出的 1644 年 9 月 1 日的日食较汉人、回回历官都准确，因而被朝廷任命为钦天监监正，倍受恩宠，迭升为通议大夫、太常寺卿至光禄大夫。顺治逝世后，他厄运不断，1664 年被参劾，几被凌迟处死，1666 年病死于东堂。遗作有 30 余种，大多为历法之书，但如《主制群征》2 卷，涉及较多人体结构和生理功能等医学内容。

邓玉函（Jean Terrenz，1576—1630 年），字涵璞，瑞士人，以医学、哲学、数学著名，通多国语言。35 岁时，他投身教会，被派往东方国家传教。1618 年与金尼阁神父在里斯本登舟东航，同行有罗雅各。这一行人经苏门答剌、安南等地，于1621 年抵澳门，在澳门当地行医，曾解剖过日本 Ymexie 神父的尸体，是西方医生在华的第一次人体解剖实践。1629 年他被明廷征召进京，帮助修撰历法，从此放弃了医学。但他是欧洲的名医，有将西方解剖学介绍给中国的愿望，为此翻译了瑞士巴塞尔（Basel）大学包因（Gaspard Bauhin，1560—1624 年）教授的《解剖学论》，成《泰西人身说概》2 卷，并与罗雅各、龙华民合作译述了《人身图说》。

罗雅各（Giacomo Rho，1593—1638 年），明末来华的天主教耶稣会传教士，字味韶，意大利人。他修神学，精筹算，以算学教授闻名。1618 年他随金尼阁、邓玉函来远东，因患疫，困留印度一年，1622 年方抵澳门。此后他与高一志同至山西、河南传教，1631 年抵京。其遗作除宣扬教义外，余多为历法书，而《筹算》一书为泰西数学传华之始。他并不专医学，但曾与龙华民、邓玉函共译《人身图说》。

穆尼阁（Nicolas Smogulacki，1611—1656 年），波兰籍传教士。他于 1643 年来华，传教于江南，曾口授薛凤祚《天步真原》3 卷，书中提及天上星辰变迁能决定人体疾病的部位、性质、吉凶及人体生命等。

石振铎（Petrus Pinuela，？—1704 年），亦作石铎碌，为墨西哥方济各会传教士，于 1676 年来华。他著有《本草补》1卷，为第一部传入中国的西洋药物学专著，书已佚。赵学敏在《本草纲目拾遗》中引用过该书部分药物。

罗明坚（Michel Ruggieri，1543—1607 年），字复初，意

大利传教士。在其所著《天实主义》中有植物学内容，述及药草之功用、人类从动物自疗中获取经验等。

傅汎际（Franciscus Eurtado，1587—1653年），为葡萄牙传教士。在其所著《寰有诠》和《名理探》中述及心脏和视觉功能、大脑的作用及人与四体液之关系等。

卫匡国（Martinus Matini，1614—1661年），为意大利传教士，遗著有《真主灵性理证》，论及人体骨骼数目及人体生理功能等。

南怀仁（Ferdinandus Verbiest，1623—1688年），为比利时传教士，于1657年来华，助汤若望修历，亦一起被系狱。遗著有教义、神哲、仪象书，据说有《司目图说》一种，今不知存佚，顾名思义，当是有关眼科之书籍。

二 传教士在中国介绍西方医学

在上述来华传教士中，仅邓玉函是欧洲名医，但来华后因教会工作需要，他专心致力于天文历法，反而放弃了医学，仅只翻译及参与译述了《泰西人身说概》和《人身图说》，介绍了西方解剖学的成就；其他传教士的非医学著述中，也涉及了一些西方医学内容，今综合分述之。

（一）解剖生理及病理

关于神经记忆之说：

利玛窦之《西国记法·原本篇》可谓"西洋神经学传入之

嚆矢"。[1] 其书云:"记含有所在脑囊,盖颅囟后枕骨下为记含之室,故人追忆所记之事骤不可得,其手不觉搔脑后,若索物令之出者,虽儿童亦如是。或人脑后有患则多遗忘。"[2] 此说对习惯于"心为君主之官""心藏神""心主神明"的中国知识界是全新的学说,因此为一些开明的中国士大夫和医界人士所接受,并在他们的著作中有所反映(见下节)。

《性学书》一书中述及了神经分类:"动觉至细之德有二分:一使周身有运动之德,一使周身有知觉之德。皆有筋络以通百体……"很明显,这是将神经分为运动神经和感觉神经。而在《泰西人身说概》中,对神经有更细致之描述,将神经称为"细筋",认为"其体合三者而成,乃皮与骨髓、肉筋也","细筋中无空处,止有气而无血,故身体不能觉不能动者,因无气则无力矣",将神经传导归之于气。而且此书还介绍了"脑神经有七双:第一双从脑底到眼目送视力,第二双到眼睛肉块送动力,第三双到舌与面上……"相当于今之视神经、动眼神经、滑车神经、三叉神经、听神经、颜面神经、迷走神经和舌下神经。此书也记载了脊神经:"脊骨两边,每节各发一双细筋,悉自上而下,各有所行本动。"对脑的构造和功能亦有较详描述,如"脑分二所,脑本软体",指两半球;"脑有两大空处",指脑室;"脑之机能,人生具五官也,以能容受外来万物之所施,即送之脑中,与总知觉司,如置邮传命者。然夫总觉之司者,脑也"。这些内容还是古希腊罗马时期盖伦(约130—200年)的学说。盖伦之说统

[1] 方豪.中西交通史:下册 [M].长沙:岳麓书社,1987:799.
[2] 所引传教士书,未注明者,均引自:范行准.明季西洋传入之医学 [M].牛亚华校注.上海:上海人民出版社,2012.

治西方医学长达 1400 年，其时传教士所习的神经生理等知识尚属盖伦体系，而维萨里、哈维之说虽已问世，但尚未广泛为西方学者所接受。

关于消化系统方面：

《泰西水法》和《性学觕述》都持三化说。《泰西水法》云："凡人饮食盖有三化：一曰火化，烹煮熟烂；二曰口化，细嚼缓咽；三曰胃化，蒸变传布。二化得力，不劳于胃，故食生食冷，大嚼急咽则胃受伤也。胃化既毕，乃传于脾。传脾之物悉成乳糜，次乃分散达于周身。其上妙者化气归筋，其次妙者化血归脉，用能滋益精髓，长养肌体，调和营卫。所云妙者，饮食之精华也。"《性学觕述》虽也持三化，但与《泰西水法》不同，其三化为："……一口化，一胃化，一肝化也。口化不惟在齿牙之咀嚼，亦在精液调和以助饮食之化而输之于胃，至胃第二化。胃之左边有胆，胆有细脉以通热气于胃，如火上之加薪；右边有肝有脾，是为血府，自有余热到胃，胃所化，即为百骸所需，百骸各以其火输焉。胃化饮食乃成白色如乳汁之凝，引入大肠，肠有多脉，吸之至肝，肝因以所翕之精华化为四液，既肝之第三化也。"

上述两种三化，都是对消化过程之描述，可见西方学术界亦有不同之认识。而对消化器官构造，则有较深入之研究。如曰食管："其体为肉及筋之中体乃以细膜及筋及他肉体而成。筋细皮在内，以口内之细膜至唇而与气喉相连，又以直细线织成……其外细肉细皮以横细线织成……此二细膜与胃之二层相连食喉结成之肢。"已观察到食管壁由三层结构构成，与后世认为食管壁外层为纤维、内层黏膜、中层结缔组织相合。

关于循环系统方面：

《性学觕述》和《性学书》有较多论述。《性学觕述》云：
"论心之形，上阔而圆，圆能多容且尊，下窄而锐，锐则翕聚真
火，盖稍似桃实，然其外周有坚薄皮围护如城，胸腔肋骨如廓
也。"《性学书》则记载了左右心室肉膈："心内有二小包孔，一
左一右，二孔中以坚肉成壁，以为左右孔之界。"此二小包指左
右心室。对心瓣膜亦有记载，《性学书》谓："问心内坚肉何以
二孔之界如壁，曰：心之二小孔所以炼脉经甚之血使莫可渗……
二小孔各有管路，各有小门，如树之小叶，血之出入皆自开合，
莫或有逆退。"这就很明显地阐述了现代称之二尖瓣、三尖瓣及
其控制血流方向之功能。《泰西人身说概》则称之为小耳："心
界有二体犹之小耳，此耳运心内外之分，其质柔软，乃筋之体。"
小耳即心瓣膜。只是其时未分出二三尖瓣，而统之曰小门、小
耳而已。

关于呼吸之生理和器官方面：

《性学觕述》云："呼吸之具有四：一为心，一为肺，一为
鬲，一为气管。"其述肺曰："肺之体轻，有如浮血，所洁之沫，
便于气之渗也。加勒讷云自喉之中下通于肺，有一筋脉合而到
心之右孔气海，自此心孔通出以养其肺；而又有一血脉通贯其
肺，合于心之左孔。颔下则分为二管透入于肺，又细分之满肺
皆通嘘吸之气焉。"这里描述的实为肺循环。一筋脉即肺动脉，
一血脉即肺静脉。《泰西人身说概》中还指出了肺之分叶，曰：
"大概分为四叶，左右各二……凡躯体修伟者，胸必广，故或有
五叶者。"按肺应为五叶，左二右三，并非形体修伟者方具。对

呼吸生理,《性学觕述》认为:"肺动而嘘吸外气,虽由肺之本能,然鬲亦同动相辅。肺鬲之动,又本于心。虽心动速,肺动缓,心动关乎脉,嘘吸关乎肺,心动由于内,嘘吸之动由乎外,其动不侔其实。肺与嘘吸之动,总根于心之动也。"对肺、鬲和心在呼吸运动中相辅相成的功能作了描述。而在《泰西人身说概》中,则对肺之机能作了探讨,认为"肺既为嘘吸之官,则可因舒畅吸外清气以凉心,亦可以挤紧嘘内热气以救心。夫热气在心内生发焦热如烟如雾,至隆冬则以外冷凝结而可见,盖明心热气之渣随嘘气避泻也。一嘘一吸形如橐籥"。这种吸外清气以凉心,嘘内热气以救心说是错误的,但说肺吸取外界清气,嘘出内热之气,一嘘一吸形如橐籥,则颇类今之呼吸生理。

关于运动系统方面:

在《主制群征》中有较详细之介绍,如其述骨骼,曰:"首骨自额连于脑,其数八。上颌之骨十有二,下则浑骨一焉。齿三十有二。脊三十有四。胸之上有刀骨焉,分为三。肋之骨,二十有四,起于脊上,十四环至胸,直接刀骨,所以护存心肺也。下十较短不合,其前所以宽,脾胃之居也。指之骨,大指二,余各三,手与足各二十有奇。"其所述骨骼,与现代解剖大致相合。其言肌肉,则曰:"论肉,其数六百界有奇。其形长短宽狭厚薄圆扁角浑异,其势各上下相并,或顺或斜或横异,此皆各有本用,而以顺本身,多异之动是其总向也。"《真主灵性理证》则言及骨数与骨之功能云:"人之直立而不偃者,持骨之为干也。一身之骨计三百有三十,其相凑合甚巧,缺一不可。凡骨皆有切用与其用之大小,从脉络间取精液以资养……有膜焉,包之;

俾固有筋焉，以联之，俾属左右，匀停无偏多寡。"此节言骨骼为人身之支架，及言从脉络间取精液以资养及骨有膜包裹、有筋相连，均符合骨之生理，唯曰骨有三百三十之数有误。

此外，对西方之四体液说也多所述及。如前述消化之三化说，即有"肝因以所翕之精华化为四液"，指明了四体液之来源。《性学书》中则描述了液体病理说，如曰："若黄液过热过多则易致重病，如伤寒、肋旁痛诸症是也。总之火与燥过多，黄液即太热，则血因之而坏也。"又云"黑液散于周身，故形貌皆黑，甚至不欲食也"。又云"黑液燥冷，其为病多危，如痛疗诸患，病愈重，血愈烂，皆黑液过重过冷之害也。人有内生痛，压心之热，急而殒者，病发于黑液也；有受大难大辱以致猝死者，盖心燥发闷，黑液之害也"等等，则可见来华传教士在病理学认识方面尚遵循希波克拉底之液体病理说。

（二）药物及制药

在药物学方面，赵学敏《本草纲目拾遗》引有石振铎《本草补》之内容，惜该书已佚，《拾遗》亦仅引录日精油以下10种。据范行准《明季西洋传入之医学》卷五统计，其时西洋传入的药物数量不多，有：

石类

硫黄（《空际格致》）、辟惊石（《本草补》）、奇功石（《本草补》）

水类

强水（《本草纲目拾遗》：王怡堂述西人造强水法）、日精油（《本草补》）

木类

椰树实（《职方外纪》）、椴树皮（《本草补》）、加匁弄（《本草补》）

草类

的里亚加（《职方外纪》）、阿力满（《职方外纪》）、蒌油（《本草补》）、香草（《本草补》）、臭草（《本草补》）

兽类

山狸（《职方外纪》）、保心石（《本草补》）

虫类

未白刺、蝎（《三山论学记》）、吸毒石（《本草补》）、洋虫（《本草纲目拾遗》云明末始传入）

西方药草每制成药露吸用，在熊三拔《泰西水法》中专立有一节论"西洋炼制药露法"，并附有"药露诸器图"。其曰："凡诸药系草木果蓏谷菜诸部，具有水性者，皆用新鲜物料依法蒸馏得水名之为露。今所用蔷薇露则以蔷薇花作之，其他药所作皆类此也……其制法：先造铜锅，平底直口，下稍广，上稍敛，不论大小皆高四五寸。次造锡兜牟，用铅或银尤胜也。制如兜牟，上为提梁，下口适合铜锅之口，罩在其外。锡口内去口一寸许，周遭作一锡槽，槽底欲平，无令积水。锡口外去口一寸许，安一锡管，管通于槽，其势斜下，管之底平于槽之底，宁下无高，以利水之出也。次造灶，与常灶同法。安锅之处，用大砖盖之，四旁以砖甃成一窝涂之黏土，以铜锅底为模，锅底入于灶，锅深二寸，窝底大砖并泥厚二寸。欲作诸露，以物料治净，长大者剉碎之，花则去蒂与心，置铜锅中，不须按实，按实气不上行也。置铜锅入灶窝内，兜牟盖之，文火烧之，砖热则底热，热气升于兜牟，即化为水，沿兜牟而下，入于沟，出于管，以器承之，兜牟之上以布盖之，恒用冷水湿之，气升遇冷即化水。候物料既干而易之。所得之水，以银石器贮之，日晒之，令减其半，则水气尽，能久不坏。"药露法之传入中国，使我国中药制剂除丸散膏丹等外，又多添了一种药露剂。

（三）临床各科疾病及诊治

在传教士译述的著作中，对临床各科疾病亦略有述及。如提到的内科病有神经衰弱、健忘、脑出血、头痛、疟疾、目黄等，五官科病如近视远视、耳聋耳鸣、哑等，外科提及乳痈、梅毒、伤目、伤脑、冻疾等，妇科述及月经闭塞，儿科提及痘疹的症状、治法和预防法等。认为神经衰弱、健忘等以劳心苦思者多患，可用药物、饮食有节、涉记之法予以纠正，亦可用鹧鸪鸟胆按两额、玛细则灵香空心同姜口嚼、香物握于两手以开涉记之孔等方法为治；闭经用小圈如杯口大按穴（位同中医学水道）上为治；出痘将发之初用珍珠末几分以凉血消毒等，并介绍了温泉治病法等。

综上可见，由传教士传入之西方医学虽涉及了西方医学之理论、学说、临床、药物及治法等，反映了当时西方医学的一般水平，即在病理上还遵循希波克拉底液体病理说，在解剖生理方面仍崇盖伦学说，在疾病认识和治疗上未见较中医有更高明处，再加上西方译述之著作大多未出版，因此西方医学尽管在此期传入且在中国立足，但仅少数中医界开明人士受到影响，或被记入他们的著作之中，但从总体来说，尚未对中医界有根本触动。

值得一提的是康熙年间，康熙帝曾要求传教士白晋和巴多明用满文纂译一部西方人体解剖学著作，他们即将 17 世纪法国解剖学家韦尔内（Guichard Joseph daVerney, 1648—1703 年）和戴尼斯（Dienis）的解剖著作及丹麦解剖学家托马斯·巴托林的《新的普遍观察》等书编译成满文，书中附有大量插图，进呈御览。康熙阅后定名为《钦定格体全录》，抄有 3 部，然以"此书乃特异之书，故不可与普通文籍等量观之，亦不可任一般不学无术之辈滥读此书"而束之高阁，[1] 未能获得推广。

此外有传教士携来藏于教堂图书馆中的未及译解的西医书籍，曾经乾嘉年间两次大火及诸次教案的洗劫，逐次损失，经范行准努力，抄出西什库北堂医学书目，有维萨里的《人体解剖》、巴依尼的《解剖演习》、瓦尔都的《人体解剖》《福尔匹全集》、乌芬白菊汇辑的《外科集诊》等；南怀仁于 1685 年 8 月对明清间来华传教士所携西书做过汇录，计百数十种，其中有医书 4 种，为福斯特《医案》《医案与治疗》、索伦那得著《医疗顾问》和巴依尼《解剖演习》。南怀仁曾托其欧洲教友收购书籍，直至他去世后，来吊唁的传教士才将这批书携来，其中有医书《安勃罗斯·巴累全集》《李维利医书》《霍利埃全集》、肖乐斯辑《盖伦皇家药典》等。[2] 这些书籍，由于没有译成中文，又珍藏于教会图书馆中，因而在当时传播西方医学中并没有发挥作用。

[1] 马伯英, 高晞, 洪中立. 中外医学文化交流史 [M]. 上海：文汇出版社, 1993:312-314.
[2] 范行准. 明季西洋传入之医学 [M]. 牛亚华, 校注. 上海：上海人民出版社, 2012:159-161.

三 中医学吸收西方医学知识

西方传教士来华及他们著述之译出在中国产生了一定的影响。虽然与传教士接触的中国学者及能读到西洋著述之中国医家人数不多，但在他们的著作中仍可明显地看到西医知识的影响，尽管他们只是部分地接受了西方医学知识，而且努力地做着汇通的尝试。此期直接或间接接受西方医学影响的有方以智、王宏翰、王清任、赵学敏、王学权等。

（一）脑说

明季，徐光启、李之藻等学者及医家王肯堂等与传教士交往，但他们的著作中却并没有涉及西医学知识。明末清初的方以智曾问学于意大利传教士毕方济，其后又与汤若望交厚，因此在其所编《天学初函》中收有传教士译作 20 余种，还著有《医学会通》等。在其所撰《物理小识》中多引西士之说，如卷三"人身类"中，引有《主制群征》"脑说"，此脑说曾为赵彦辉《存存斋医话稿》所引用："脑散动觉之气，厥用在筋。第脑距身远，不及引筋以达百肢。复得颈节脊髓，连脑为一，因偏及也。脑之皮分内外层……无可注曰：此论以肝心脑筋立言，是灵素所未发。"无可即方以智，[1] 可见其对医界之影响。

明末学者金声（1598—1645 年），字正希，为天主教徒，精西学。他曾传西士"脑说"给同乡汪昂（1615—? 年）。汪昂在明亡以后弃举业，潜心医学及医学书籍之整理，著有《本草备要》《医方集解》《汤头歌诀》等，于医学普及推广甚多贡献。

---

[1] 马伯英, 高晞, 洪中立. 中外医学文化交流史 [M]. 上海：文汇出版社, 1993:478.

在其《本草备要》"辛夷"条下云："吾乡金正希先生尝语余曰："人之记性，皆在脑中。小儿善忘者，脑未满也；老人健忘者，脑渐空也。凡人外见一物，必有一形影留于脑中。'昂思今人每记忆往事，必闭目上瞪而思索之，此即凝神于脑之意也。不经先生道破，人皆习焉而不察矣。李时珍曰：脑为元神之府。其与此义殆暗符欤！"汪昂《本草备要》流传极广，其说合西方"脑主记忆"和李时珍"脑为元神之府"说于一炉，亦随之流传广泛。

王宏翰在其《医学原始》卷三"涉记"中，亦述及了脑主记忆。其谓"……涉记之藏，在脑后第四穴，乃圣师心传也。人或未信，试观人有遗忘，不知不觉，忽以手搔其脑后，即探得之；或将首一侧，或俯首沉思，及其偶记一事，或对人共语，觉其有当，不觉便为首肯，此皆证也"。并认为"脑特记具，毕记心记"，是以汇通"脑记"和"记心"，后者是中医学传统之观点。

王学权在《重庆堂随笔》（1808 年）论"虚终"中曰："健忘，虚劳之萌也……然《泰西人身说概》谓人之记性含藏在脑，凡人追忆往事骤不可得，其手不觉搔脑后，若索物令之出者，虽儿童亦如是，此其明证也。愚按：天台齐次风先生，学问淹博，记性过人。后官礼部侍郎时，坠马破脑。蒙古医人刳生牛腹，卧公其中，并取生牛脑，乘热纳公颡；愈后尽忘所记，不能握笔。则西士之言，已有征验。"其说直接引自《泰西人身说概》，又以其亲见病例作证，可见其对西医脑说之认同。

王清任（1768—1831 年）是清代著名的具有革新精神的解剖学家和临床家。在其所著《医林改错》（1830 年）的"脑髓说"中云："灵机记性在脑者，因饮食生气血，长肌肉。精汁之清者，化而为髓，由脊骨上行入脑，名曰脑髓……两耳通脑，所听之事归于脑……两目即脑汁所生，两目系如线，长于脑，所见之物归于脑……鼻通于脑，所闻香臭归于脑……所以小儿无记性者，脑髓未满；高年无记性者，脑髓渐空。李时珍曰：'脑为元神之府。'金正希曰：'人之记性皆在脑中。'汪䜣菴曰：'今人每记忆往事，必闭目上瞪而思索之。'脑髓中一时无气，不但无灵机，必死一时；一刻无气，必死一刻。"其脑说，综合了李时珍、金正希、汪昂之说，明显是受到西医学脑说之影响。王清任不仅接受了此说，且有引申发挥，即阐明了眼、耳、鼻与脑的关系，提出了脑主宰生命，"一时无气，必死一时"。此外他还用脑髓说解释癫痫病机："试看痫症，俗名羊羔风。即是元气一时不能上转入脑髓。抽时正是活人死脑袋。"

脑说是早期西方医学传入时影响最大者，也是最早为中医界接受并汇通的内容之一。

（二）四元素说和四体液说

四元素说（火、气、水、土）是古希腊哲学家恩培多克里提出的一种原始朴素的观察方法。四体液说（血液、粘液、黄胆汁、黑胆汁）则是古希腊医学家希波克拉底提出的液体病理说，是受四元素说影响而形成的。在明清时期随同传教士的著作也影响到中医界，而出现在中医文献中。

如在《医学原始》的元神元质说中，述及了灵魂，提出了"世人常称灵魂是气者，殆由魂本神妙，非目可接，气亦微妙，难以目击，姑取其近似者名之。其实超越于气之上，而灵性实非气也。或疑人在气中呼吸，赖气以生，若呼吸之气一尽，身即死者之说，艾儒略曰：此因不明气乃四元行之一也……四元行者，火气水土也"[1]。四元行即四元素，王宏翰从艾儒略之说而述。关于"四元行"说，高一志有详论，认为"行者，纯体也"，"天下万物有纯杂之别。纯者，即土水气火四行也"。所以不论五行而去金木，是因"金木之体，皆实有火气水土之相杂……"并以四元变化来解释日月风云雷电、四季变化等，从而又从四行述及四液，"凡世物之体，皆火气水土相结而成，故物皆有燥湿冷热，相辅而运，亦相克而成……是以人之气体生时，必有火情，以暖周身，以化饮食；有气情以嘘吸以偏注；有水情以滋骨肉；有土情以坚形骸，而四液由此生焉"。而后又以红液、黄液、黑液、白液立论，阐述四液协调，身体健康，失调则成病。如《医学原始》说"若黄液过热过多，则易致重病，如伤寒、肋旁痛诸症是也。总之火与燥过多，黄液即太热，则血因之坏也"。[2] 在此是纯采西说，而未有中医习用之外感六淫、内伤七情及不内外因致病论。作者是较全面地接受了西说四元行、四体液说者。

此外，在《医学原始》中，王宏翰也介绍了饮食补养之三化说："夫饮食补养由三化而成：一口化，一胃化，一肝化也……化为四液，散于百体，即肝之第三化也。"明显与前述之《性学桷述》三化论一致。

（三）制药技术及其他

此期传入的西医学的制药技术，以炼制药露法影响最大，流传较广。如在 1765 年成书的赵学敏编撰的《本草纲目拾遗》

[1] 王宏翰.医学原始：卷1[M].上海：上海科学技术出版社,1989:28-29.
[2] 王宏翰.医学原始：卷2[M].上海：上海科学技术出版社,1989:108-109.

中就已述及："各种药露……其法始于大西洋，传入中国，大则用甄，小则用壶，皆可蒸取其露。"[1]临床应用较多。赵氏还"列其常为日用知其主治者"，有薄荷露、玫瑰露、佛手露、香橼露、桂花露、茉莉露、蔷薇露、兰花露、鸡露、米露、姜露、椒露、丁香露、梅露、骨皮露、藿香露、白荷香露、桑叶露、夏枯草露、枇杷叶露、甘菊花露等，反映了其时药露炼制技术之掌握及应用之广泛。

《本草纲目拾遗》中还介绍了炼强水法。强水可用以蚀恶肉，治痈疽、拔疔等，其炼制法为："西人造强水之法，药止七味，入罐中熬炼，如今之取露法，旁合以玻璃瓶而封其隙，下以文武火叠次交炼，见有黑气入玻璃瓶中，水亦随气滴入，黑气尽，药乃成矣。"[2]

在《本草纲目拾遗》之"日精油"条下，介绍了《本草补》用日精油治疗创伤的方法："先视伤口大小若何，其长阔而皮绽，先以酒洗拭净，随用线缝，大约一寸三缝合，不可太密。伤口小者，无用缝矣。既缝，以酒又洗拭净，将洁净瓷器，盛油烧热，以男人所穿旧棉布，取经纬长短，以伤口为度，逐缕蘸油贴满疮口……数日即愈。"此处不仅介绍了日精油的治疗作用，也介绍了西方创口缝合术，当时也只是以酒作消毒剂，用线缝合而已，与中国当时外科创伤的治疗水平相仿。

在王宏翰之《医学原始》中则介绍了有益于记忆的3种方法：药物、饮食和涉记之法。所用药物为：香物搏丸，常握于

[1] 赵学敏 . 本草纲目拾遗 : 卷 1[M]. 北京 : 人民卫生出版社 ,1957:29.
[2] 赵学敏 . 本草纲目拾遗 : 卷 1[M]. 北京 : 人民卫生出版社 ,1957:27.

手，用以开涉记之孔者；有用鹧鸪诸鸟之胆，按两额边太阳穴道，一月一收，使之内透者；有频服膏剂之类，或用玛细则灵香之类，空心同姜口嚼，以能除脑中之湿痰，而清助涉记者。饮食则要淡泊中节，使气血清明，则亦裨涉记。涉记之法则为"先在心中备一宏大之字，或为曾所熟游，或为暂所假设……"乃以联想、假设等法训练以加强记忆之法。上述有裨记忆之法，其实并无特效，只是由此可见西医学此时治疗水平之一般。

四　传教士医生及其医疗活动

明嘉靖三十二年（1553 年），西方的传教士、医生、商人等纷纷来到澳门，在澳门进行贸易，建立医院诊所，开展医疗活动等。澳门成为传教士医生在华立足的最早场所和进入内地的跳板。如邓玉函即初在澳门停留行医，后才入京。最早在华建立的西医医院亦在澳门。

1568 年，教皇庇护第五任命卡内罗（Belchior Carneiro）为澳门区主教，次年，他便在澳门创办了仁慈会，并在议会广场建立了米斯力科地亚医院及其附属教堂。这是西方人在中国所建的第一所医院。1593 年又建立了两所医院。[1]16 世纪中叶，圣拉斐尔医院在澳门建立，到澳门经商旅游的外国人多到该院就医。其后至 1747 年经 3 次扩建，圣拉斐尔医院已分男女二部，共有病床 40 张，并接受非教徒就诊。同时澳门还建有一所麻风病院，以收留和隔离麻风病人。但在内地，传教士的医疗活动

[1] 王吉民，伍连德．中国医史 [M]．台北：南天书局有限公司,1977:262.

直至 17 世纪末才开始。

1693 年 5 月，康熙患疟疾，法国传教士洪若翰（P.Joames Fontaney，1643—1710 年）、葡萄牙传教士刘应（Mgr Claudus de Visdelou，1656—1737 年）敬献金鸡纳一磅。据法国人樊国梁《燕京开教略》记载；"康熙偶患疟疾，洪若翰、刘应进金鸡纳……皇上以未达药性，派四大臣亲验。令先患疟者服之，皆愈。四大臣自服少许，亦觉无害，遂请皇上进用，不日疟瘳。"其后，康熙当重臣有患疟疾者，每赐金鸡纳予服，或重臣因患疟疾而向皇上请求赐给者。又如，法国传教士张诚（P.Joan Franciscus Cerbillon，1654—1707 年）和徐日升（P.Thomas Pereyra，1645—1708 年）所进其他西药治愈了康熙的病，因而他们都曾获得欣赏西学的康熙帝的宠爱，赐西安门广厦一所，即西什库北堂，又称救世堂。康熙晚年禁教时，在清廷任职的传教士仍得以留住北京，并继续有传教士从欧洲来到中国，使中西文化科学技术得以继续交流。禁教前后来华的传教士医生有：

罗德先（Bernard Rhodes，1645—1715 年），字慎斋，法国传教士。他于 1699 年抵华。擅长外科，精通脉理，并善配药。他初在厦门行医，后进京自设药房，曾奉诏进宫为康熙治心悸症和唇疮，因有效，遂得康熙信任，乃得任内廷御医之职。他还曾多次随侍康熙巡游。

樊继训（1664—1703 年），法国修士，擅长外科。他于 1700 年入华，曾为康熙病危的孙子施洗礼。

法国传教士医生罗怀忠（Brother Jean Joseph da Costa，

1679—1747 年），字子敬。他擅长制药和外科，于 1705 年来华，在北京开有一药房兼诊所，主治外科疾患。他每天为病人治疗施药，常亲临病家，乐意为贫苦人治疗，亦曾多次奉诏进宫，受到当地官员和百姓的敬重。他也在为病人治病的同时传教或施洗礼。

安泰（Etienne Rousset，1689—1758 年），字治得。他于 1719 年来华，曾任康熙御医，官至广储司员外郎。他每天上下午都到门诊室为病人看病，被称为慈善医生。

罗启明（Emmanuel de Mattos，1725—1764 年），字曜东。他于 1751 年到达北京，为外科医生。他宁愿作神父而不当祭师，以使自己能多些时间去看顾病人。后因患肺结核逝世。

巴新（Louis Bazin，1712—1774 年），字懋修。他曾任波斯王首席医官，后至印度传教，1765 年抵广州，但未获准去北京。后乾隆皇帝第五子病，他受荐被召至宫廷。一年后他回到广州，虽又被召入京，但其时他已去毛里斯岛，次年返回，才又到宫内任职，后即定居北京。七载后去世。

英伯督（Pierre Cibot，1727—1780 年），韩国医生，于 1758 年到中国，一直在宫廷服务。在其给北京教会的"备忘录"中，介绍了中国"功夫"对某些疾病的治疗及中国古人的长生方法。

19 世纪鸦片战争以前来华开展医事活动的传教士医生有：

马礼逊（Robert Marrison，1782—1834 年），是英国伦敦会牧师，于 1807 年抵达澳门，进入东印度公司工作。他还受爱丁堡大学校长贝尔博士（Dr.Baird）和英国 Hackney 园艺公司之请，调查中国百姓的生活习俗、疾病治疗方法以及中草药的使用和鉴别，从而引发了他对中医药的兴趣。为此他购置了中医药书籍，并帮助 1808 年来华的李文斯敦（John Livingstone，？—1825 年）医生在澳门建立了一所附有药房的诊所，药房中还备有中药。他们邀请了一名李姓中医和一名草药医生来帮助应诊和认草药，从而有机会观察中医药治疗疾病的效果。

郭雷枢（Thomas Richardson Colledge，1796—1879 年），英国人，在 Rugby 学校毕业后，又在 Leicester Infirmany 和 St.Thomas 医院学医。1819 年，他受聘于东印度公司，以顶一船医之缺而来到东方，1826 年加入东印度公司并成为公司驻中国站的外科助理医生。1827 年，他在澳门开设了一所眼科医院，此医院能收容 40 人住院，大多是门诊病人。医院对穷苦人免费或酌情收费。由于医院的成就，一些富裕的和有地位的中国人士也为医院捐款赞助，从而使医院影响更大。5 年后，当这所医院关闭时，共有 6000 人次受惠，治好了大约 4000 人的各种疾病。1832 年，郭雷枢迁广州，在美国医生布雷德福（Bradford）的协助下，另设广州诊所，以治疗眼病、脚病及其他各种证候，但该诊所的成就不太大。1836 年，他出版了《关于任用医生作为对华传教士的建议书》（*Suggestions with Regard 60 Employing Medical Practitionersas Missionaries to China*），他在书中提出，在向中国派遣传教士的同时，也应该派医生来，在他们的医疗实践中，还要渗入宗教、哲学、医学、化学的教学。[1] 他的呼吁在引导英美教会界雇佣传教士医生来华具有相当大的影响。

伯驾（Peter Parker，1804—1888 年），美国传教医师，20 岁时进耶鲁大学神学院，后又学医，于 1834 年 3 月获耶鲁

---

[1] 王吉民，伍连德. 中国医史 [M]. 台北：南天书局有限公司,1977:314.

大学医学博士学位，6 月即乘"马礼逊"号船赴华，于该年 10 月 26 日到广州。不久，他去新加坡学中文，并行医，1835 年回广州，在新豆栏街的丰泰行租房开设眼科医局，又称新豆栏医局。医局设有接待处、诊断室、配药室、手术室和观察室，能容纳 200 位病人候诊和 40 位病人住院，由于他精湛的手术，博得了当地百姓的信任。如一位 65 岁回族妇女双眼患白内障，伯驾告诉她要进行手术时，她居然答道，"如果你愿意，你可以把它们双双取出，再装进去"，[1] 就是一例。到第二年春天，伯驾就不得不又租借地方（丰泰行 7 号）扩充医院，这就是博济医院的前身。当时主要治疗眼病，如沙眼、青光眼、白内障等，并兼治其他疾病如肿瘤等，每一位病人的情况都有详细的医案记录。1839 年，他还曾间接为林则徐用疝气带治疗疝气（林则徐通过南海县知事、高级行商等代为索求疝气带）。伯驾十分重视这一机会，曾多次要求林到医院看病及要求见林则徐，但都未成功。虽未见到林则徐，他还是给林则徐立了病卡，并在上面写道："从医学上看，这个病案没有值得引起兴趣的地方，事实上，这位病人从来也没有见到过，但是我想对于这样一位著名人物，他的行为是中英这样两个大国间破裂的近因。"可见伯驾并不是一个纯以医疗、传教为目的者，而是为帝国主义利益服务的。1840 年 7 月，眼科医局在英军包围广州之后关闭，伯驾于 7 月 5 日离开中国。

19 世纪来华的传教士医生尚有奥塔黑特（Otaheite）来的传教外科医生沃纳（Wanner），在澳门与马礼逊一起同住了一

---

[1] 王吉民, 伍连德. 中国医史 [M]. 台北：南天书局有限公司, 1977:316.

个季度；荷兰布道会的牧师郭实腊（Rev.k.F.A.Guetzlaff）医生，1831年到天津，并曾去东北、澳门等地行医，后在澳门成为马礼逊的继承者。此外尚有瑞典外科医生兰格（De Lange）、英国医生加尔文（Thomas Garwin，一作 Harwin）及贝尔医生（John Bell）等。洛克哈特医生（Dr.William Lockhavt）、裨治文（E.Coleman Bridgman，1801—1861年）、合信（Benjamin Hobson）等也在19世纪30年代到达并开展医疗活动，这将在下章再述。传教士医生的医疗活动，特别是在眼科、外科手术方面的成功，也赢得了中国人民一定的信任，从而宣传并推广了西方医学在中国传播。他们在业务逐渐增多，人手相对不足时，开始训练中国助手，如伯驾在鸦片战争前训练了3名学生，其中以关韬（又名关亚杜）最有成就，能做翼状胬肉、睑内翻、白内障、腹腔穿刺放液、肿瘤切除等眼科和外科手术，在伯驾回国期间，医局内的医疗事务即由关韬主持。

五　接种牛痘术的传入与推广

上述来华的传教士医生的医疗活动，大多在其停留之地产生影响，而英国东印度公司外科医生皮尔逊的传播牛痘的功绩却是影响更大、传播更广的医事活动，是医学史上值得记载的一页。

皮尔逊于1805年获得葡萄牙国王特命专员保管，由澳商葡萄牙人许威氏（Hewit）从马尼拉带来的活牛痘苗，他即协同澳门医生，依法为中国儿童接种，种痘事务及费用都由皮尔逊承担，受到当地百姓的欢迎。1806 年，广东地区爆发天花并很快流行，要求种痘之人纷纷涌到皮尔逊诊所。据载，一年中他曾给数千人施种。由于种痘繁忙，皮尔逊雇用梁辉、张尧、谭国和邱熺（一说洋行商人郑崇谦译刊《种痘奇书》一卷，募人习之。同时习者数人，梁辉、邱熺、张尧、谭国[1]）等做助手，尤以邱熺工作最为出色。

邱熺（1773—1851 年），字浩川，广东南海人。他原为商人，嘉庆十年（1805 年）经商澳门，适值牛痘之法传入，遂以身试之，其法果验，从而学习种痘之法。他曾在其著作中述及他自己种痘经过："予时操业在澳，闻其事不劳而效甚大也。适予未出天花，身试果验。泊行之家人戚友，亦无不验者。于是洋行好善诸公以予悉此，属于会馆专司其事，历十数寒暑，凡问途接踵而至者累百盈千，无有损失。"[2]

种痘之事亦得到广州"十三洋行"的支持，如郑崇谦倡导牛痘及译刊种痘术、雇人习种痘等。1815 年广州十三行还出资在广州行街的行商公所开设诊所，播种牛痘。夏季每 8 天，其他三季每 9 天为一期，由一个中国痘师给 15 ~ 40 名儿童种痘，皮尔逊在旁监督。由洋行诸公筹金生息以充作酬金给取浆之人，由此，种痘法由城市推广到农村。

皮尔逊还写了一小册子，斯当东译成中文。此书现存英伦博物院，书名为《暎咭唎国新出种痘奇书》。全书 7 页，每半页 7 行，每行 18 字。斯当东的译本不久便传到朝鲜和日本。而

---

[1] 彭泽益. 广州洋货十三行行商倡导对外洋牛痘法及荷兰豆的引进与传播 [J]. 九州学刊 ,1991,1(4):73-84.
[2] 范行准 . 中国预防医学思想史 [M]. 北京 : 人民卫生出版社 ,1954:148.

在中国传播牛痘法的主要书籍是邱熺所写的《引痘略》，初刊于1817年。邱氏将上臂种痘部位定为手少阳三焦经的消泺、清冷渊二穴，并以经络脏腑理论作诠解，扩大了中国医界和百姓对种牛痘之信任。后来邱熺接管了皮尔逊的种痘诊所，接种牛痘达数万人，他亦常被请至各地种痘，其子邱昶继其术。两广总督阮元在其裔孙种痘之后有诗赠邱熺，云："阿芙蓉毒流中国，力禁犹愁禁未全；若把此丹传各省，稍将儿寿补人年。"

此后，牛痘术果如阮元希望的那样传布各省。据考，1822年由李翘楚将牛痘术传湖南嘉禾；1823年衡阳、清江"点种通行"；1828年前由曾望颜传种至京师；廖凤池于1827年传牛痘至湖南宜章；1828—1829年吴珍儒在湘潭桐城施种；1830—1834年王新吾传痘于湖南、湖北；1836年包祥麟传牛痘至扬州、芜湖；1840年刘子堃传痘于江西；1847年赵兰亭种痘于天台，次年至杭州；1851年传入四川……[1]50余年间，牛痘术即广传全国各地。牛痘术是西方近代医学传入中国的先声，也是迅速得到推广的技术，它不仅逐渐取代了中国的人痘接种术，也使中国人民从牛痘术看到了西方医疗技术的一个方面，进而愿意接受西方医学，并对西方医学进行实践和探索，从而加速了西方医学在中国的立足和发展。

---

[1] 廖育群. 牛痘法在近代中国的传播 [J]. 中国科技史料,1988(2):36. 陈援庵. 牛痘入中国考 [N]. 医药卫生报,1909(7).

第六章　近代中外医药学交流

（公元 1840—1949 年）

第一节　日本现代医学传入中国

　　近代，西洋医学知识大量传入中国，除直接由来自西方的传教士或医生输入外，假道日本输入我国的西洋医学知识也产生了重要影响。

　　明治维新以后，日本废除了封建幕藩体制，走上了资本主义的道路；而中国在鸦片战争以后，逐步沦为半殖民地半封建社会，1894 年中日甲午之战，中国战败，被迫签订了《马关条约》。面对中国的国情，光绪帝决定效法明治维新以图自强。其措施之一就是在北京同文馆设立东文馆，学习日文；1883 年创办的工艺学堂，也是仿照日本大阪工业学堂章程，开设化学、机器等科；同时有大批人士涌到日本留学。其原因，如张之洞在《劝学篇·外篇·游学》内说："至游学之国，西洋不如东洋。一路近费省，可多遣。一去华近，易考察。一东文近于中文，易通晓。一西书甚繁，凡西学不切要者，东人已删节而酌改之。中、东情势风俗相近，易仿行。事半功倍，无过于此。"康有为在上《请广译日本书派游学折》中亦称："日本道近而费省，广励东游，速成尤易。"光绪帝其后在谕军机大臣等时亦曰："游学之国，西洋不如东洋，诚以路近费省，文字相近，易于通晓，且一切西书，均经日本择要翻译，刊有定本，何患不事半功倍……著即拟定章程，妥速具奏，一面咨催各该省迅即选定学生，开具衔名，陆续咨送；并咨询各部院，如有讲求时务，愿往游学人员，出具切实考语，一并咨送，均毋延缓。"[1] 而日本从自身利益出发，也采取吸引中国留学生的政策。这样，在中日统治者的推动下，自清末以降，出现了极盛的赴日留学潮，自 1896 年至 1937 年抗战爆发止，中国人留学日本者总数不下 5 万人。[2]

在这 5 万名留学生中，学习西方医学者亦不少。因为在当时的日本，西方医学已占统治地位，国富民强，对怀有救国民疾苦、扫 "东亚病夫" 之屈辱，进而救亡图存、振兴中华的中国学者来说，具有很大的吸引力，因而在赴日留学大军中，有不少是赴日学医的。如鲁迅先生即是其中的一位。他于 1902 年赴日，曾进仙台医学专门学校学习。他说 "原因之一是因为我确知道了新的医学对于日本的维新有很大的助力。我于是走进了仙台（Sendai）医学专门学校"，"日本维新大半发端于西方医学"。[3] 据不完全

[1] 中国史学会. 戊戌变法：第 2 册 [M]. 上海：上海人民出版社, 1957:222−225.
[2] 实藤惠秀. 中国人留学日本史：译序 [M]. 谭汝谦，林启彦，译. 北京：生活·读书·新知三联书店, 1983: 译序 1.
[3] 鲁迅先生纪念委员会. 鲁迅全集（第 20 卷）：自传 [M]. 上海：鲁迅全集出版社, 1938:610.

统计，自 1905 年至 1939 年的 34 年间，仅从日本 23 所高等医学校毕业的中国留学生即多达 414 人，约占同期留日毕业生总数的 3.5%。此数尚不包括在综合性大学医药科学习的留学生以及中途转学、辍学者，留日医学生的实际数字当远远超过此数，[1]从而形成了中日医学交流史上的又一次高潮。

一　留日医学生由日本引进西方医学

留日医学生在日本接受了系统的西方医学教育和专业技术训练，他们归国后，积极投入临床医疗和医药科研工作，并组织民间学术团体，创办医药刊物、译述西方医药学著作、从事医学教育等，引进并推广了西方医学。

不少留学生在各自的专业领域有所建树，有些还成为国内外知名的专家学者。其中如著名教育家、解剖学家张鋆，为 1911 年东京慈惠医科大学的毕业生。著名的生药学家、本草学家赵燏黄，为 1910 年东京药学专门学校毕业生，后入东京帝国大学药科深造。公共卫生学家金宝善为 1919 年东京帝国大学毕业生，邵象伊为 1930 年毕业生。著名生理学家侯宗濂、眼科专家张锡祺分别为京都大学、千叶医专医学部毕业生。病理学家杨述祖 1928 年毕业于名古屋医科大学，又入东京帝国大学病理部当研究生，1931 年毕业，等等。

留日医学生创办的学术团体及刊物主要有：1907 年的中

---

[1] 廖果. 近代中国人留日学医事略述评 [C]. 苏州：中华医学会医史学会第八届全国学术会议论文集 .1990.

国药学会，后改名为中华民国药学会，即现今之中国药学会前身。1907年还成立了中国医药学会、中国国民卫生会，分别发行《医药学报》（是留日学生创办最早的医药刊物）《卫生世界》。1915年，汤尔和、侯希民创办中华民国医药学会，并刊行《中华民国医药杂志》，此外有余云岫主编的《社会医报》、汪公张主编的《治疗医报》及药工人员学会主编的《医药》月刊等。这些刊物之出版及日文医药书籍的译述，从日语中引入了不少医药卫生词汇，不少词汇至今沿用，如卫生、保健、生理、解剖、内分泌、甲状腺等。而且在北洋政府成立的"医学名词统一委员会"（后改称"科学名词协会"）的工作中，留日医学生汤尔和、严智钟等积极参加，推动了此项工作的进程，在组织学、解剖学等学科名词的统一中起了较大作用。

在西医学教育方面，留日医学生亦做了许多工作，相当一部分人成为国内公私立学校中的教学骨干。如1912年北洋政府教育部设立的国立北京医学专门学校，至1922年共有教授16人，其中一名为日本人，一名为德国人，其余14名教授中有13人是留日归国的学者。该校在我国早期官方西医教育事业中作出了重要贡献，培养的学生，有一批后来成为我国现代著名的医学家，如著名的寄生虫学家洪式闾、微生物学家杨敷海、耳鼻喉科学家胡懋廉等。在此时成立的江苏省立医学专科学校、南昌公立医学院等，他们的教授均为留日医学生出身。据统计，至1934年，全国共有公私立高等医学院校30所，在采用国语教学的15所中，绝大部分由留日医学学者讲授，教材则由日文医书翻译而成。30所中有一所直接采用日语教学。

留日医学生归国后，参与了转译日文西方医学书籍，除医学院校的教材外，据顾燮光《译书经眼录》统计，1901 年至 1904 年间尚有转译医书 26 种；1945 年日本实藤惠秀《中译日文书目录》载 1896—1937 年间翻译的西医书籍单行本 193 种，[1] 较为系统且完整地介绍了西方医学。

二　译述西方医学著作

20 世纪上半叶，中国在引进日本科学技术与学习日本现代医学的过程中，以译述日文书籍为风尚。如康有为上过《广译日本派游学折》；张之洞在《劝学篇·广译》中指出："各西学书之要者，日本皆已译之，我取经于东洋，力省效速……译西书不如译东书。"因此，除上述留日医学生译述的日本西方医学著作外，不少非留日学者也投入了此项工作，尤以一代学者丁福保为代表的译介日本之西医书籍活动在国内产生了较大影响。

1900 年，丁福保刊行通俗西医常识读物《卫生学问答》，是他译介日文西医学书籍之开始。1904 年中国医学会成立，他任副会长，在该会发行之《医学报》上多次撰文介绍解剖学、生理学等西医知识。1909 年他赴南京应两江总督端方主持的医科考试，得最优等行医证书；同年，奉端方和盛宣怀之命赴日本考察医学，调查疗养院。在考察之余，他搜购医籍古佚书及日人编著之西医书籍达七八百种之多。考察之后，他也认为要

---

[1] 吴厚新：近代中国人留日学医事略述评 [C]. 苏州：中华医学会医史学会第八届全国学术会议论文集 .1990.

改良中国医学，以假道日本较欧美便利。[1] 回国后，他邀集有志
于医学的同仁，于 1910 年在上海成立中西医学研究会，致力
中西会通，并创办医学书局，发行中西医学报，兼办函授教育。
丁氏先后译日文医书 68 种，又自撰医书多种，汇总为《丁氏
医学丛书》。其中除中医著作约占十分之一外，其所译述的日本
西医书籍范围广泛而且系统，既包括解剖、生理、卫生、病理、
诊断及免疫学等西医基础理论方面的著作，如《新撰解剖学讲
义》《丁译生理卫生教科书》《诊断学大成》《临床病理学》《免
疫学一夕谈》等；也涉及内、外、妇、儿等临床各科，如《内
科学纲要》《创伤疗法》《近世妇人科全书》《产科学初纂》《新
纂儿科书》《急性传染病讲义》《皮肤病学》《司氏眼科学》《克
氏耳科学》等；亦有药物学及处方学，如《药物学纲要》《新万
国药方》等。这些西医书籍内容较之以前翻译的西医书籍在知
识的广度和系统性方面均前进了一大步，而且对西医的科研新
成就之介绍亦很及时。如《免疫一夕谈》中就论及了血清免疫，
《梅毒六〇六法》介绍了 1907 年德国医学家发明的治疗梅毒（螺
旋体）的有效药物"606"，使中国医界在认识上能较快跟上世
界医学的发展。《丁氏医学丛书》中有专门阐述肺结核病的专著，
如《肺痨病学一夕谈》《肺痨病预防法》《肺痨病救护法》《新撰
肺痨讲义》《痨虫战争论》等，对于当时中国众多肺结核患者的
预防诊治救护起了很好的知识普及和实践指导作用。

丁福保还将其所译西方医书编成教材和讲义，在镇江新医
学校和他自办的函授新医学讲习社中作教材使用，更扩大了《丁

[1] 陈邦贤. 中国医学史 [M]. 上海：商务印书馆,1937:195.

氏医学丛书》在传播西方医学知识方面的作用。

此外如反清爱国志士秋瑾留日归国后亦曾翻译过《看护学教程》，一大批学者如万钧、徐云、孙祖烈、周颂声、程瀚章等也积极翻译介绍日本之西医书籍，但影响尚不及丁福保。

三 日本医学家来中国传播西方医学

1905年，清政府废除了科举制度，新的教育体制逐渐发展，清政府及国人私办的新式学校亦逐渐增多，但缺少经费和师资，清政府遂大量招聘日本教习来中国任教，至20世纪一二十年代，从大学专门学校乃至中学、师范、各种职校、女校、小学都有日本教习，这对我国近代教育产生了深远影响。但在医学方面，以西方教会创办的医学院校较多，仅有少量几所官办的医学堂，如北洋军医学堂、江西医学堂、杭州医学堂、广州随医学堂等，都是采用日本模式办学，聘请日籍教习。

1909年《国家学会杂志》(第23卷第5号)上有吉野作造《在清国工作的日本教师》一文，说当时在中国的500名日本教习中，有约50名从事医学教育工作，其中有12人在北洋军医学堂和广东军医学堂中负责管理和医学教学工作。北洋军医学堂设立于1902年11月24日，北洋候补道徐华清为总办，日本二等军医正平贺精次郎为总教习(教务长)，古城梅溪任附属防疫学堂院长，教员有味冈平吉、宫川渔男、藤田秀太郎、我妻孝助、西村丰太郎等，以日语教学，采用日本课本及教学课程。1915年该校迁至北京，是我国最早的陆军军医学校。广东军医学堂是1905年与广州设立的第一所随营医院同时成立的，由两广总督岑春煊电商出使日本大臣杨枢代聘日本医学士一人，充任军医学堂总教习及随营医院诊察长，另雇一名日本助手和一名药剂师。应聘的日人分别是山本三树（医学博士，原日本金泽医专教授）、梅田郁藏（医师），教医学；猪子森朋（药剂师），教药理学。[1]

此外有杭州医学堂的岛田传之助，千叶医专毕业；湖北武昌军医学堂的吉川寿次郎，军医大尉；江西南昌医学堂的南雅雄，长崎医专毕业；北洋陆军马医学堂的总教习野口次郎三，原陆军军医少佐，等等。[2]

北洋政府期间仿日本明治维新方针办有 7 所医学校，聘用日本人或留日医学生充教员，课本亦多译自日本。1911 年以后，日本在奉天设立了南满医学堂，用日文教授西医；在北京、青岛、汉口等地相继设立同仁医院，为在华日本侨民治病；也还有不少日本人来华开设诊所、医院，二三十年代上海的牙医中有许多都是日本人。这样，日本人在中国从事西医学教育与英美教会医学校形成了对峙局面。日本医学体制引进的是德国模式，因而中国的现代医学早期就逐渐形成了所谓德日派和英美派，再加上留日学生和留欧美学生的归国参与，西医界也就呈现出学术流派纷争的局面，虽说对提高学术水平或有一定作用，然而如此之争论所能带给中国人民之保健效益恐怕微乎其微。这些争斗之政治背景尚待研讨。

---

[1] 吴厚新：近代中国人留日学医事略述评 [C]. 苏州：中华医学会医史学会第八届全国学术会议论文集 .1990.
[2] 马伯英 , 高晞 , 洪中立 . 中外医学文化交流史 [M]. 上海：文汇出版社 ,1993:455-456.

第二节 西洋医学的传入与发展

19世纪以后,西方资本主义国家迅速发展,为寻求更多的市场,他们的炮舰游弋在诸大洋。而其时,中国正当封建社会进入衰落时期,地大物博,人口众多而又落后的中国便成为帝国主义侵略的目标。1840年中英鸦片战争以中国败北告终,被迫签订了中英《南京条约》,为帝国主义侵略中国打开了大门。从此各国侵略者接踵而至,先后强迫中国签订了中美《望厦条约》、中法《黄埔条约》,以及第二次鸦片战争后的《天津条约》《北京条约》《中法新约》《马关条约》等。

这些不平等条约,迫使中国开放通商口岸,并允许外国传教士在口岸建教堂、设医院诊所和学校,于是教会医院在我国日渐增多,西医、西药成为帝国主义侵略中国的重要手段之一。传教士郭雷枢《关于任用医生作为对华传教士的建议书》在此时产生了较大的影响,据统计,鸦片战争以后至1920年以前来我国行医的传教士有563人;[1] 到1935年,散布于我国各地的教会医院达330所。[2]

教会医院需要大量医生,而靠国外派遣医生远远不能满足需要,于是,教会开始出资选派留学生并在中国兴办医学校。而经历了两次鸦片战争的清政府中的部分开明人士也认识到了解外国情况的重要性,派出了出访使团。第一次官派出访欧洲的使团人员之一张德彝撰有《航海述奇》,记有他看到的英国医

---

[1] 勃渥登 . 教会医事消息 : 中国传教士施医统计 [J]. 医药杂志 ,1920,1(3).

[2] 教会医事消息 : 今日之中国教会事业 [J]. 上海医事周刊 ,1935,1(3).

以上均引自 : 甄志亚 . 中国医学史 [M]. 北京 : 人民卫生出版社 ,1991:507−508.

院的状况，目睹的剖腹手术等。不少清廷官员和洋务人士也体验到了西医的功效，如荣禄、贾桢、李鸿章等，从而也开始引进西学，办洋学堂，包括医学堂。西医教育的发展，以及对西医医书的需要，促进了中译西医书籍工作的发展。于是在近代，西医学在中国得到了广泛的传播和发展，形成了与中医并驾齐驱的一支力量。

一　传教士医疗活动与教会医院之发展

伯驾于 1840 年回到美国以后，发现他已不适应美国的生活，他在给朋友的信中说："我的兴趣不在这里，而在中国。"于是他到华盛顿、后又到英国宣传他在中国行医传教的经历，展示他在中国治疗的病例和图画，呼吁欧美人士捐款，到中国去办医院，资助中国青年赴欧美留学等。其后，他首先得到英国"皇家外科医生学院"的响应，该院同意接受 6 名或更多的中国青年在伦敦公立医院免费学习外科；继之，美国"纽约中国医学教会协会"也作出了接受 3 名中国青年的计划。伯驾并募集到了供协会做永久基金的近 5300 美元和在国外供中国青年学习的 1400 多美元。[1]1842 年 11 月，伯驾回到广州，重新开启眼科医院的大门。此后，眼科医院实际已发展成为一所综合医院，并改称为广州医院。如曾为一偶然中弹负伤的孕妇接生，这是医院第一例接生术，不过病人后因子宫出血而死。每天来医院的病人很多，甚至有时一天来就诊的病人多达 1000 名。在助手

[1] 王吉民,伍连德.中国医史 [M].台北:南天书局有限公司,1977:319,329.

马奇班克斯（S.Marjorbanks）和凯恩（J.K.Kane）医师的帮助下，伯驾做了不少成功的手术，如 1844 年，为一位病人摘除了右脸部八又三分之二磅重的腺体瘤，为一位 35 岁的病人作了膀胱结石截除术；1847 年第一次用乙醚麻醉法为一病人摘除右臂脂瘤。乙醚麻醉法是由美国医生杰克逊（Jackson）和莫顿（Morton）于 1846 年发明并应用的，伯驾在距发明不到一年的时间内就应用了该发明；1848 年他又应用了氯仿麻醉剂，这说明了近代西医在华的传播基本与世界医学同步，而不再像明季及清初西医初传中国时还只介绍古希腊的希波克拉底和盖伦学说。19 世纪 50 年代中，伯驾转向政坛，并鼓吹美国侵占我国宝岛台湾，1855 年他出任美国驻华公使后，中止了医疗活动。1857 年他辞职回国，任"中国医务传道会"美国分会会长，直到 1888 年逝世。[1]

继承伯驾医务工作的是美国长老会传教医师嘉约翰（John Glasgow，1824—1901 年）。他于 1854 年到达广州，先接收了哈珀（A.P.Happer）牧师的惠济诊所和另一法国教堂诊所，后又接任管理广州医院。广州医院在第二次鸦片战争中被破坏，嘉氏又重新组建修缮，继续开张。广州医院后改名博济医院，在中国青年关韬、黄宽帮助下，医院声誉日隆。该院早期以外科手术闻名，嘉约翰用募集的经费购置了外科手术器械。在嘉氏主持下，至 1874 年医院共做过 368 例结石手术（301 例是膀胱结石，大部分用会阴切开术进行，67 例采用碎石术）；1880 年嘉氏还成功地完成了卵巢截除术，此外肿瘤切除术也进行了许多，医院并注意手术操作中避免感染等，使手术成功率提高。

[1] 王吉民. 伯驾利用医药侵华史实 [J]. 医史杂志, 1951(3):1-6.

博济医院还研究了梅毒和吸鸦片烟成瘾的发病率，帮助吸大烟者戒烟。1860 年博济医院再次扩大，并在佛山、肇庆设立诊所。1866 年附设南华医校，招收男性学生，1897 年开始招收女生。1914 年又附设护士学校。在医院和医校学习的学生曾做过尸检和肢体解剖。由于博济医院所具有的多种功能，以及取得的医疗成就，它成为中国近代史上教会医院的代表。而主持该院长达半个世纪的嘉约翰医生也与该院一起在中国近代史上留下了值得纪念的一页。据统计，他在华的门诊病人达 74 万人次，住院病人 4 万人次，为 4 万余人动过手术；中译西医书籍 34 部，如《绷带术概要》《皮肤病手册》《症候学》《梅毒论》等；培训了 150 名西医人才；晚年还致力于精神病学研究，1891 年，在广州开设了中国第一家精神病院。不管其动机如何，他为推动西医事业在中国的发展倾注了毕生精力。

在上海开创医学传播活动的是英国传教士医生洛克哈特（又名雒魏林，William Lockhart，1811—1896 年）。他于 1839 年来华，初在澳门医院任职，后迁舟山建医院，1844 年 1 月从舟山到达上海，在南市开设一诊所，后经多次搬迁扩建成医院，名为中国医院。医院因一度搬迁至山东路而改名为山东路医院，最后定名为仁济医院，是为上海最早的西医医院。该院建筑是洛克哈特利用侨民的资助建成的一座楼房，设有门诊厅和病房，医疗业务蒸蒸日上，到第二年 6 月就已有万余人就诊。1849 年，洛克哈特成功地应用哥罗仿麻醉进行外科手术，并开展戒烟治疗。小刀会占领上海期间，医院抢救和治疗交战双方之伤员，成为他行医任教中值得记颂的历程之一。

1861年，洛克哈特以英国公使高级医生身份至北京公使馆工作。开始，他在公使馆接待一些就诊病人。后来，他租借了一栋房子兼作住所和诊所，第一年他诊治的病人就达2万余人次。1864年，洛克哈特回国，由爱丁堡大学毕业的医学博士德贞（John Dudgeon，1837—1901年）接任。

德贞开始时业务工作并不兴旺，后来由于治愈了总理衙门大臣的公子和内阁大学士贾桢的疾病，在官府和上层人士中有了声誉，工作才趋于顺利。1865年，德贞在哈德门大街近米市处觅得一座佛庙改建成医院，有5个院子和高大宽敞的房间，设立病房、候诊室、药房、教堂等，名为京都施医院，因门前有两旗杆，故又名双旗杆医院。

除上述著名医院外，至20世纪前后，在全国各地建立的教会医院中较著名的还有1848年在广州设立的惠爱医局、1865年在台湾高雄设立的打狗（高雄原名）后旗医馆、1866年在汉口设立的仁济医院、1867年在上海建立的同仁医院、1880年在杭州设立的广济医院、1881年在天津设立的马大夫医院、1883年在苏州设立的博习医院、1885年在上海设立的西门妇孺医院、1892年在南京设立的鼓楼医院，等等。据统计，19世纪末，教会医院的设立遍及全国13个省市、80多个地区，并由沿海城市向内陆地区辐射。当然，除一些著名的医院外，大多数教会医院是教堂、诊所、住所三位一体的场所。由于战争，或由于传教医生私人原因，常导致医院时开时闭，流动性也大，因此，这些医院在为民众治病和传播西医知识方面虽也起了一些作用，但实际上大都未具备现代意义上医院的职能。

1840—1900 年间教会医院一览表 [1]

时间	地点	名称	创办人	
1835	广州	眼科医局 （新豆栏医局）	美国公理会，伯驾	注 1835—1840,1842年重开，名眼科医院，故列入
1842	鼓浪屿	诊所	美国归正教，艾比尔	
1843	舟山	舟山诊所	英国伦敦会，雒魏林 （洛克哈特）	
	香港	香港医院	英国伦敦会，合信	
		香港诊所	美国公理会，戴尔·鲍尔	
	厦门	诊所	美国长老会，赫伯恩	
	宁波	宁波医院	美国浸礼会，麦高恩	
1844	上海	中国医院	英国伦敦会，雒魏林 （洛克哈特）	
	香港	诊所	美国浸礼会，德万	
	厦门	厦门医院	美国长老会，赫本尼	
1845	广州	Lun-hing 街诊所	美国浸礼会，德万	
	宁波	宁波医院	美国浸礼会，麦高恩	
1848	广州 （金利埠）	惠爱医局	英国伦敦会，合信	

---

[1] 王吉民，伍连德 . 中国医史 [M]. 台北 : 南天书局有限公司 ,1977. 甄志亚 . 中国医学史 [M]. 北京 : 人民卫生出版社 ,1991:409-411.

	福州	诊所	美国美以美会，怀特
1850	厦门	厦门诊所	美国长老会，扬
	福州	诊所	美国圣公会，韦尔顿
1851	广州	惠济诊所	美国北长老会，哈巴安德
1853	厦门	厦门诊所	赫希伯尔格
1854	福州	诊所	柏林教会，戈金
1855	上海	诊所	美国圣公会
	宁波	医院	英国伦敦会，派克
1859	广州	博济医院	美国北长老会，嘉约翰
1860	广东汕头	汕头基督医院	英国，高尔德
1862	北京	双旗杆医院	英国伦敦会，雒魏林（洛克哈特）
1864	上海	法国医院	
1866	台湾高雄	打狗医院	英国长老会，马克斯威尔
	湖北汉口	医院	英国，史密斯
1867	汕头	福音医院	英国长老会
1869	浙江杭州	医院	天主教会

1870	福州	福保山医院	美国公理会，奥斯古德
	香港	东华医院	中央注册处
1874	上海	山东路医院	英国伦敦会
	汉阳	太平路医院	英国伦敦会
1876	镇江	医院	
1877	福州	女医院	美国圣公会女子外国传道会，特拉斯克
1878	汉口	仁济医院	英国伦敦会
	武昌	妇婴医院	美国圣公会
	山东乐陵	朱家寨医院	英国美以美新教会，斯坦豪斯
1879	山东益都	基督广德医院	
	浙江温州	小型医院	中国内地会，杜恩韦特
（1879）	福建邵武	医院	美国公理会，惠特尼
	宜昌	普济医院	苏格兰福音会
	汉口	普爱医院	英国循道公会
1880	杭州	广济医院	英国教会
	台湾淡水	沪尾偕医馆	加拿大长老教会，马偕博士

	山东德县	卫民博济医院	
	辽宁	盛京施医院	
	辽宁	伊利沙医院	
	天津	妇婴医院	英国伦敦会
	江西九江	医院	美国天主教会，贾丁
	汉口	医院	罗马天主教会
1881	天津	费希尔医院	霍华德
	天津	马大夫医院	
	上海	卢克斯医院	美国圣公会，布恩
	广东佛山	卫氏教会医院	卫斯理教会，温扬
	汕头	盖世医院	大美浸礼会
	泉州	医院	英国长老会
1882	江西九江	法国医院	法国天主教会
	陕西汉中	医院	中国内地会
1883	福建福宁霞浦县	基督教女医院	美国圣公会，泰勒
	苏州	博习医院	美国监理会
1884	上海	同仁医院	

	福建福宁霞浦县	福宁男医院	
	广西北海	北海普仁医院	
1885	山东淮县	基督教医院	美国长老会，史密斯
	武昌	仁济医院	英国伦敦会
	上海	西门妇孺医院	美国浸礼会
	辽宁辽阳	基督教医院	
	江苏南京	医院	美国圣公会
	广东佛山	精神病院	卫斯理教会
1886	海南岛琼州	医院	美国长老会，杰里米森
	江苏南京	史密斯纪念医院	美国基督会
	北平	安定医院	美国长老会，阿特伯里
（1886）	北平	Chala 医院	天主教会
	河北通州	通州医院	美国公理会
1887	香港	爱丽思纪念医院	英国伦敦会
	杭州	医院	美国圣公会
	沈阳	医院	

	广西北海	北海医院	英国基督会，哈德
	北平	同仁医院	
	福建南台岛	塔亭医院	英国圣公会
	福建厦门	韦伯希医院	
1888	广东东莞	普济医院	美国礼贤会
	上海	妇女儿童医院	哈斯列
	福建漳州	医院	英国伦敦会
	福建福宁	医院	英国圣公会，里格
	湖北德安	医院	英国卫斯理会，莫利
1889	福建小溪	Neerbosch 医院	美国归正教会
	苏州	妇孺医院	
	福州	医院	伍德哈尔
	吉林朝阳	妇科医院	基督教
	浙江宁波	仁泽医院	美国公理会
	安徽芜湖	弋矶山总医院	
	安徽芜湖	医院	罗马天主教会
1890	江西南昌	法国医院	法国天主教
	山东济南	华美医院	

	湖北宜昌	医院	苏格兰福田会
	湖北宜昌	医院	天主教圣芳济会
1892	江苏南京	妇儿医院	美国贵格会
	四川成都	眼耳喉专科医院	
	江苏江阴	福音医院	
	河北保定	戴德生纪念医院	美国北长老会
	江苏南京	鼓楼医院	美国基督会
	江西九江	生命活水医院	美以美会
1893	山东乐陵	女病人医院	英国教会
1894	湖北汉口	妇人医院	英国伦敦会
	河北张家口	医院	
	浙江金华	医院	美国浸礼会真神堂
	四川成都	妇孺医院	
	四川成都	男医院	加拿大联合会
	福建古田	怀礼医院	
	山东济宁	德门医院	
	山东青岛	天主堂养病院	
1895	湖北孝感	麻风病院	英国伦敦会

1896	广州	夏葛妇孺医院	美国长老会
1897	沈阳	妇女医院	苏格兰长老会
	四川庐州	医院	基督教
1898	四川重庆	医院	英国伦敦会
	江苏兴化	医院	美国圣公会，泰勒
1899	山东济南	女病人医院	美国长老会
1900	广西梧州	广仁医院	
	北平	北堂医院	天主教慈善姐妹会

　　除教会人士创办的医院外，中国官方和企业也创办了一些医院，如天津总督医院、唐山煤矿医院、汉口的中国医院等。唐山煤矿医院创办于 1885 年，是第一所中国企业创办的医院。他们都聘有外国医生。如唐山煤矿医院即聘马根济为院长。汉口中国医院是由里德（Reid）医师训练的一名学生（佚名）创办于 1880 年，由 10 名清政府官员每人捐银 100 两办成，院中请贝格（C.Begg）医师负责手术。因此，当时中国人创办的医院，也与教会人士或外籍医生有千丝万缕的关系。但他们在传播西医学知识，用西方医疗技术为中国人民服务中也起了促进作用，也是西医学在中国发展的反映。

　　20 世纪以后，教会所办医疗事业有较大发展，除了对原有的医院进行改建扩大规模外，在各地还有新的医院和诊所建立。

据 1935—1936 年《中华年鉴》统计，全国已有 20 个省建立教会医院 426 所，共有床位 27553 张。与 19 世纪相比，医院增加 3 倍多，设备亦有所改进。

新建的教会医院，除英、美、法、德诸国外，加拿大、丹麦、瑞典以及日本、朝鲜等国也在我国开办了医院，其中以美国教会所建医院占优势。教会医院的经费主要来源于国外富商、基金会或中国政府、国内显贵及信徒们的捐资。医院早期一般均施行免费治疗给药等，但从 19 世纪 70 年代起，医院开始施行收费制度，以补充经费之不足和医疗设备的更新，且收费日益昂贵，特别是一些原来就著名的医院更成为高消费的场所，如北京的协和医院、上海的广慈医院、苏州的博习医院、南京的鼓楼医院等。由于收费昂贵，也就成了专门服务于在华外国侨民及国内富豪的医院。当然教会还另设了一些简易的医院收受贫穷百姓、免费施医施药等，是为教会的慈善事业。在抗日战争时期，据 1944 年统计，后方也有教会医院 141 处、诊所 98 处、巡回医疗队 177 个、学校诊所 25 处、麻风医院 30 处等。[1]

正是这些收费昂贵、设备齐全、名医众多的医院，开始肩负起现代医院医学科研和教育树人的任务，并作出了成绩。教育树人将于后述。

英籍医生曼松（Dr. Petrick Manson），[2] 在厦门医院里获得的成功，就是医学科研的一例。曼松于 1866 年应中国海关税务司赫德之聘，任台湾打狗海关医务官，1871 年调厦门任职。他

---

[1] 金宝善. 中华民国史料丛稿：中华民国医药卫生资料 (内部资料 ,1979 年)[M]// 薛愚 . 中国药学史料 . 北京：人民卫生出版社 ,1984:322.

[2] 王吉民 , 伍连德 . 中国医史 [M]. 台北：南天书局有限公司 ,1977:410–419.

通过美国领事肯伯获得了一块土地，建立了厦门社区医院。在医疗中，他以厦门地区的传染病为研究目标，在临床中发现了3个特殊形状阴囊肿大病例，是一般文献中未述及者；1872—1873年间又发现了5例阴囊肿大病例。经分析，他认为是"非典型的象皮病"，并开始注意象皮病。1874年他回英国结婚，期间，在图书馆继续收集资料，撰写了《阴囊淋巴肿、象皮肿及乳糜尿纪要》，认为3种病为同一病原，是显微镜下才能见到的血丝虫。回中国后，他继续研究，于1879年撰成《关于人血丝虫和厦门丝虫病的进一步考察》，得到了热带病学界人士的认可。经过多年的努力，他发现了库蚊（Clex）是传染象皮病的媒介，并于1894年发表《疟疾病人血中新月形体及抽鞭毛体的性质及其意义》一文，提出了"蚊—疟学说"，认为疟原虫借吸血的昆虫完成他们的传种过程。这一学说，经在他指导下驻印度的青年军医Ronald Ross研究完成。这个发现不仅对病理学有较大的贡献，在预防医学方面更有积极意义。1897年曼松在英国出版了名著《热带病》，他被医界尊称为"热带病学之父"，而厦门医院是他开始科研的基地。1886年他创立香港医学会，1867年任香港医学院首任院长，晚年创办伦敦热带病医学校。

也有学者对中国的猩红热史进行了研究，芝罘海关医官卡迈克尔（Carmichael）和迈尔斯（Myers）于1873年描述了在中国发现的第一例猩红热病例；后由上海的布恩医师加以确证，在1890年，他著文提到在8年前由一外国儿童传入了猩红热，此后，该病在中国人中就比较常见了。斯坦利（Stanley）医师在1917年发表了关于此主题的深入研究结果，也得出猩红热直到 1873 年在中国从未发现过的结论。[1] 中国海关官员罗奇尔（Rocher）以及布伯（E.C.Buber）、格罗夫纳会（Grosvenors Mission）等对鼠疫在中国云南、广东等地的流行史做了阐述；而麦克劳德（Macleod）和米莱斯在上海对霍乱病进行了研究，他们于 1885 年证实了亚细亚型霍乱在上海的存在。

在教会医院内工作的中国医生，他们在科研工作中也同样作出了医学史上值得记载的贡献。如吴英恺在协和医院实习期间，与外籍教授娄克斯共同对 11 例食管癌患者施行外科手术，获得了 6 例长期生存的优良效果，超过了当时美国著名胸外科教授葛兰姆之手术效果；又如陈克恢等亦是在协和医院内对中药麻黄、当归进行研究，于 1924 年肯定了麻黄的止喘功能，并用化学方法少量提取，后来才获得推广应用于临床。但是，也是在协和医院中，却有另一种"科研"：美籍医生曾在我国工人身上注射大量痉挛药；在病人身上培养虱子以试验斑疹伤寒；以及对患有软骨病住院的孕妇不予服钙及含钙食物，将其折磨致死，以取得他们需要的骨骼标本。这是建立在非人道的实验基础上的科研，实在令人发指。

19 世纪 60 年代以前，传教医师开设的诊所和医院都收受鸦片烟患者，初期应用精神疗法戒烟，然后再进行适当的对症治疗，后来又应用不同的疗法或"鸦片刺激剂"疗法，为戒烟做出了贡献。有些传教医生还在设立治疗诊所的同时，发放、出售抗烟药丸给患者。如德贞等，在寻求治疗鸦片烟瘾的同时，向社会宣传吸烟的害处。如 19 世纪 70—80 年代，传教医师曾

---

[1] 王吉民, 伍连德. 中国医史 [M]. 台北：南天书局有限公司,1977:427-428.

掀起一场"鸦片烟之罪"的讨论，英籍传教士和医生一方面向政府提出中止鸦片贸易的建议，另一方面从生理、病理和药物学角度分析鸦片对人体的危害及吸烟导致伦理道德堕落的社会问题，介绍各种戒烟疗法等，特别如德贞，还撰写了《鸦片问题》《论使用鸦片的危害》等论文。这些事实说明，传教士医生中，不少人士是反对鸦片倾销中国、毒害中国人民的，他们为在华禁烟和治疗吸毒患者方面也作出过贡献，对社会公共卫生保健方面也曾发挥过积极作用。

此外，在中外医学交流中，西方的卫生管理也引入中国海关兼管的防疫和公共卫生设施中，这就是1863年建立的海关医务所。医务所内设海关医务官，他们除负责海关职员的医疗保健外，还负责港口进出船只的检疫，甚或患病船员的治疗。当时17个沿海港口的第一批充任医务官的有16名是外国人，仅一名是中国医生黄宽。但到1931年时，77名港口医务官中已有44名是中国人。

在海关医官贾米森（Jamieson）的建议下，《海关医报》于1870年诞生，由贾米森任主编，旨在利用海关所处环境，收集有关在华外国人和中国人的疾病材料，报告本地区的特殊疾病、少见疾病或大规模流行的疾病。海关医务官在行医和执行海关检疫的同时，他们还就中国公共卫生建设提出建议，通过海关总署和清政府得以实施。如1873年当霍乱警报传到上海时，上海道台和各国领事共同签署制定上海港卫生条例，用中、英、法3国文字刊布。这对控制传染病流行有所裨益。

另在公共租界警察中有外科医生，他们参与公共卫生的监督。到 19 世纪末（1898 年），上海已设有市政卫生专职官员了。由于他们的监督，从 1870 年开始采用正规的死亡证明；他们也注意到了社会上性病的流行问题，将之提到了市政会议上，于是在 1869 年设立了中国妓院检查的常规制度，并设有一所性病医院。传教士和传教医生也注意到了中国女子的缠足现象，1867 年，杭州教会学校即规定女学生一律放足；1874 年，厦门妇女会在传教士赞助下成立了反缠足协会。此后一系列关于公共卫生的设施、机构陆续出现，如上海、天津开设自来水厂；香港、上海设立卫生处；1904 年上海设立"万国红十字会"，1911 年改名中国红十字会等。公共卫生课也进入医学课程设置中，如 1902 年香港西医书院即开设了公共卫生课。

二 教会医学团体建立与西医药刊物

随着西医学在中国的发展，医院、诊所医疗业务日渐繁忙，医学学术交流活动也提到议事日程上来。因此，伯驾、郭雷枢和裨治文（E.Celeman Bridgman，1801—1861 年）等在 1836 年即开始倡议成立一个协会，以协助医院活动，并通过协会"为中国人和外国人之间带来更多的社交和友谊，并传播欧美的艺术和科学"。1838 年，传教士们在广州举行了第一次会议，成立了以郭雷枢为主席的"中国医务传道会"，确定了医生的职责，并讨论了图书馆、博物馆的设立及其他事项，鼓励医护界人士来华，免费为中国人治疗，筹措经费等。到 19 世纪 80 年代，由于各国教会及教会各流派在中国大陆到处传教和建立医院，且各自为政，缺乏彼此间的沟通，局限于广州一隅的"中国医务传道会"已起不到联络、组织各教派、医院、医师的任务，从而退出历史舞台。在美国传教医师布恩（H.W.Boone，1839—1925 年）的倡议下，一个教会医学联合会于 1886 年在上海成立，名为"中国博医会"（Chinese Medical Missionary Association），由嘉约翰任主席，并划区成立分会，如上海分会、东北分会、武汉分会、广州分会和福建台湾分会等。还创办了《博医会报》，报道西医学在华发展情况、世界医学发展的最新动态，也介绍中国医学的历史及中医疗法、方药、名中医经验及其代表著作等，成为西医在华传播和交流的媒介，也向外籍医师和医界推荐和介绍了中国医药。1905 年该刊改为双月刊，1923 年改为月刊，1932 年并入《中华医学杂志》。1890 年，在"中国博医会"中还成立了医学名词委员会，1905 年成立了编译委员会，以翻译出版医学书籍，使各种名词能达到理解和相互比较等。博医会在 20 世纪初共计译出医书 60 余种。

博医会长期不准中国医师入会。在伍连德医师的倡议下，由中国医师颜福庆、俞凤宾、伍连德、萧智吉、古恩康、黄琼仙等医师共同发起，于 1915 年元月在上海成立了"中华医学会"，颜福庆任会长。学会宗旨为"巩固医家交谊、尊重医德医权、普及医学卫生、联络华洋医界"。同年 11 月出版了中英文并刊的《中华医学杂志》。中国西医师从此有了自己的学术团体和会刊。1932 年，中国博医会并入中华医学会；1937 年成立了包括皮肤病、结核病、公共卫生、儿科、内科、医史、眼科、妇产科等在内的 12 个专科委员会；至 1947 年，在全国已发展至 30

多个分会，会员达 3000 余名。学会主要从事医学著作的编辑、翻译、医学教育的研究、名词的审定、医学标准的拟定等学术活动和会员福利等工作。随着专科委员会的建立，中华系列杂志形成，如《中华内科杂志》《中华外科杂志》《中华妇产科杂志》《中华医史杂志》等。中华系列杂志至今继续出版，是我国历史最长、影响最深远的医刊。

中国药学会是 1907 年冬在日本东京千叶研习药学的留日学生发起成立的。1911 年，多数学员毕业回国，故会址迁回北平；其后曾改名"中华民国药学会""中华药学会"，1942 年又重新组织并在重庆召开"中国药学会"成立大会。此后，药学会顺利发展，并成立了不少分会。该会早期活动为提倡医药并重，建议医学院校增设药学科，并组织药学专业学术交流等。该会自 1936 年开始不定期出版《中华药学杂志》。

此期，除中华医学会、中国药学会外，护理、公共卫生、医学教育各界亦都建立学会，学术活动十分活跃。

中华护理学会前身是由 8 个外籍护士发起成立的"中国护士组织联合会"，1914 年于上海召开第一次全国代表大会，1920 年发行《护士季刊》，1922 年加入国际护士会。该会主要活动是进行护士教育，翻译、编著教材，办理护士毕业会考及经管护士职业，为护士谋福利，争取合法地位等，是一个从事职业保护的群众性组织。1941 年，延安成立"中国护士学会"。

中华公共卫生教育联合会是由中国青年会、中国博医会、中华医学会的各卫生部（科）推举代表于 1916 年组成，负责推进卫生教育，举办卫生展览、讲演，进行卫生宣传等。

全国医师联合会，1929 年在上海成立，到会代表有 17 个省的 41 个团体；1934 年后组织专业委员会，其中之"助产士教育研究委员会"为我国最早的妇产科学术团体。

此外尚有 1907 年在日本金泽市由在日留学生组成的"中华国民卫生会"及创办的《卫生世界》；有 1911 年成立的"万国鼠疫研究会"、1933 年成立的"中国预防痨病协会"、1935 年成立的"中国预防花柳病协会"、1937 年成立的"中华麻风救济会"、1938 年成立的"中华营养促进会"等等。1910 年还成立了研究中西医学为宗旨的"中西医药研究会"，创办有《中西医学报》及成立于 1925 年的"华夏医学会"。在革命根据地，也有不少西医学术团体成立，如"中华苏维埃共和国卫生研究会""医务研究会""中西医药协会""边区中西医药研究会总会"等，对西医发展、团结中西医、根据地的卫生工作都起了积极作用。中国的红十字会于 1904 年成立，初名"上海万国红十字会"，1907 年改名"大清红十字会"，至 1911 年才正式改名"中国红十字会"；出版有《会务通讯》和《救护通讯》两种刊物，1946 年两刊合并后为《红十字月刊》。从 1880 年嘉约翰创办的《西医新报》（我国最早的西医期刊）至 1949 年，我国共有西医药期刊（包括研究中西医药的期刊）200 余种。

学术团体活动的开展和医学期刊之创办，不仅使学术界人士之学术经验、新科学技术知识得以交流，新医学成就也得到了宣传推广，亦使医学知识的传播有了良好的工具，西医学在中国的传播也就更广。因此学术团体和医学期刊本身也是西医学在中国发展的一个标志。

三 西医学著作的编译出版

西方传教士医生在开办医院、建立医学校的同时，也开始翻译西方医学著作。中国学者也投入到这一编译工作中。书籍是知识的载体，在中外学者的共同努力下，西医学知识随着医书的出版和流传，在中国得到了更为广泛的传播。

1847 年,英国人戴汶（T.T.Deven）编著了《初学者入门》,采用了中英文对照形式介绍解剖学名词和疾病、药物名表、医学用语等。[1] 在 19 世纪 50 年代后，英国人合信和美国人嘉约翰开始较系统地将西医书籍译为汉文。合信 [2] 编译有《全体新论》《博物新编》《西医略论》《妇婴新说》和《内科新说》,后被集成一函，名《西医五种》。《全体新论》是一部关于解剖生理学的著作，书中最早介绍了哈维的血液循环论，提到了 9 对脑神经，比较了各种动物的骨骼、韧带和肌肉，对各内脏都有说明和图解。该书曾多次再版，受到中国医界和知识界人士的注目。鉴于《全体新论》仅述及人体结构与功能，没有介绍西方的方药治法，合信又翻译了临证书籍《西医略论》,述外科临床经验;《内科新说》,介绍内科临床和药物 ;《妇婴新说》,论述各种妇儿疾患及处理等 ;《博物新编》则介绍近代自然科学知识。这 5 种书形成一体，将西医基本理论和临床经验作了较系统的概括介绍，兼及其他自然科学知识，可作为西医启蒙之教科书用。书中沿用传统中医的命名，但赋予了明确的定义，又结合了解剖学的

---

[1] 马伯英 , 高晞 , 洪中立 . 中外医学文化交流史 [M]. 上海 : 文汇出版社 ,1993:371.

[2] 赵璞珊 . 合信《西医五种》及在华影响 [J]. 近代史研究 ,1991(2):67–83.

特点,使之不与中医术语相混淆,成为当时译述的范本。1858 年,合信还编了《医学新语》一书,实属英汉医学词典性质,将中西医专用术语,互为对照,有助于中西医的相互了解。可以说合信是外籍人中最早进行中西医比较研究者。合信所翻译和编辑的其他书籍成为中国的标准课本,甚至流传至日本。[1]

嘉约翰在华期间共译医书 34 种,[2] 重点在于临床医疗技术,是作为教科书由博济医院出版的。影响较大的有《化学初级》《西药略释》《裹扎新篇》《皮肤新篇》《内科阐微》《花柳指迷》《眼科撮要》等,这与博济医院培养医师的目标相一致,因为广东地区以流行病、眼科病、皮肤病等多发。

博济医院合信及嘉约翰的助手伊端模(瑞士人)受他们的影响也加入了翻译医药书籍的行列,到 1894 年共译出医书 5 种:《体质穷源》《医理略述》《病理撮要》《儿科撮要》和《胎产举要》。

英国传教医师德贞也编译了较多西方医学著作。他曾被委任为北京同文馆医学教习,于 1873 年开始用中文撰写介绍西医知识的一系列文章,发表于《中西见闻录》上,如《牛痘考》《论心》《论脉》《哈维及其发现》《论金鸡纳》等。这些文章于 1875 年被合编成册,题为《西医举隅》在北京出版。1881 年至 1882 年间,德贞又在《万国公报》上连载《续西医学举隅》,后来也被结集成册,进一步介绍了心肺的解剖生理功能以及消化、循环系统等内容。此后,在《万国公报》上还连载过他写的《西医汇抄》和《医理杂说》。1875 年他出版了一本《解剖图谱》;1886 年,

[1] 杰西·格·卢茨.中国教会大学史(1850—1950)[M].曾钜生,译.杭州:浙江教育出版社,1987:131.
[2] 马伯英,高晞,洪中立.中外医学文化交流史[M].上海:文汇出版社,1993:381.

同文馆出版了他编译的《全体通考》，计 12 册，共 18 卷，其中有图谱 3 册，收图 356 幅，其中目录分类几乎与现代解剖学相同。此外他还编译有生理学教科书《全体功用》（也有图解）、《医学词汇》《药物及治疗学》《眼及其疾病》《格雷氏解剖学》等 10 余种中文译本。

英国人傅兰雅（John Fryer）曾主持当时出版西学书刊的"江南制造局"，任过北京同文馆的教习。他和赵元益一起工作，一般由傅氏口译，赵氏笔述，编译出版了不少科技书。其中有《儒门医学》《内科理法前后编》《西药大成》《西药大成药品中西名目表》《西药大成补编》《法律医学》《身体须知》《济急法》《保全生命论》《眼科书》《医学总论》等 10 余种医学著作。因此，不仅是傅兰雅，赵元益在把西方近代医药知识较系统地介绍到我国中，也作出了杰出的贡献。[1]

这一时期编译的较著名的西医书籍尚有美国柯为良的《全体阐微》、英国梅藤译的《西医外科理法》、Whitney 译的《西医产科新法》等。中国博医会内成立的编译委员会以英国人 Cousland 为主，至 1932 年共译出医药书 60 余种，为当时医学院校所采用。商务印书馆、中华书局等亦有英、美、德、日文医学译著出版，如汤尔和译的《解剖学提纲》《近世微生物学及免疫学》《近世妇人科学》等；还出版了梁仲谋译德国 Schultz 所著《生理学大纲》、赵师震译《人体正常解剖学》、鲍鉴衡译《细菌学诊断法》和杨传炳译《皮肤病汇编》、坎宁安译《实用解剖学》

[1] 黎维秋．赵元益与西方近代医药学的传入 [J]．中华医史杂志，1983(3):175-176．赵璞珊．赵元益和他的笔述医书 [J]．中国科技史料，1991(1):69-74．

（1935 年）、黄家驷译《军队外科学》（1941 年）和宫乃泉译《苏联的医学和保健》等。

上述这些中外学者译编的医药书籍对当时介绍西方医学起过一定作用，特别是 20 世纪 40 年代以后编译的书籍，使西医学知识在中国得到更广泛的传播和理解，也使中国的西医学基本与世界医学保持同步，西医学在中国得以发展并自成体系。

第三节　近代医学教育与人才培养

鸦片战争以后，中国逐步陷入了半殖民地半封建社会的境地，在外国资本主义国家大规模入侵的同时，中国的科学文化也打上了半殖民地半封建社会的烙印。在医学教育方面，一方面是大批传教士和医生来华，到处修教堂、办医院、设医学院校、办期刊等，为其传教或政治经济利益服务。当然，在客观上，也为我国传入了西洋医学，使西洋医学在中国立足并发展，培养了一批医学人才，为中国人民的健康服务；另一方面，中国的清王朝，还保留着沿袭旧制的太医院，和一批洋务派依据"中学为体，西学为用"的理论，兴办的一批西式学校，包括医学校。这样，在近代中国，早期是太医院和西洋医校、医院并存，后期则是中医院校和中外人士办的西洋医学校共进，并有清政府选派的留学生与自费留洋学生，从而形成了这一时期中西医两种体系并存，传统的中医教育与现代西医教育并存且互渗的特点。

一 晚清时期教会与国人举办之医学教育

鸦片战争以后，由于国力衰退，太医院因经费不足，几乎几十年不闻读书声，实际上名存实亡了。至同治五年（1866年），在御史胡庆源极力请求下，才进行了整顿，并把教习厅改名医学馆，考试制度依旧，这些不在本文阐述之内，故从略。而西洋医学传入，开办医院和诊所，每感人手之不足，一般均雇佣中国青年做些辅助性工作，如简单的护理和治疗，西医教育也就此开始。在华从事西医教育以皮尔逊的种痘诊所为最早，1806年即开始招收华人学习种牛痘，邱熺等即为第一批学习西医技术（种牛痘）者。1837年伯驾在广州开设眼科医局，招收关韬等3名中国学生，他们是第一批学习西洋医学者。除实际操作外，伯驾也用英语给他们讲些基础理论。鸦片战争期间，伯驾回国，医务便由关韬主持。1856年，清政府委任关韬为五品顶戴军医，去福建清军中服役，是中国第一个西医军医。1839年马礼逊学校在澳门开学，1841年迁香港，容闳、黄宽均是该校的学生。黄宽后来得布朗夫妇资助去美国，后又去英国爱丁堡大学学医，得学士学位；1857年回国，在港、粤等地行医，并在其自设诊所中培养了4名中国学徒，是中国人教授中国学生学习西医之始。在合信主持的医院中，也曾进行过类似的培训。此外如1843年麦高文在宁波开设眼科诊所，曾教中医医生学习解剖和生理；1879年布恩（H.W.Boone）任上海同仁医院院长时，也招收学生辅助医务；1883年，巴克（W.H.Park）在苏州博习医院招收了7名中国学生；1884年，司督阁（Dngola

Christie）在奉天盛京施医院招收学生，用中文教学；1885 年梅滕更在杭州、尼尔在登州招收学生；1887 至 1896 年高如兰先后在汕头、潮州主持医院并收生徒。[1]

同时，也有医院设立附校以教医学者，如 1866 年博济医院的南华医学校（又称博济医学校），为中国最早的西医教会医学校。黄宽、嘉约翰、关韬均在该校执教；1879 年开始招收女生，亦为中国第一所招收女生的医学校。1886 年，孙中山曾入南华医学校学医。该院经扩建，至 1904 年改称华南医学院，1914 年又附设护士学校。此外有 1884 年在杭州成立的广济医学校，1887 年香港爱丽思纪念医院开设的香港西医书院，以及 1889 年南京史密斯纪念医院医学校以及山东济南、江苏苏州、上海等地医院附设的医校相继成立。总之，在 19 世纪末以前，西医教育是以教会医院兼收学徒为主要教育方式，名为医校者。从招生规模来说，也只是师带徒，是向近代医校过渡的机构。据 1897 年尼尔调查，当时教会医院培养生徒量极少，在 60 所教会医院中，有 39 所兼收生徒，其中仅 5 所招生人数超过 10 人，其余为 2—6 人，当时认为已毕业约 300 名，肄业生约 250—300 名。虽然也有如关韬等之佼佼者，但这种训练方式毕竟成效不高，不论从数量上、质量上都不能满足当时医疗上的需要，于是各教会医院加强了对教育的投入，创办医学院校便提到了议事日程。20 世纪以后，教会医学院校在我国迅速发展起来。

1901 年广州成立夏葛女子医学校，小马雅各（Dr.J.Laidlaw,Maxwell，Jr）在台南设校培养助产士、护士。1903 年上海成

---

[1] 朱潮 . 中外医学教育史 [M]. 上海：上海医科大学出版社 ,1988:68–69.

立大同医学校,1904 年成立的震旦学院于 1909 年起招收医学生,1904 年济南成立共和道医学堂,1906 年英美教会在北京联合创办协和医学堂,1908 年汉口成立大同医学堂和协和医学校、北京成立协和女子医学校、广州成立光华医学专门学校、南京成立金陵大学医科,1909 年广州成立赫盖脱女子医学专门学校、广东公医专门学校,1910 年南京成立华东协和医学校,1911 年青岛成立德国医学校、福州成立协和医学堂、成都成立华西协和大学并于 1914 年开设医科,1914 年美国教会在长沙成立湘雅医学专门学校等。据统计,在 1900—1915 年间,我国先后建立 323 所教会医学院校。[1] 此外,教会大学如震旦大学、岭南大学、圣约翰大学等都设立有医学院。此期间外国人来华设立医校者,还有德国人宝隆(E.H.Paulum)在上海设立同济医院,附设同济德文医学堂;1911 年,日本人在奉天设南满医学堂等。

教会和外国人所办医学校,学制、教材均引自外国,且大部分在国外注册立案,享有治外法权和其他各种特权,因此人们称之为"外国文化租界"。但西医和西医教育系统的传入,加速了西医人才的培养,也将比较先进的医学理论和医疗技术、医学教育思想和方法引入中国,对我国近代医学教育体制的确立有一定的促进和推动作用。

在这些教会医学院校中,培养了一批近现代中国著名的西医师,为中国的西医事业作出了开拓性的贡献。诸如:

颜福庆(1882—1970 年),1903 年毕业于圣约翰大学医学院,曾任长沙湘雅医学院教务长,是国立上海医学院创始人。

---

[1] 朱潮 . 中外医学教育史 [M]. 上海:上海医科大学出版社 ,1988:69-70.

刁德信，1903 年毕业于圣约翰大学医学院，曾任美国宾夕法尼亚医学院皮肤科教授、临床显微镜学教授和圣约翰医学院教授。

李清茂、谢元甫、陈宗贤、牛惠生、胡宣明均毕业于圣约翰大学医学院，分别任北京协和医学院眼外科教授、外科教授、细菌学家，牛惠生为著名开业医生，胡宣明为公共卫生学专家。

林巧稚（1901—1983 年），1929 年毕业于北京协和医学院，获博士学位，为现代著名妇产科专家。

黄家驷（1906—1984 年），1933 年毕业于北平协和医学院，为著名的西医外科学家。

吴绍青（1895—1980 年），1921 年毕业于湖南湘雅医学院，获博士学位，为近代肺病专家。

谷镜汧（1896—1968 年），1922 年毕业于上海同济医学院，为现代病理学家。

马文昭（1886—1965 年），现代解剖组织学家，1910 年毕业于北京协和医学院。

黄胜白(1889—1982年)，1914 年毕业于上海同济大学医科，现代医药学家，1919 年创办上海同德医学院。

晚清，教会医学院校建立并发展的同时，在洋务派的推动下，国人也办起了一些医学堂和军医学堂，开展西医教育。

我国自办的西医教育，首为 1865 年北京同文馆所设的科学系，其中有医学科学讲座，聘德贞为生理学教习。这是我国有西医课程之始。到 20 世纪 80 年代，医学讲座渐由系统和正规的医学教育所代替，以德贞翻译的《全体通考》和《全体功用》

为教科书，并去北京教会医院实习。后来又有伦敦会传教医师卜世礼、英德秀，美国北长老会医师满乐道进同文馆，加强了同文馆医学教育专业化的程度。但据考证，同文馆近30年的医学教育，没有培养出职业医生或医学教师，[1] 毕业后均参政当官了。1900年同文馆因八国联军入侵而解散，1903年同文馆被分成译学馆和医学实业馆两部分，并入京师大学堂。

京师大学堂创办于1898年，原计划分10科，医学为第10科，但未实施；1903年医学实业馆并入，方得实现。其时大学堂分8科，医学为第4科，分医学和药学2门。医科仍名为医学实业馆。1905年改称京师专门医学堂，因袭日本大学的学制，1906年医学学制延长为5年，博采东西各国之长，1907年停办，在校生全部送日本学习。

此外有1908年张之洞在湖广办的湖北医学堂、1911年浙江省成立的医学堂、1909年广东的光华医学专门学校等。后者学制4年，第一届毕业生有陈垣等6人。该校还出版有《医学卫生报》和《光华医事卫生杂志》，保存了许多近代医学交流与发展的资料。

其时，在军队中也办起了一些军医学堂，如1881年李鸿章在天津成立医学馆，召回了留美学生8人习医，由马根济主持筹备。第一班毕业于1885年，颁有政府印鉴的中、英文证书，头名学生林联辉后来任第一任总办（校长）。该医学馆以原有医院作实习医院；1894年改名为北洋医学堂，学制4年，不分科，教员多为英国人，以英文医书为课本；课程有解剖、生理、内科、

---

[1] 高晞. 京师同文馆的医学讲座 [J]. 中国科技史料,1990(4):42.

外科、妇产科、皮肤花柳科、公共卫生、眼耳鼻喉科、治疗化学、细菌学及动植物学，有 60 张实习病床。该校 1900 年因义和团运动而关闭。

1902 年袁世凯在天津办了北洋军医学堂。校长徐华清为天津医学馆第一班毕业生，学制 4 年。教员多为日本人，教材亦用日文。1906 年为陆军军医司接收，改名陆军军医学堂，是我国最早的陆军军医学校。1911 年，该校学生在伍连德带领下去哈尔滨防治鼠疫，取得显著成绩。

此外，军医学校尚有 1906 年广州随营医院的随军医学堂，1909 年在广东设立的陆军医学堂和海军医学堂等。

晚清时期的西医教育除师带徒、医学院校外，尚有留学生教育。黄宽是最早的留学生。他于 12 岁时就读于香港马礼逊纪念学校，18 岁由老师布朗夫妇带去美国，后入英国爱丁堡大学攻读医学 5 年，得学士学位，于 1857 年回国，在广州惠爱医院任职，并曾自设诊所，协办博济医院医疗事务、负责广州海关医务处工作等。他是第一位全面掌握西医学的中国人。

此外有教会选送出国留学者，以女学生为多，如金韵梅、胡金美、石美玉、甘介候等。金韵梅为中国第一个出洋留学的女医生，她于 1885 年毕业于纽约女子医学院，1888 年回国，初在厦门行医，1907 年被任命为北洋女医院院长，后在天津开设我国第一所护士学校，并关心孤儿院的工作，为我国医学、护理事业做出了贡献。胡金美毕业于美国费城女子医学院，1895 年回福州，在教会医院工作。石美玉 1896 年毕业于密执安大学，回国后在九江建立丹福特纪念医院。甘介候与石美玉同时就读于密执安大学，毕业后又赴伦敦攻读热带病学，1912年在南昌设立妇孺医院。亦有官派留学生如谢天保、徐景人、曹志沂、李汝泌、傅汝勤等，归国后于 1906 年被赐给医科进士；刘庆绶、方擎、张修敏、薛宜琪、沈玉桢于 1910 年被赐医科进士；王麟书、王行恕、蒋履曾等被赐予医科举人。

1905 年中国废除科举，有大量公费和自费留学生赴日。1907 年日本和清政府还订立了接受中国留学生办法，赴日留学生更多。在日本影响下，美国自不甘落后。1908 年，美国政府决定将庚子赔款的半数作为清政府派遣留美学生之用；美国洛克菲勒基金会接管协和医学院后亦每年选派中国留学生去美国学习。此后留美学生量显著增多。

留学生回国后，大部分在医疗卫生单位任重要职务，对当时的医疗卫生事业，对我国医学科学、卫生教育事业都有重要贡献。如：

伍连德（1879—1960 年），为近代公共卫生学家、医史学家。他 1895 年及 1896 年两次考取英国皇家奖学金，就读于剑桥大学意曼纽学院和实习于圣玛丽医院，1905 年毕业，获剑桥大学医学博士学位。他于 1908 年回国，初任天津陆军医学堂副监督；1910 年任北满防疫处总医官，主持了该年在奉天举行的世界鼠疫会议；后在东三省防疫处、中央防疫处任职，为东北防治鼠疫发挥了很大作用。他是 1915 年创立的中华医学会的发起人之一。1926 年他创立哈尔滨医学专门学校，任校长之职。

赵燏黄（1883—1960 年），为近现代生药学家。他于 1905年留学日本，1911 年归国参加辛亥革命。以后他致力于药学研究和教学。30 年代，他利用简单设备生产出了麻黄素，促进了我国制药工业的发展。

沈克菲（1898—1972 年），西医外科学家。他于 1919 年赴美国俄亥俄州克利弗兰城西余大学医学院学习，1924 年毕业，获医学博士学位。1926 年归国，曾在协和医院、南京中央医院、湘雅医院、上海中山医院等处任主任、院长等职。

孟继懋（1899—1980 年），现代骨科学家。他 1920 年公费赴美国芝加哥 Rush 医学院留学，1925 年毕业回国，任职协和医学院，后历任北京医学院附院院长，北京积水潭医院院长，参与创建了骨科研究所。

二　民国时期的现代医学教育

1911 年，孙中山领导的辛亥革命推翻了清政府的统治，建立了中华民国，但接着政权又先后为北洋军阀、国民党新军阀所攫取。在医学方面，为培养自己政权所需人才，统治者也作了一番努力。如 1912 年南京政府成立后，教育部于该年 10 月即公布《大学令》（壬子学制），确立了医学教育的学制及课程：大学预科 3 年，本科 3—4 年，规定医学 51 门、药学 52 门课程。1922 年北洋政府又颁布"壬戌学制"，规定大学包括 4 个层次：大学、专门学院、专修科和大学院（即研究生院）。大学取消预科，规定医科至少 5 年；1924 年又颁布《国立大学条例》，规定大学修业 4—6 年，选科制，考试及格者发给毕业证书，大学院毕业给予学位。1929 年由教育部和卫生部会同组织医学教育委员会和助产、护士等专业教育委员会，分别负责制定各专业之学制和课程。这些学制、章程虽大多是参考日本或英美等国者，但也加入了一些中国体制的内容，对医学教育规定了修业年限和必修科目等，从而使我国的医学教育纳入正规的教育系统。

这时期的医学院校迅速增多，并且有一个显著特点是国人自办的学校增多。如 1912 年成立有国立北京医学专门学校（今北京医科大学前身）、浙江省立医药专门学校（杭州）、江苏医学专门学校（苏州），1916 年保定成立省立直隶医学专门学校，1921 年南昌成立江西公立医学专门学校，1926 年广州成立国立中山大学医学院。此后成立的有：1932 年国立上海医学院、1933 年山西川至医学专科学校、1935 年南京中央大学医学院、1936 年南京国立药学专科学校等，以及河南、吉林、山东、云南、江苏、广西、陕西、福建等省都成立了省立医学院。1931年，云南军医学校成立；1933 年，南京陆军军医学校成立（由北京迁来）。私立医学院校如张謇在南通创办的南通医学专门学校（1912 年），以及上海成立的私立南洋医学院（1924 年）、私立东南医科大学（1926 年）等，沈阳、哈尔滨等亦有私立医学院校。

国人自办的医学院中，以国立上海医学院最具代表性。1927 年，在教育救国思想影响下，一些学者不愿仰洋人鼻息，决心独立自主创办中国人自己的医学院。颜福庆就是这么一位学者。他会同乐文照、高镜朗、赵运文等人进行筹划。适值当时南京政府改组成立第四中山大学，并决定成立一个医学院，颜福庆就接受了这一任命，在乐文照、高镜朗等人协助下，第四中山大学医学院于 1927 年 9 月在上海吴淞正式开学。学生一部分是江苏医学专门学校撤销改组并入者，一部分来自上海圣约翰大学医学院、湖南湘雅医学院和北京协和医学院，并接办了红十字会海格路（现名华山路）总医院为临床教学医院，发起筹建了中山医院。经多方奔走、募捐，终在上海枫林桥重建了院舍。1932 年中山大学医学院脱离大学部，改名国立上海医学院，1936 年院舍落成，1937 年 4 月举行了上海医学院院舍落成暨中山医院开幕典礼。后来又经募捐建成肺病疗养院。上海医学院的筹建过程，反映出我国医学教育开始走上独立自主的道路。

据 1937 年国民政府教育部医学教育调查统计，其时全国有公私立大学医学院、独立医学院、医药及牙科学校及专修科总计 33 所。[1]

其时中等医学教育亦渐具规模。从 1932 年南京中央医院成立国立中央护士学校、1929 年卫生部及教育部于北京合办国立第一助产学校、1933 年南京成立国立中央助产学校后，各省市也陆续办起护士学校、助产学校。据 1946 年调查，当时共有护士学校 180 处，助产学校 76 处。[2]

这些国人自办的医学院校也造就了不少著名医家。如：

洪式闾（1894—1955 年），1917 年毕业于北京医学专门学校，是近代著名医学家，在研究寄生虫和病理学方面享誉世界。

张昌绍（1906—1967 年），1934 年毕业于上海医学院，是

[1] 朱潮 . 中外医学教育史 [M]. 上海：上海医科大学出版社 ,1988:104.
[2] 朱潮 . 中外医学教育史 [M]. 上海：上海医科大学出版社 ,1988:111.

近现代著名的药理学家。

在此时期，清末建立的教会医学院校也都有扩充，并又新建了一批新的教会医学校，如德国、美国教会在上海分别成立同德医学专门学校（1918 年）、上海女子医学院（1924 年）。美国洛克菲勒基金会接管的协和医学院，成为美国式教育的大本营，不仅每年有毕业生毕业，还每年选送中国医生赴美深造，以及每年接受各地医师来进修。这些医生回国或回各地后均在卫生机构担任要职，也就进一步推广了美式教育。其他各国也不例外，争相在各城市设立医学院校。因此，教会医院在此时期也仍占有重要地位，且他们受外国财团支持，经费相对充裕，据 1936 年统计，美国教育及救济机关在中国的投资总额中，医药和教育经费占 52.9%，而国民政府却因经济困难，在 1925—1926 年间还不得不下令关闭各省立医学专科学校以保证几所国立大学医学院的教学。此外，教会医学院校在此期还改变了初期为传播福音而办学的形象，不再免收学费，不再供应膳宿，并尽力吸收富家子弟，收取高额学费，教会医学院校也就成了贵族子弟学校，学费之高是一般劳动人民负担不起的。

1937 年至 1945 年抗日战争期间，因日本侵略，战火弥漫，医学教育遭受严重挫折。被侵占省市的医学院校大部分被迫停办或内迁，设备损失惨重。停办者如沈阳奉天同善堂医学校、河北省立医学院等；被迫内迁者如上海、湘雅、同济、江苏医学院分别内迁贵阳、昆明、重庆、北碚等地；齐鲁大学医学院、中央大学医学院和北京协和医学院的一部分迁到成都，与华西大学医学院组成联合医学院等，直到抗战胜利后才迁回原址。

在沦陷区医学教育方面，南满医学堂的体制、教材全部按照日本国立大学部标准，并增设制药学专门部。在旅顺成立的旅顺医学校，在哈尔滨、佳木斯、齐齐哈尔、龙井分别开设的开拓医学院等，均于1945年日本投降后停办。其他医学院校，教会的、国人自办的医学校等，由于战事，变迁也很大。

1921年中国共产党成立以后，在战争年代建立的革命根据地内，随着革命形势的发展，革命根据地不断扩大，医药卫生事业也不断发展。在医药卫生工作的进展和医学教育方面，也有中西医药交流的影响和反映。

如1927年8月1日南昌起义，当时部队尚没有健全的医疗组织，会昌一战，伤员300多名，是由福建汀州傅连暲医生临时成立的以福音医院为中心的合组医院进行救治的。傅连暲原是一个基督教徒，在教会的亚盛顿医馆学习，后任福音医院院长。而福音医院也是一个英国教会的医院，但在革命的艰苦岁月中，在傅连暲的带领下投入到了革命根据地的医疗事业中。1932年，为适应革命需要，傅连暲还办起了中央红色医务学校，培养部队需要的医生。1933年福音医院迁至瑞金，组建成中央红色医院。这时期建立的尚有红军总医院、各军区医院及各后方医院。如湘赣军区黄岗医院、福建军区四都医院、粤赣军区会昌医院、江西军区洛口南医院、闽浙军区弋阳医院等；抗战期间成立的有延安中央医院、陕甘宁边区医院、白求恩国际和平医院、医大附属医院等。同时也成立了一批医学院校以培养医护人员，如晋察冀军区卫生学校、延安中国医科大学、白求恩卫生学校、白求恩护士学校、延安药科学校等，共培养学生3000多人。在这些医院中不仅有西医生，也请有中医生；在学校中，不仅讲授现代医学，也开展中医教育，使西医学知识更广泛地在革命根据地传播，并开始走上中西医结合的道路。

在革命根据地中，也有不少外国专家投身到根据地的医疗卫生事业中，如加拿大的白求恩、美国的马海德、德国的傅莱、印度的柯棣华等，他们将各自优秀的西方医学医疗技术和经验贡献给了中国人民，也同时传授给了医学院校的学生，为中西医学交流起了媒介作用。

总之，鸦片战争以后至 1949 年期间，除革命根据地以外的医学教育都直接或间接受到外国的控制和影响外，教学体制也基本参考外国的模式，并且因参考有日德、英美两种模式之别而形成了其时中国医学教育日德和英美两个体系的对峙和学派纷争。但这些学校培养出来的大多数中国医务人员，为中国的医疗、教学和科研做出了贡献，并有不少的著名医学家、医学教育家、药学家享誉世界。因此，在中外医学交流中，西方医学教育体系随着西方医院、学校的开办而传入，也同时加速了西洋医学在中国的传播、立足和发展，并源源不断地输送西医人才，充实了西医队伍。而且这种具有现代管理的教育体制的传入也为中医教育提供了一种新的模式，学校教育也逐渐成为近代培养中医的途径之一。

第四节 中医学外传欧美

医学的交流总是双向的。在西洋医学传入中国的同时，中医学也传到了欧美地区，包括中医的医理、脉学、药物、针灸、文献等。在介绍近代以来中国医药学传至欧美的情况之前，我们先做一些回溯和追述。

明代来华的意大利传教士利玛窦（Matteo Ricci，1552—1610 年），在中国度过了 28 个春秋。在他晚年撰写的笔记（经金尼阁整理译述成拉丁文本，于 1615 年出版。英译本名《利玛窦中国札记》）中曾向西方介绍了中国医学："中国医疗技术的方法与我们所习惯的大为不同。他们按脉的方法和我们一样，治病也相当成功。一般说来，他们用的药物非常简单，例如草药或根茎等诸如此类的东西。事实上，中国的全部医术都包含在我们自己使用草药所遵循的规则里面。这里没有教授医学的公立学校。每个想要学医的人都由一个精通此道的人来传授。在两京（南京和北京）都可通过考试取得医学学位（指通过太医院的考试）。"[1] 介绍内容虽然简单，但已涉及中医脉学、用药及医学教育等方面，这是西方人士中最早向西方介绍中国医学教育者。

邓玉函也是明季来华的传教士。他在来华沿途及在中国旅行时，采集了印度、越南、中国的各种动、植、矿物标本，并

[1] 利玛窦，金尼阁. 利玛窦中国札记 [M]. 何高济，王遵仲，李申，译. 北京：中华书局，1983:34.

绘图和研究各种标本的产地、气候等，故在其笔记《帝京景物略》中记及他每尝中国草根，测知叶形花色、茎实香味，将遍尝而露取之，以验成书。据《明季西洋传入之医学》一书说，他的记录汇成《印度的泼里尼乌斯》（*Plinius Indicus*）两册，并说"玉函格究中国本草 80 余种"。[1] 本草意义之一是指中药，此或许指在其两册书中介绍了 80 余种中药。

1643 年，波兰传教士卜弥格（Michel-Pierre Boym，1612—1659 年）到中国。在华期间，他留意中国医药，选择了部分中医理论、脉学与药物学知识编撰成书，在欧洲陆续出版。如 1656 年出版《中国植物志》，是目前所知西人介绍我国本草的最早文献；关于中医脉学的文稿由法人哈尔文用法文于 1671 年出版，名《中医秘典》；关于中医脉学、舌诊、经络脏腑的论文稿被荷兰医生克莱尔（Andrea Cleyer）冒名于 1682 年在德国法兰克福出版，名《中国医法举例》，是一部论文汇集。同年，传教士柏应理出版了卜弥格关于脉学的拉丁文稿，名《医钥和中国脉理》。德国传教士卫匡国（Martinus Martini）著《中国新图》、法国传教士李明（Louis Le Comte）著《中国新志》，都介绍了人参。[2] 17 世纪末，英国医生弗洛伊尔（John Floyer）将卜弥格关于中国脉学的文稿译成英文，连同他自撰之文合成《医生诊脉表》于 1707 年在伦敦出版。弗洛伊尔是脉搏计数器的发明者，在该书中，他谈到了中国脉学对他的发

[1] 范行准 . 明季西洋传入之医学 [M]. 牛亚华，校注 . 上海：上海人民出版社 ,2012:12.
[2] 杜石然 . 历史上的中药在国外 [J]. 自然科学史研究 ,1990(1):78-90.

明的启示作用。[1]

针灸学之传欧洲，最早始于荷兰人布绍夫（H.Busschof）所著《痛风论文集》和德国人吉尔弗西斯（Geilfusius R.W）的《灸术》，均出版于 1676 年。1683 年，又有德国人哥荷马（Gehema，J.A）出版了《用中国灸术治疗痛风》，提出了灸法是治疗痛风最迅速、最合适、最安全的疗法。同年，荷兰东印度公司船医瑞尼（WilliamTen Rhyne）用拉丁文著《论针刺术》在伦敦出版。次年，荷兰人布兰卡特（Blankaut，S）著《痛风专论》，引有瑞尼的资料。瑞尼的针灸术学自日本，他在书中肯定了针灸治疗疾病的效果，建议西方医生应注意研究针术等。

在 18 世纪初到鸦片战争期间（1700—1840 年），据马堪温教授统计，西方研究和出版的关于中医学的书籍增多，共 60 余种，其中有针灸书 47 种，其中法国占 22 种。较著名的有伯累坦（Pel1etan,P）的《论针刺术》（1825 年）、拉克罗斯（1acroix，A）的《巴黎市立大医院针刺治疗病历集》、伯里奥兹（Joseph Berlioz）的《论慢性病、放血术及针刺术》等。法国不仅在介绍针灸术方面著述最多，关于中医学其他方面论述也以法国为多，如 1767 年福奎特（Fouquet，H）的《脉搏论述》、1801 年皮里（Sue，Pierre）的《中国外科概况》、1813 年雷姆塞特（Remnsat，J.P.A）的《中医舌诊》等。其次以英、俄等国较为注意中医学，并有著作介绍中医学。1718 年，英国驻土耳其大使的夫人蒙塔古（Montague，M.L）学得中国人痘术带回英国，

[1] 马堪温.欧美研究中医药史及近年情况简介 [C]// 中国中医研究院医史文献编辑室.医史与文献资料研究：第 4 期.北京：中国中医研究院,1978.
马堪温.针灸西传史略 [J].中华医史杂志,1983(2):93-99.

然后流传到欧洲其他国家；俄国沙皇则于 1694 年派学生来中国学习人痘接种法。

鸦片战争后到 1949 年期间，随着来华传教士、医生等人员的增多，其中不乏对中医药感兴趣的人士，也就有更多的介绍中医学的文章和专著问世。据不完全统计，约有书籍近百种，其中针灸 9 种、药学 34 种、临床 7 种、脉学 2 种、卫生方面 9 种及其他 32 种。[1] 从书籍分类看，此期介绍的重点已由针灸转向药物。

一 针灸医学在欧美

近代西方人注意针灸者，似以法国人居先。1863 年，法国驻中国领事达布理（Dabry，P）撰成《中国医学大全》一书，其中就包括针灸内容，还部分译述了中国明代医家杨继洲著的《针灸大成》的内容。此书偏重理论，缺乏实际操作技术，且有错误之处，以致影响不大。1929 年，苏理（Soulie de Morant，1878—1955 年）在中国学得针灸术回国，才改善了法国针灸界之状况，他著有《中国针刺术与近代反射疗法》（1929 年）、《中国的针术和灸术》（1930 年）和《真正的中国针刺术》（1934 年）等，以后者传播为广，对法国和欧洲有相当影响。苏理曾在华20 年，目睹中国针灸术以 60％ 的治愈率拯救了庚子年间北京流行的霍乱患者，因此他开始学习针灸，并向广东、昆明、上

[1] 马堪温.欧美研究中医药史及近年情况简介 [C]// 中国中医研究院医史文献编辑室.医史与文献资料研究：第 4 期.北京：中国中医研究院,1978:5.
按，文中各类书籍统计为 93 种，与原文统计 120 余种不符。

海的针灸师学习，回国后因用针灸治哮喘有奇效而显名。法国针灸界另一代表为夫耶（De la Fuye）。他原是顺势疗法专家，1913 年到过日本，在日本学过针灸，回国后又从苏理学习，不久，他将顺势疗法与针灸学说结合起来，提出了"中国式顺势疗法"，特点是用顺势疗法的药物注射在穴位上，或在穴位上打电针，从而自成一派。他在 1943 年发起成立了法国针灸学会，1945 年又组建了法国针灸研究所，1947 年以后多次发起举办国际性针灸学术会议，是法国乃至欧洲针灸界的活跃人物。他著有《针刺术专论》（1947 年）两卷，上卷介绍皮肤痛点及其在诊断和治疗上的应用；下卷是针刺图解，附彩图 125 幅。此期法国尚有其他几种针灸书籍，如包瑞（Borrey）的《中国针刺术指南》等，在这些人士的传播下，针灸术在法国发展迅速。

意大利在 1848 至 1851 年间有都灵大学外科临床主任里伯利（Alexandro Riberi）在临床使用针灸止痛，及威尼斯医生卡米诺（Da Camino）用针刺治颜面神经痛，并写有《针术操作法》。此后 70 年间，意大利几乎无人注意针灸，直到 1932 年后才有人专门研究针灸。如伯塔瑞利（Bertarelli，E），加比（Gabbi）和文内（Vinaj，A）等，并都发表有文章或书籍。1945 年后从事针灸研究的医生增多，罗马的涅格罗（Negro）创办了意大利第一所针灸研究所，都灵的郭里亚森塔（Quaglia Senta）在玛丽亚·维多利亚医院开设了针灸临床治疗，针灸术进入了意大利医院治疗系统。

德国虽早在 1718 年有著名外科学家赫斯特（Lorenz Heister，1683—1758 年）在其所著之《外科学》中讨论过针灸，以及其他医生报告过针灸治疗面神经痛、风湿等，不过总体来说影响不大。但19世纪末以后，受法国影响，针灸术在德国亦蓬勃发展，先后建立了50多个针灸学会，针灸从业人员约千人。

英国，17世纪即有专门介绍灸术治疗痛风、针刺治关节炎等著作问世。19世纪40年代，英国医疗技术中心的利兹医院以针刺治慢性风湿病闻名。其后，有医生将针刺术用于治疗绞窄性肠疝、腱鞘囊肿等，及结合电流治疗肿疡，这对近代神经电生理研究有启迪作用。1892年，曾在华亲眼看到针刺效验的洛克哈特撰文说："……中国人操作针术很灵巧，可以治疗风湿病、体内深部的扭伤性疼痛、关节肿胀等病。"高尔登（Goulden，E.A）也曾撰文介绍电针治疗坐骨神经痛。但也有如包尔（G.Dyer Ball）在其著作《中国风土人情志》（1903年）中既说针灸在中国渊源很深，又说针灸常作为驱魔手段，甚至说有时针断在病人体内，只好等待西医把针取出等，引起人们误解，起到不良影响。晚近，针灸在英国又有所发展。

19世纪初，约有600名美国人至巴黎学医，见到了欧洲医生应用针灸术治病，开始认识针灸。其后在美国也有杂志选载欧洲针刺经验及学术报告，译有关于针刺术的著作，但总体来说并没有特别予以注意。19世纪中叶后，有德里特（R.Dritt）和比德尔（Biddle，J.B）、奥斯勒（William Osler）等在著述中肯定了针刺对神经痛、风湿病等的效果，但亦有如布瑞德绍（Bradshaw，H.V）者，认为针灸的理论根据是"内脏紊乱"，即内脏的麻痹和功能不全，正如牛不好好地走，就打他几棒；及杰弗里（Jefferys，W.H）和马克斯韦尔（Maxwell，J.L）合写的《华人病症篇》中称针刺是医疗职业上的折磨等，造成消极影响。其影响直到 20 世纪 50 年代才有改观。如 1947 年费尔兹（A.Fields）在美国加州一刊物上把针灸当作中医外科的一支加以介绍；在同年 6 月阿特兰特城举行的全美医药联合会上讨论了针灸的临床疗效；亦在该年，美国康纳尔医学院教授特拉维尔和布勃在证实了针灸的临床效果基础上，向美国实验生物学会提出了一份报告，认为流传了 2000 多年的针灸疗法确可医治扭伤和减轻疼痛。芝加哥大学医学院把这种针治法称为"止痛特效疗法"，该院的 I.L.I.Za.Veiph 教授还在日本收集了大量的针灸文献。19 世纪中叶移民到美国旧金山采矿的华裔移民及医师更对中药和针灸信赖并施行之。

俄国。1828 年，俄国外科学教授查尔考夫斯基曾撰文介绍针灸疗法及其本人的针灸经验。1845 年，曾长期居住我国的俄国中医学专家塔塔里诺夫（Alexander Tartrinov）也曾撰文介绍针灸。生理学家福尔鲍尔特和波德希亚基在 1946 年结合针灸穴位对皮肤活动点进行了研究，医史学家弗亚兹门斯基研究了针灸的历史。

二　中医药在欧美的传播[1]

这一时期，欧美几个主要国家都争相在中国勘查和收集中

---

[1] 马堪温.欧美研究中医药史及近年情况简介 [C]// 中国中医研究院医史文献编辑室.医史与文献资料研究:第4期.北京:中国中医研究院,1978. 方豪.中西交通史 [M].长沙:岳麓书社,1987:778-878. 张星烺.中西交通史料汇编 [M].北京:中华书局,1977.本节参考以上 3 种资料编成。

药，以开辟药源，也出版论述和专著，向各国介绍中药及其他有关中医的内容。

欧美各国中，法国传教士较早向国内介绍中医药。如传教士苏伯利恩（Souberian, L）和达布里（Dabry）于1847年即出版了《中国药物》一书，1849年又有朱利恩（S.Julien）出版了《公元三世纪中国所采用的造成暂时麻痹的麻醉药物》，均对中药做了介绍。1864年有摩拉吉（Morache, G）写《中国体操疗法》，介绍中国古代养生方法。英国学者有较多有关中医药的著作。如学者本桑（Bentham, M.G）和汉伯雷（Hambury, D）分别撰有《香港植物》和《中国药物注解》。伊博恩对中药研究更下功夫，自1920年来，撰有二三十篇关于中药的文章，如中药治疗肠寄生虫、妇科疾病等；1928至1941年间，他还研究译述出版了《本草纲目》的金石、兽、禽、鳞、介、虫、鱼七部，草木部于1949年完稿未刊；1946年，他出版了《救荒本草》译述，对414种植物作了学名考证，并应用分析化学方法对部分药物作了科学研究，如提出了鹿茸含有极丰富的钙，而钙对无管腺的功能有重要作用等。德贞则曾著文介绍了清代医家王清任，并译述了《医林改错》的脏腑部分，他还节译了《遵生八笺》，译文名《功夫——道教的医疗体操》。此外有马克斯韦尔在一刘姓中国人的帮助下选译了《达生篇》和《产育宝庆集》。美国教会医师如威廉士（S.M.Williams）和麦高文（MacGowen, D.J）都曾在此期间大量收集中国经济作物，其中不少是植物药材。史密斯（Smith, F.P）在汉口设诊所行医，常与中医生一起应诊，以了解中医药和中医书籍，曾写有《中国药料品物汇释》。

其后，司徒尔特（Stuart，G.A）、贝里（Bailey，L.N）、华生（Watson，E）等均有关于植物或药材的著作。

以上这些著作的出版，促使西人更注意中药。如1887年日本长井长义提纯麻黄碱，1923年陈克恢报告了麻黄对心血管的类肾上腺素的作用，即引起世界各国对麻黄的重视和应用。1926年起，麻黄开始出口到许多国家，据伊博恩报告，仅1927年就从天津出口4275担。中药对医学的贡献由此可见一斑，这也是诸多外国人被派来华进行中药勘探之原因。1920年以后，美国人洛克（Rock，J）曾4次被派遣率组来华搜集中草药、梅耶（F.N.Meyer）受美国农业部之委托来中国勘查和采集中草药。

此外亦有介绍中医学的，如麦高文曾译《卫生要旨》，译名为《中国的运动疗法》（1885年）。传教士胡美（Hume，E.H）于1905年来华，创办了湘雅医学院。他在与中医的接触中，目睹了中医临床的效果，如他的一位女病人，检查后认为流产势不可免，但经中医处方用药后，病象全消，6个月后产下一健康男婴。此事实促使他对中医学更感兴趣，也就更为注意中医，由之进而认识到中医的许多宝贵经验和中药的独特功用。他于1940年撰《中医之道》，1946年又撰《东医和西医》，向西人介绍中医。当然亦有与胡美认识截然相反者，如在广东连州行医的布瑞德绍在1929年著文诋毁中医，认为中医贡献甚少，没有像巴斯德、李斯特、琴纳等人物云云；杰弗里和马克斯韦尔撰《华人病症篇》，叙述了他们在华所见疾病的地理分布区域，专章讨论了吸大烟的习惯和自杀等问题，尽管书中给我们保留了一定的资料，但他们认为中国"病人是无限的"，"要使自己成为专家，来中国行医是有益的"，可以说是把中国病人当成了试验品。他们对中医很无知，竟诬蔑针刺术为"致命的针"等，在欧美国家中医术的传播中造成了很大的负面影响。

除传教士外，也有中美间的商贸和华侨在传播中医学方面起了一定作用。如 1784 年中美开始直接贸易，当时运往美国的货物中有茶叶、肉桂等，美国运华之货物中有西洋参。而早期因故去美洲谋生的华人中有医生，有的专为华人看病，称唐医生；专为美国人看病者，每中西医兼通，但主要仍用草药处方，称唐蕃医生。[1]

德国。早在 18 世纪，就有荷兰人罗姆（George Eherhard Rumpt）把一部金陵版的《本草纲目》带到了德国，藏于柏林国立图书馆内，引起了德人对中医药的兴趣。1899 年德国怡默克药厂用我国的中药当归制成流浸膏和片剂，治妇科病有良效；又有许宝德（Hübotter，F）者，曾于 1927 年来华，在湖南益阳、山东青岛等地行医，于新中国成立前返回。他译述了许多中医药文献，如《中国药物学》《西藏、蒙古药物学论文集》等。此外有道理茨（Dalitzsch）和罗斯（Ross）节译了《本草纲目》（1928年）、俾斯麦尔（A.Pfizmaier）译述了《张机脉学》、许宝德译述了《脉诀》和《濒湖脉学》。

俄国 17 世纪就有医师随使馆驻华，开始从事中医药研究。1845 年，东正教传教医生基洛夫把搜集到的 54 种中药带给彼得堡药师 G.Gawgner。使馆医官塔塔里诺夫曾在 1853 年发表《关于中国医学现状》的文章，重点在介绍中药；1856 年他又出版

---

[1] 李春辉. 美洲华侨华人史 [M]. 北京：东方出版社，1990:109,139.

了用拉丁文撰写的《中药目录》,包括 500 种中草药。另一俄国使馆医官伯列士奈德前后 30 年在中国勘查植物,尤其注意药用植物,撰有《关于中药书籍的研究和价值》《中国植物集志》,后者选用了《本草纲目》的大部分材料,补充了清人的记述及欧洲学者的考证,是 19 世纪欧洲人研究中药收集资料最丰富者。也有研究单味中药者,如杰姆列有专著论大黄、朱拉耶夫有专文论人参等。

我国的法医学也于此时期被译述传往国外。宋代宋慈的《洗冤录》在此阶段被译述为荷、英、法、德等多国文字。我国炼丹术的文献也受到学者的重视,如英国传教士爱德金(J.Edkins)著《中国宗教》,向西方介绍了葛洪及其《抱朴子》中的炼丹术。英人维里(Alexander Wylie)和美国丁韪良(W.A.P.Martin)的著作中都述及了炼丹术,并指出了中国炼丹术起源很早,以后传到阿拉伯,成为近代化学的渊源。美国传教士约翰生(O.S.Johnson)撰《中国炼丹术考》,认为欧洲的炼丹术是由中国传去的。20 世纪三四十年代,美国的戴维斯(T.L,Davis)在我国学者帮助下,将多种中文炼丹文献译成英文,更促进了中国炼丹术的西传。此外,中国医学悠久的历史也引起外国学者的兴趣,如法国的佩蒂特(Petit)撰《金针疗法的起源及其治疗方法》、俄国柯尔尼耶夫斯基撰《中国医学史料》、英国伊博恩撰《中国古代医学》、美国胡美撰《中医之道》等即从总体上、宏观上对中国针灸和中医学作了概括性的介绍。许宝德还将仓公、华佗等人的传记译成德文,从而更丰富了中医学外传的内容。

第五节　日本明治维新推行废除中医之政策

一　明治维新废除中医与汉方医之抗争

前已叙述汉兰折衷派曾在西医传入日本之后的发展。然而随着西洋医学（兰医）传入，特别是 1858 年江户幕府解禁后，其影响迅速扩大，汉方医学之影响则逐步缩小。特别是 1868 年明治新政府发布《西洋医学许可令》，为大量引进西医扫清了道路。日本医界"灭汉兴洋"之倾向更趋发展。此后，在明治维新实施"文明开化"之方针下，医政管理、医学教育、医疗设施、药厂管理等，力图全面西化。各级医学机构之管理均聘用西医，或外请西方医师充任。1871 年，随政府赴欧美考察团归来后的长与专斋（西医）奉命出任内务省卫生局局长，以"灭汉兴洋"为宗旨，主持制定与实施了废除汉方医学、全面西化的卫生政策。当时，日本汉方医师占全国医师的 79％，也就是说，西医不足21％，而且汉方医在民众中之影响根深蒂固。他采取了分阶段取缔的政策，即实行以 1885 年为限，已开业者准其继续行医，未开业者必须通过西医 7 科考试及格者方可开业的办法。如此不过半个世纪，日本汉方医学家即可完全被自然淘汰而不会引起大的反对。

尽管如此，汉方医学家之有识者，迅即察知其企图，他们开始组织发动汉方医学存续运动。1875 年 9 月，汉医界 6 位著名医学家在清川菖轩的"诚求堂"集会，他们是浅田宗伯、冈田沧海、清川菖轩、高岛佑启、桐渊道斋、河内全节，共同商讨汉医存续的对策。此即日本汉医存续运动史上的"汉方六贤人集会"。他们提出以汉方医学六科考试汉方医师。此六科即以开物燮理代物理化学，脏腑经络代解剖，穷理尽性代生理，众病源机代病理，药性体用代药剂，脉病证治代诊断治疗。并由浅田宗伯撰《医学提要》(汉方六科说)以宣示天下，争取汉方医学在明治维新方针政策下的合法地位。但是，这未能改变日本政府以西医考试汉医之方针，反而更趋扩大与严格要求，以趋使汉方医之更快消亡。为了汉医存续，汉医界纷纷成立社团，1879—1884年间，爱知县后世学派率先崛起，首先在名古屋创建"爱知博爱社"(1879年1月)；东京各学派联合，共同结为"东京温知社"(1879年2月)，该社名医众多，创办了社刊、社报，影响最大，而且先后成立了川越、长野、大阪、秋田、鸟取、白圭等分社。温知社社长山田业广，浅田宗伯、森立之，均对汉方医学作出过卓越贡献。熊本古方学派医家创办了"春雨社"(1881年4月)，社员发展到2000余人，他们宗旨明确，机构制度完备，有社刊、杂志进行宣导。京都也是汉方名医荟萃之处，成立了"赞育学社"(1880年)，他们办刊、著书以倡其学。各学社之间的联系虽不密切，但仍相互支持，或共同研讨对策，以争取汉方医学之存续。随着斗争日趋激烈尖锐，1881年5月25日，温知社全国代表大会在东京召开，其议案之一即决定由温知社代表汉医救亡同盟(各社、派之间的联合组织)向政府请愿；随即于6月16日向内务卿呈递了请愿书，要求政府批准成立"和汉共立医学院"，当局未予任何答复，反而于10月下

达书面通知驳回温知社请愿。第一次请愿失败。其后 10 月 19
日温知社第二次呈递了请愿书，11 月 11 日再次被驳回。

1882 年 2 月，温知社总理以 1613 名社员代表之名，联名
向内务卿第三次呈递了请愿书，3 月 28 日第三次被驳回。此后
虽然仍有个人或其他形式要求存续汉医者，但均因政府废止汉
医之方针、政策已定，所以各种要求、请愿等均无济于事。

温知社为了日本汉方医学能够继续存在与发展，多年来进
行了不断地请愿与要求，均告失败，在社员士气低落，名医与
社领导相继去世，政治、经济压力日益增大的情况下，不得不
于 1887 年 1 月 20 日提前召开全国大会，宣布解散温知社，解
散同盟等。从此，汉医存续运动在表面上已宣布失败，但其少
数领导仍在相机以求存续之有利时机。

1889—1890 年，经两年多之酝酿，各社联合成立了新联
盟——和汉医总会，又经多次协商，在法律许可的情况下，进
行存续斗争。他们争取到部分议员的支持，两年后正式向议会
请愿。提案因多数票赞成，被提交特别委员会，但因其他原因
未果。在此关键时刻，军医总监石黑忠德于 1892 年 10 月以《当
今不得凭古方作医师》为题，发表灭汉兴洋的长篇演说，汉医
存续的提案终以 115∶88 的票数被否决。此后，斗争虽然并未
终了，例如，浅井国干发起成立"和汉医总会特别有志团体"（决
死队），但汉医队伍日趋涣散，终于步入深谷。

自 1895 年始，汉方医由于政府实施排斥、取缔政策，无
数次"救亡"斗争均告失败。在政令和法律的强制下，已无继
续公开斗争的余地，由此而步入衰落的境地。1910 年，从西

医学校毕业后从事中医学研究的和田启十郎的专著《医界之铁椎》自费出版，这向日本社会发出了复兴汉方医学富有说服力的呼吁，将日本保存、发展中医药学的活动从深谷推向新的天地。20世纪初，一些有识之西医学者，运用现代医学开拓了针灸、中药乃至中医学医疗的研究领域，将日本汉方医学存续斗争，在新的形势下，推向更高的境界。在第二次日本联合医学会、《报知新闻》、第七次日本医学总会等西医学术会议上，他们报告研究成果，呼吁汉方医学复兴，促进新一代西医医学家对中医学之重视。在这一形势下，1926年，汉方一贯堂森道伯主持召开"复兴汉方医学大讲演会"；1927年汤本求真撰《皇汉医学》，倡导复兴汉方医学；1928年，东洋医（泛指中医学）道会在东京成立，于次年向第58次议会提出"成立皇汉医学研究所并在东京大学设汉医讲座"的请愿，同年，"皇汉医道会"在东京成立；1932年由大冢敬节发起，在东京成立"东洋古医学研究会"；1934年矢数格发起全国千余人赞成签名，向内务省提出"认定汉方专科名称"的请愿，日本汉方医学会在东京成立，《汉方与汉药》杂志同时创刊；1938年，大冢敬节、矢数道明等偕行学苑讲师，成立"东亚医学协会"；1940年日本汉方医学会、日本医学研究会联合向厚生省提出"医疗制度改革中对汉方医方及其疗法的特殊规定"的请愿；1944年千叶大学教授伊东弥惠主持召开第一次东洋医学研究会，并于1947年在《日本历史》杂志上公开指责明治时代《汉方禁令》的不合理性，主张复兴汉方医学。同年东京汉方医学会成立。1949年汉方集谈会成立，伊东弥惠教授提出在千叶大学成立东洋医学研究所的议案在教授会上通过，并提交文部省。1950 年日本东洋医学会成立，《东洋医学会志》创刊，每年一届的日本东洋医学会学术交流会年会召开。1954 年，全日本汉方医师联盟成立。1956 年日本学术会议承认东洋医学会为准学会。1957 年中国医学考察团访日，日本东洋医学会等举办欢迎座谈会，与岳美中老中医进行中医学术交流。1962 年，日中医药学术交流代表团访华，汉医学家、大阪大学高桥真太郎副教授随团来访。次年日中医药协议会会长泽元夫等访华；温知会恢复汉方医药研究的学术活动。1966 年，日本东洋医学会总会向日本政府科技厅提交要求成立"东洋医学综合研究所"的报告书；间中喜雄、和田正系等汉方医学家访华。1968 年厚生省为生药研究提供经费支持；日本医师会长与汉方医学者座谈。次年，第 61 次国会众议院讨论将汉方医学研究经费列入国家预算。1972 年北里研究所东洋医学综合研究所正式成立，次年附属病院落成。1975 年，厚生省组织制定东洋医学 3 年研究规划，投资 500 万日元。次年，汉方制剂开始正式被健康保险采用。1978 年日本医师会（西医学会）授予汉方医学专家大冢敬节"日本医师会"最高功勋奖，其后汉方医学家矢数道明、间中喜雄等也相继获此荣誉。随着中国改革开放，中日从事中医学学术研究、医史学研究的学者互访络绎不绝，相互交流在中医学研究方面的学术经验与发展措施等。1984 年，日本自民党议员成立"振兴汉方医学议员联盟"，中曾根首相任名誉会长，几位前厚生大臣（卫生部部长）任顾问。日本汉方医学科研、教学、医疗在中国继承发扬了中医学诸多成就的影响下，在日本新一代汉方医学家坚持不懈的努力争取下，已取得引起世人注目的发展。

二　反抗日本当局废止汉方医学之代表人物

森立之（1807—1885年），奉命校正《千金方》，撰《本草经考注》、辑《神农本草经》，热心汉医存续运动，为明治初主要领导者之一。

山田业广（1808—1881年），师从多纪元坚，考证临床医学大家，明治十二年发动汉医学界人士进行汉方医存续运动，创立温知社，任第一届社长，撰有《九折堂读书记》等。

浅田宗伯（1815—1894年），师从多纪元坚等名家，带有浓厚的考证学派的色彩而转向折衷派、经验派。他以治疗法国公使及明宫（即后来之大正天皇）之病而举国闻名，支持汉方医学存续运动，组建温知社，曾担任第二届社长，乃明治时代折衷派代表人物，公认为明治汉方医最后巨头，撰《勿误药室方函口诀》《皇国名医传》等。矢数道明先生《近世汉方医学史》评论道："浅田宗伯逝世90年，国家新方针中有了复兴的迹象。正如宗伯临终预言，汉方医学经50年发出复苏的微光，步入黎明期。宗伯作出的伟大业绩，与其著述一起粲然生辉。"

浅井国干（1848—1903年），后世派继承者，1880年在名古屋创办汉方医学专门学校，1883年任和医医学讲习所馆主，次年任温知社第三届社长，毕生为汉方医学之存续与合法地位奔走呼号。1895年他所提存续方案被国会否决，运动完全失败。1896年他在《告原帝国医会特别有志团体成员书》中称："节，决不移也；守，决不失也；事，决不废也。"1900年，他回名古屋，于祖坟前发表了《告墓文》，怀着汉方医学终将复兴的坚定信念，以祭祖文告的形式发表了汉医救亡存续的檄文。《告墓文》追述中医药在日本的光辉历史，浅井家族 10 代从事汉方医之 300 年经历，批评明治政府消灭汉医的错误及其对汉医学的摧残，并历述汉医救亡存续的斗争历史，以"千载道统，天下谁语"的豪言壮语，表示了自己坚信汉医学必将获得光明前途的信念。其捍卫真理，誓死维护汉医的精神的确可敬。日本汉学者新田兴翁叹《告墓文》"文追汉诗，书学晋唐，此实不朽之文章，百代之杰作也"。

和田启十郎（1872—1916 年），是日本现代医学家中最先崛起、倡导汉方医学复兴之有卓识远见的学者，他致力于汉医学研究，坚信汉医学的学术价值，于 1910 年在日本汉方医界数十年为存续而斗争完全失败的情势下，发表个人专著《医界之铁椎》，以大无畏气魄与尊重科学真知的精神，历述了个人经历，认为"西医并非万能，汉医并不陈腐"。虽然他不得不自费出版著作，以唤醒日本医界之真知，但他强有力的呐喊，实为现代日本社会重新重视汉医学之先声。该书驳斥了汉方医学陈腐论，还论及西洋治法的矛盾与东洋治法之特效，还批评了石黑军医总监的演说。此外，他还发表专门论著《打破对现代医学的迷信，辨明对东洋医学之误解》等文章、演讲，在日本社会引起了强烈的反响。就某种程度而言，他为日本汉医学复兴奠定了新的理论基础。

森道伯（1867—1931 年），后世派名家，未取得西医执照，诊所名为一贯堂，因而受到日本医师会的排斥与压制。他一生为汉方医学的存续作坚持不懈的斗争。1926 年，他召集复兴汉方医学大会，听众甚多。他以"废止汉方医学当时之真相""汉方医学病源论"为题，作了长达3小时的演讲。他大声疾呼："如果要消灭汉方医学，就先砍掉我森道伯的头吧！"汉医在日本社会沉沦20年后，是他重新点燃了第一把汉医救亡之火。现代日本著名汉方医学家矢数道明博士，正是他的著名弟子之一。

汤本求真（1876—?　），1901年毕业于金泽医学专科学校，从事西医医疗业，因长女死于痢疾而对西医产生动摇，每以书信向和田启十郎请教学习，私淑其学，先后18年学成，在东京以汉医开业，继其存续斗争。他甚至改名求真以尊从和田启子真师，投身汉医复兴之行列。他编撰《皇汉医学》（1927年）并自费出版。在其《汉洋医学比较概论》中强调："中医自数千年前……历千锤百炼之后，完成结论，立为方剂……故于实际上每有奇效。"

综上所述，日本明治时代奉行的消灭、取缔中医学的政策，遭到汉医学家各种形式继续不断的请愿、抗争、反对，又遭到新一代西医学习中医的有识之士据科学之论述予以谴责、驳斥，经历了高潮—低谷—再高潮的救亡存续运动，终于有限的为汉方医药学争到了合法存在与发展的机会，这是日本医学家、日本人民的胜利，也是丰富多彩的中医药学的胜利。在此，我们所以极其简要地叙述了这段历史，正是因为它与中日医学交流密切相关。明治维新之三大方针之一指导下的取缔、消灭汉方医学的一切举措，在20世纪30年代曾被中国的一些缺乏真知、目光短浅的学者，照搬到中国，企图在汉方医学之母国，也一举将中医学从根本上消灭之，这就是1929年"废止旧医以扫除医事之障碍案"出笼之背景,其方法与步骤几乎同日本如出一辙。如果不是新中国奉行继承发扬中医药学之政策,高度评价中医药学是一个伟大的宝库,并从科研、教学与医疗上大力支持发展,而这一切又传至日本,在一定程度上再次鼓舞了日本同行与领导方面的士气,同时引起国际医学界的重视,或许中医学、世界传统医学之发展还要经历一个更加曲折的过程。

第六节　西医东渐与中国医学思潮评估 [1]

西方医学或由日本转道传入,或直接由列强传教士、医师带入,或继而由中国留学生自欧美与日本引进,于近百年间日益形成一股巨大的西方医学洪流,在与中国固有的中医学之间,逐渐形成论争并越来越激烈。中西医之间或出于学术,或由于利益等实际原因,论争日益尖锐,甚至势不两立。在这种交流中,在中、西医学家或政府部门出于各自立场、观点、方法的影响下,逐渐形成若干见解、主张、学派,不少还汇集成思潮。无论其正确与否,这些论争至少对西方医学大量传入中国后,如何处理好中西两种医学、中西医学家之关系,积累了有益的历史经验。中西医之医学交流在近百年似乎出现了许多弊端,但在历史的长河中,仍然算不了惊涛骇浪,最终的妥善解决,顺乎科学发

---

[1] 李经纬,鄢良.西学东渐与中国近代医学思潮 [M].武汉:湖北科学技术出版社,1990:145-161.

展的自然规律，因势利导，必定是有百利而无一害的。

一 近代中西医学交流思潮的核心及其主要方面

晚清至民国近百年间，中国医学历史的核心问题是中西医的比较与抉择。西方医学的大规模的传入，造成了中国中医、西医两种异质医学体系并存的局面。在这样的形势下，对它们二者进行比较并在二者之间作出抉择就成为中国医界所面临的不可回避的重要问题。围绕这一问题，医界人士展开了激烈的论争，提出了各种各样的观点，表现出各种各样的态度，由此形成了种种医学思潮。

从逻辑上讲，中西医的比较和抉择有以下几种可能的结局：

（1）中西医相同，两者同取，加以沟通。

（2）中西医不同，一是一非，一优一劣，取一舍一。

（3）中西医不同，但各有是非、优劣、长短，取长补短，二者参合。

（4）中西医不同，但二者均是，相对独立，二者同取，并存不悖。

（5）中西医不同，二者均非，同舍。

这是逻辑上的5种可能性。其中第5种在现实中不可能出现，而其他4种则在近代中国医界的论争中均有相当的表现，即：

（1）认为中西医相同,力主沟通二者,此即中西医汇通思潮,代表人物如张锡纯、丁福保。

（2）认为中西医不同，西是中非，西优中劣，主张废弃中医、

发展西医或中医西医化，此即欧化思潮，或称全盘西化，代表
人物如余云岫等。

（3）认为中西医不同，中西医务有是非、优劣、长短，主
张参合中西医，取长补短，择是而从，此即中西医参合、折衷思潮，
中体西用、国粹思潮亦在此列。代表人物如朱沛文、周雪樵。

（4）认为中西医是两种互不相同而相对独立的医学体系，
主张中西医并存，独立发展，此即保存中医思潮（保存中医论
者不反对西医在中国的存在和发展），代表人物如恽铁樵。

归纳起来，近代西医大量传入后，形成的中国医学思潮可
以下图表示：

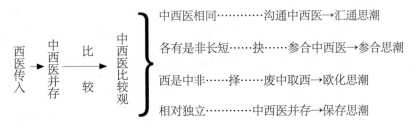

围绕中西医的比较和抉择所引起的医学思潮的演变，构成
了近代中国医史的主线。上述医学思潮并不是一开始就同时存
在的，而是有一定的先后次序。这一方面与近代中国的文化背
景有关，另一方面还与西医在中国的发展有关，而每一种具体
的思潮又与持论者的知识背景和学术信仰有关。近代中国医学
思潮的演变情况见下图：

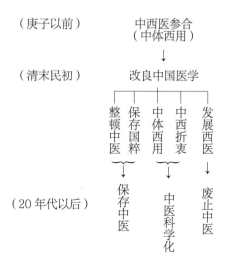

西医在医界势力和影响的增大以及与中医的决裂与冲突是导致近代中国医学思潮变迁的重要动因。庚子以前，中国医界基本上等于中医界，西医人数极微。与当时中国对西方文化的中体西用的态度一致，中医界对西医学也持吸其所长的态度。中医人士不排斥拒绝西医知识，主张参合中西医，但文化上的自我主体意识（表现为"夷夏之辩"）使得他们不自觉地对中西医持有中体西用的态度。庚子之后，医学界的西医人士渐增，而中医人士中接受西医知识者亦增多，西医学影响扩大，但1911年前，中国医界尚团结统一，中西医无显著冲突。此时中国医学界以西方医学作比照，发现了自身的许多不足之处，于是纷纷力倡"改良中医学"，认为引进西医，吸收西医之长，是"改良中医学"的基本措施。当医界对中医的抨击出现过激时，中医人士感觉到此举对中医地位的威胁，起而反击，由此而引起中国医界内部的论争。西医人士力倡引进和发展西医，也抨击中医之过失，但尚无取西废中之论，与开明中医人士无甚区别。此时持中体西用态度者仍大有人在，而一些更开明的中医人士则主张无分中西主次，择是而从，是为折衷思潮。国粹保存思潮和汇通思潮亦在此时兴起，并与抨击中医者相抗衡。20 世纪初，医界由于西医势力的影响扩大，全盘西化思潮渐兴，至新文化运动前后，欧化之风大盛，西医队伍形成，并与中医界决裂，中国医界遂分为两大阵营。西医人士中出现全面批判和否定中医理论者、社会上废止中医之论始起于 20 年代后期，中西医日趋对立，论争日益激烈。西医人士中的极端欧化派力主"废止中医"，而中医界则与之抗争。在中、西医，中医与中医之间关于如何正确对待中西医学术发展上，开展了日益尖锐的论争，其各自之持论或多或少有着日本明治维新时期的影响。因此，中医界内部也开始分化，一些接受和承认西医学的中医人士转而否定中医理论，主张实行中医理论西医化，是为"中医科学化"思潮。而正统中医人士则力主保存中医理论体系的独立性和完整性，是为"保存中医"思潮。总体来说，近代中医界并不排斥西医，相反主张吸收西医，而西医界则从当初的主张引进和发展西医走向后来的废止中医，在中医界内部也分化出一股从当初的肯定西医有长处和承认中医有短处发展到后来否定中医理论的西化势力。

单从近代中医来说，它经历了变迁和分化的历程，而且促使其变迁和分化的直接因素仍是西医影响的深入和势力的扩大。庚子之前，中西医接触面小且浅，西医学对中医学无显著影响，部分接触到西医知识的中医人士在惯有的尊经崇古的思想的支配下，以"中体西用"的态度"参合中西医"，吸取了西医学中的部分"长处"（主要是解剖）。但这期间中医学的发展在总体上受西医影响不大。中医人士对中医理论、特别是经典中医学尚普遍深信不疑。庚子之后，西医学的影响日益扩大，中医界和中医学逐渐受到较全面影响。通过与西方医学相比较，中医人士发出了"改良中国医学"的呼声。谋求中医的改良（或改进）遂成为19世纪末至20世纪初中医界的中心论题，"改良中医"成为近代中医发展的新趋向。

　　"改良中医"的意图是要力争在与西方医学的竞争中立于不败之地。而且几乎所有提倡"改良中医"的人士都主张或不反对吸收西医的长处。但具体的"改良中医"的主张并不完全一样，最初，在主张"改良中医"的中医人士中，有的强调中医自身的整顿和完善，而不是主要依靠学习西医；有的仍持中体西用的态度；有的着意于保存国粹；有的则主张无分中西主次，而持择是而从的折衷态度；更有人表现出欧化倾向。这时期尊经崇古、笃信中医理论的仍大有人在，但中医界中接受和信服西医学的人士也愈来愈多。20世纪30年代以后，中医界中的压力越来越大，西医在朝，中医在野的趋势日益明显，终于有相当一部分中医人士从部分接受、肯定西医理论发展到全盘肯定西医理论，同时又从部分否定中医理论发展到全盘否定或基本否定中医理论，由此走上中医西医化的道路。而另一些正统中医人士则以维护中医理论体系为宗旨，形成保存中医派。中医界的西化派和保存派此时仍同举"改进中医"之旗帜，但这两种"改进中医"的方法和结局已成天壤之别。总体上讲，近代中医界对西医学是持肯定和接受的态度，但一部分中医人士却由此而走向自我否定，而且中医界的崇古尊经、因循守旧之风渐弱。政府权威人士之导向，西医的冲击，的确加深了中医人士对中医学自身优越性及不足处的认识。

二　中西医交流中论争思潮之分析

近代中国医学史上，产生过许多深有影响的医学思潮。如果把这些思潮的功过是非均归于某一或某些有代表性的人物，那是不公正的。这些思潮的产生是由近代中国特殊的历史环境所造成的。每一种思潮都有其深刻而客观的社会、文化、医学根源，都有其产生和存在的必然性。

近代中国医学的交流与发展的历史是中国医学在文化大转折的重要关头进行探索新的发展方向的历史，而中医学的自我评估根源于西医学的传入及其与中医学的冲突。正是由于这种冲突才使得中国医界不断地重新认识自己的固有医学——中医学和审视外来的医学——西医学，并通过比较、权衡而作出何去何从的抉择，由此而产生一系列医学思潮。正如西学东渐及其由此而引起的中西文化冲突与抉择是不可避免的一样，西医的传入及其由此而引起的中西医冲突与抉择也是不可避免的。同时，这种抉择是受到当时的社会历史和文化背景限制的。

近代中国文化的历史是中国通过学习西方文化而走向文化近代化的历史。由于近代中国学习西方，是在与西方列强的战争中一再惨败以及由此而暴露的西方的富强和中国的贫弱，是出于强国御侮、救亡图存的需要，因而国人所着重注意的是西方的长处，也就是西方之所以富强的东西（所谓"富强之术"），和自己的短处，也就是中国之所以贫弱的东西。尽管长期以来形成的"天朝大国"意识和文化优越感驱使国人（或部分国人）历数国学之长，但严峻的现实还是迫使中国走上"师夷长技""采西学"的道路。国人首先发现和学习的西方长处是"船坚炮利"，即武器，进而意识到"格致"之学，即自然科学是制造技术的基础，进而又认识到实业（工矿企业）、商业比兵战更重要，随后发现西方政体（议会民主制）乃是工商业的保障。至清末民初，最终认识到不仅西方的政治、法律制度有其所长，而且西学中最根本的长处在于其民主和科学精神。在不断扩大和深化对西学长处的认识和学习的过程中，同时也不断扩大和深化了对中学短处的认识和抨击，即先是认为中国"器""末"（即制造格致之学）不如人，后又意识到中国工商不如人，继而发现中国政体不如人，终而发现中国的伦理道德思想、学术思想和方法乃至民族精神等不如人。总之，近代一部分国人是从认为中学部分不如西学发展到认为中学全部不如西学；从认为西学只是在枝叶上优于中学，发展到认为西学在根本上优于中学。在这些讨论中，出现若干偏颇之见解，并由此而形成了推崇西学、鄙夷中学，主张兴西破中（立新破旧）的全盘西化思潮。这种倾向并不令人奇怪，遗憾的是由于其思想上的偏见，在主导方面却背离了科学发展的规律。中国的近代化就是在不断发现和学习西方长处的过程中实现的，中国的文化也是在不断学习西学之长，同时又不断摒弃或破坏中学之短的过程中实现其近代化的。从这种意义上说，中国的近代化也就是兴西与破中并举的西化。社会及文化的变迁必然有与之相适应的社会文化思潮，欧化思潮的产生、盛行和占支配地位在近代中国的西化历程中是有其必然性的。

社会和文化变迁的大趋势决定着医学变迁的趋向。在近代中国，中国医学的近代化是不可避免的，中国医学的近代化也依据着上述思潮之发展总趋势的指引，通过学习西医学和破坏中医学来实现。所谓"覆巢之下，岂有完卵"，在整个中学都遭到抨击、破坏，整个西学都受到推崇、提倡的形势下，中医学不可能不遭到抨击和破坏，西医学不可能不受到推崇和提倡。医学领域中的欧化思潮是中国医学近代化历程中必然伴随的现象，也是中国近代社会欧化思潮的必然组成部分。最先主张引进西医学和抨击中医学之"腐败"的医界人士本为中医人士，而且后来的中医界内部也形成一股声势颇大的西化势力，这足以证明欧化是中国医学近代化历程中不可避免的趋势。西医人士的"废止中医"论（主张废止中医的不限于西医人士，1912年教育总长汪大燮即声称要禁止中医，不用中药）是极端的欧化论，它的产生和盛行也有其必然性之一面。

近代中国医界欧化思潮除了有其社会的和文化的根由外，还有中西医学本身的原因，同时在外部条件中，日本明治维新之成功，在一定程度上不乏催生与助长作用。中西医学在其具体理论的层次上是明显对立、不可相容的。在人们还没有普遍认识到中西医之间的类型上的差异以及中医学字面意义与其实际意义的区别时，一元真理观往往使他们对中西医理论作出此是彼非或此非彼是的判断。西医理论是建立于比较严密的观察和实验基础之上的实证性理论，容易使人信服，而且实际上它也得到了近代中国社会及医界的普遍承认和信服，中医界人士也都相信且接受西医理论（近代早期少数对西医缺乏深入了解者除外）。相反，中医理论建立于中国古代自然哲学之上，有很大的思辨性、猜测性和模糊性，它要么无法直接接受观察和实验的验证，要么与之相矛盾。相比之下，它远不如西医理论那样使人易于接受。中西医理论的这种特点，使得人们往往易于肯定西医而否定中医，作出西是中非的判断。在近代中国医界，不仅西医人士普遍相信西医理论而否定中医理论，而且中医人士之有影响者也有人承认西医理论并部分地甚或全盘否定中医理论（如陆渊雷等西化人士）。承认西是中非必然导致取西舍中，这便是西化（或欧化）思潮。所以欧化思潮也是在近代人们的普遍的认识水平下，由中西医理论各自的特点所决定的。

主张维护中医的各种思潮也有其社会的、文化的和中医学本身的根由和必然性。撇开其社会根源不谈，单从其文化根由而论，中国传统文化（"中学""国学""旧学"）有着数千年的历史，有着深厚的社会基础，不仅在20世纪以前绝大多数国人推崇国学（包括主张引进西学的开明人士），即使是在欧化之风渐兴和国学日益受到抨击的20世纪，国学仍然有相当数量的忠诚信徒。当国学的地位甚至其生存日益受到西学冲击的威胁时，民族主义精神及其对国学的信仰激发他们起来与之抗争，以维护国学。这是必然的现象。

医界的维护中医思潮产生的文化根源也就在于这种民族主

义精神和对中医的信仰。中医是中国的固有医学，中医的历史与中国的文化史一样悠久，中医的社会基础也如同国学的社会基础一样深厚。当医界的西化思潮危及中医学的生存时，中医人士出于对中医学丰富内容的认识、民族主义精神和对中医学的挚信，起而与之抗争，以维护中医学，这也是必然的现象。

维护中医思潮产生的自身原因之一是中医学有着客观的临床疗效，而且这些临床疗效在很多方面，甚至在总体上是优于当时中国的西医（特别是在 40 年代以前）的。而且当时中医疗病的费用远远低于西医（西药昂贵，中药价廉）。医学的根本目的在于防治疾病，而医学的生存基础也在于它防治疾病的效率，中医的疗效保证了它生存的社会基础。深知中医疗效的中医人士必然要反对废止中医而力主维护中医。

自身原因之二是因为中医是一门有数十万人从事的职业。又有数十万中药种植、采集、加工炮制、中药房店等人员，加起来与家属共不下百万之众。"废止中医"等于让这百万人失业，甚至失去生计和财产，中医人士必然要奋起反对，极力维护中医。中国的老百姓对废止中医可以说是绝大多数都持反对态度。

中国近代医学变迁的总趋势，与中国近代文化变迁的总趋势一致，是通过自身的反思意识到自己的短处和发现对方的长处，而朝着学习西方，谋求革新和进步的方向行进的。近代中国医学思潮的总趋势与医学变迁的总趋势是相适应的，表现为在中西医比较中承认西医之长和中医之短，而在中西医抉择中主张吸收西医之长和摈弃中医之短。西医人士的观点和态度自不必言，中医人士始终也都没有否认西医的长处和拒绝接受西医学，也没有否认中医的短处和拒绝弥补中医之短。相反，中医人士，无论是早期的"参合"派，还是后来的"国粹"派、"西化"派或"保存"派，都承认西医之长和主张吸收西医之长，并都承认中医之短，并力图整顿之。中医、西医人士之间观点和态度的分歧主要不在于如何认识和对待西医，而在于如何认识和对待中医。西医人士中的极端欧化派主张大力发展西医，同时又要废除中医以扫清其"障碍"。而中医人士则主张引进西医，同时也要保存和发展中医。

"改良中国医学"（或曰"改进中国医学"）是20世纪近代中国医界的一致口号，30年代以后"中国医学科学化"也是中西医人士的一致呼声。其分歧点在于中医人士主要着眼于中医自身的整顿和改造（包括吸西医之长补中医之短），而西医人士则强调大力引进和发展西医学，并把废除他们认为是"不进步""非科学"的中医学作为"改良"和"科学化"的重要措施。

"改良中国医学"足以概括近代中国医学变迁的总趋势，也足以代表近代中国医学思潮的总趋势。各派人士就如何"改良中国医学"所持的观点及其分歧则代表了近代中国各种医学思潮论争的关键。近代中国各种医学思潮的产生及其分歧合乎中国近代社会、文化、医学变迁的趋势。

三　合理性与正确性

中国近代各种医学思潮的产生有其深刻的社会、文化和医学根源，有其存在的必然性。从这种意义上，我们说它们是合理的。但合理的不等于就是正确的，或者说它们不一定都是真正地有益于中国的医学发展或有益于中国的医疗卫生事业。我们站在现代的高度，回过头来重新审视近代中国的各种医学思潮，对其是非得失可以有一个比较明晰的判断。

这里着重就近代中国医学思潮中的一些关键性问题进行分析评述。

第一个问题，也是最重要的问题是近代中国医界在进行中西医比较和抉择过程中所使用的标准及其得失。

围绕着中西医的比较与抉择，中国近代医界有种种不同的观点和态度并由此而形成种种医学思潮。产生这种分歧的根源是什么呢？笔者认为是医界人士评判中西医学的标准不统一，有的以中医学为标准，有的以西医学为标准，有的用中西医双重标准，有的以科学为标准。不同的评判标准，自然得出不同的结论，因而形成不同的中西医比较和抉择主张。以中医学为标准，易得出中是西非，中优西劣的结论。反之亦然。双重标准易得出中西医互有是非优劣的结论。各种标准与持论者的知识结构和信仰有关，中西医人士的观点和态度因此往往对立。因而评判中西医，必须超越中西医本身，必须有一个客观的标准，在实践中检验，站在哲学理论的高度，具有超脱的眼光，以实事求是的态度予以评估。

中医学、西医学和科学等之所以不能用作评判中西医优劣的标准，是因为它们都是以先验的标准或重在意识形态，它们本身是可能被证伪的（错误的），用它们作标准不能客观地确定被检验者的真伪。任何一个学科都是发展变化着的，若以本身在变化着的学科作标准，怎么能确证被检验者的真伪呢？检验一切学科知识的标准都必须是客观的。

评判中西医学的标准也必须是客观的。那么用什么样的客观标准呢？这取决于医学的性质。医学是一种实用性学科，是介乎技艺和科学之间的知识形态，具有技艺和科学双重性质，评判或检验医学应考虑到它的这种双重性质。从医学的技艺性的角度讲，它是关于疾病防治方法的体系。由于医学的根本在于防治疾病，防治疾病是医学的根本职能和生存条件，因而评判医学优劣长短和决定医学存废取舍的标准首先是，而且最终也应该是医学防治疾病的客观效果——实效。中西医学这两种不同的医学体系，自然也应从其实效的高低来判定其优劣长短和决定其取舍存废。全盘西化论者以西医理论，而不是以实效为标准来判定西优中劣，并由此否认中医学有继续存在的必要而主张废止之，这显然是不公正、非科学的态度。同样，一些崇古尊经的中医人士（如罗定昌、唐容川等）仅以经典中医理论判定西医不如古代中医，显然也是不公正、不合理的。中西医之间的优劣评判自然导致中西医的取舍存废问题，抉择的依据也应是其实效，当这两种医学的实效相当于互补时，则应并存。如果一种医学的实效全面超过另一种医学时，则前者当存，后者可废。但是这种情况是永远不会存在的。作为一种传统医学，即令比较落后，甚或存在着鬼神迷信，其医疗技术等，必然还是有其可取的合乎实用的方面。在中国近代，特别是在中西医激烈论争的 20 世纪 20、30 年代，中医学不仅有西医学所不能替代的实效，而且从总体上讲，当时中医的实效甚至还可能超过西医（这一点连欧化论者也承认）。中医学仍有深厚的生存基础，欧化论者无视这种客观事实而一味主张废止中医，自然是错误的，也是行不通的。当时的一些开明中医人士和部分西医人士认为中西医互有优劣长短，而主张中西医参合，取长补短，这是比较合乎实际的，也是合理的认识和态度。

从医学及其科学性的角度讲，医学理论要对人体健康、疾病及其现象以及疾病诊疗方法的内在机制做出解释。与其他任何科学理论一样，医学理论要求其"真"，即符合其对象的客观实际。检验其真伪的标准是实践——观察和实验，即要以实证来评判医学理论的是非真伪。近代中国医学在评判中西医理论是非问题上的一个很普遍的错误是没有以实证，而是凭信念、凭中西医或科学理论判定中西医的是非真伪，这就难免出现了甚至反科学规律性的偏颇倾向。

近代医界对待中西医理论是非问题的另一个较普遍的错误是片面夸大了医学理论真理性的绝对性，而忽视了其真理性的相对性。罗定昌、唐容川等相当一部分中医人士把《内经》《神农本草经》《伤寒杂病论》等经典中医理论作为不可逾越的终极真理，全盘西化论者则把西医理论作为无可置疑的绝对真理。他们否定了真理的相对性，因而实质上也否定了一定阶段上的医学理论的局限性和发展变化的可能性。在这一问题上，独具慧眼的要数恽铁樵，他认识到科学的判断并非绝对不变，这等于肯定了科学（含医学）理论性的相对性。

医学的实效与其理论的关系是近代中西医交流、论争中的重要问题之一。余云岫认为中医的实效与其理论无关，即其实效是来自于经验，而其医理则是套用"空想哲学"，因而主张废医存药。陆渊雷认为中医"有效而无实理"，因而主张用科学方法研究中医的实效，以求得科学化的实理。陆氏同时认为西医理论虽精但疗效却差。医学的实效与其理论的不平行性确实是存在的。在古代，任何一种医学的实效主要都是来自长期的、反复的医疗实践经验，而医学理论则一方面来自自然哲学的基本概念和原理，另一方面来自对某些经验现象的思辨，因而古代医学理论不仅有直观、笼统、模糊、猜测等特点，而且错误也在所难免。全盘西化论者对中医理论的批评和贬责有其偏激和夸大谬误之处，但也并非全无道理，中医人士本身也承认中医理论有其不足之处。然而，能否就此认为中医理论应当废除，而代之以现代医学理论呢？不能！因为医学首先是关于疾病防治方法的体系，理论是为治疗服务的。中医的实效虽然并非根源于其理论，但却已蕴涵于理论之中。医学理论虽然来自自然哲学和直观思辨，但并非是松散地外加于医学，而是与医疗经验紧密结合，混同一体，难解难分；医疗经验通过医学理论而得以组合、系统化和表述，理论则被赋予经验的意义，即使是阴阳五行等自然哲学概念，当它们在医学中应用的时候，已经不是纯粹的自然哲学概念，而是与一定的医学理论相联系了。医疗经验与医学理论有机地结合着，同时医学理论的各层次各部分又组成一个有机的体系（整体）。由于经验已经以理论的形式存在于医学体系的整体之中，因而在临床实践中，可以而且也只能通过整体的医学理论来再现这些医疗经验，从而发挥这些经验的实效。中医学临床辨证施治的过程实际上也就是运用中医理论以再现其医疗经验而发挥其实效的过程。"废医存药"论的错误就在于它忽视了中医理论与其经验的有机联系，忽视了中医学理法方药的整体联系。废止了中医理论，不仅会使中医的大量经验成为凌乱不堪的杂烩而无法得到充分的利用，同时还会因为大量的经验无法再现而随理论的废弃而丧失，这样必然导致中医学实效的大大降低。而且西医学乃至整个现代科学的水平远不能解释和概括中医学的全部经验，因而也就不能将中医学的全部经验纳入西医体系之中，继而也就不能用西医理论来充分而有效地指导中医方药及其他疗法的运用。总之，"废医存药"的结果必然是丧失中医的实效，这从根本上有悖于医学的宗旨——唯效是求。同样，中医界的一些国粹论者片面强调要以中医学作为中国医学的主体，而把西医学纳入中医体系中，并将西药中药化，用中医理论指导西药的运用，这也是行不通的。西医学也有其独立性，其理论与治法也是有机地联系着的。如果将西医纳入中医体系，同样也不可能充分发挥西医的实效。中西医疗法和药物并非不可以互用或合用，只是不能用一个体系取代另一个体系，而应以保持实效为原则保持各体系的相对独立性。

最终的一个问题是中国的医学应当是一元化的，还是二元化的，或是多元化的。在世界范围内，无论是历史上，还是现实中，医学都是多元化的，这是由不同国家或民族的不同的自然和社会环境，不同的生活和生产习惯以及不同的文化背景所造成的。自从西方近现代医学兴起和广泛传播以来，医学是一元化还是多元化就成了全世界医界所无法回避的问题。一元论明显占了上风。在近代中国，医学一元论也是普遍的主张，从罗定昌、唐容川，到余云岫、陆渊雷等无不是医学一元论者，他们或者主张以经典中医为准则，或者主张中西医参合，或汇通，或化合，或折衷，或者主张国粹，或者主张西化，种种主张，都是坚持中国的医学应当只有一种。中国医学应该是一元的，还是二元的，抑或多元的，应该根据实效的原则来确定，哪种方式的总体实效高，就应当采取哪种方式。在当时的条件下，将中西医学整合为一个统一的体系是不可能的，同时单纯的西医或中医的实效都远不及中西医并存的总体实效，因而要坚持中医一元化（国粹论）和西医一元化（欧化论）显然都是错误的和行不通的。二元医学符合实效原则，也符合实际。在中外医学交流中，在国内各民族医学交流中，结合中医学形成与发展的历史经验，交流和吸收其他之所长是医学科学发展的重要规律之一。就此而论，中国医学之发展必须具多元论之胸怀。

医学一元化虽然不能作为现实的医学政策，但却可以、也应该作为这些理论之间不可相互代替或融合的关系，而这种关系又是由于这些理论的局限性所导致的。当科学的发展最终克服了现实中的这些医学理论的局限性，并能够对各种医学的治疗方法的作用机制提出统一而正确的理论解释时，这些分歧的医学理论就被新的医学科学理论所取代，同时原来各种体系中的疗法也就自然地被纳入统一的体系中，并得以改进。不过，应当明确的是，由此而形成的一元化医学虽不是现实中的中医、西医或其他医学，但又与它们有联系，同时还有更多的新生成分。而且，一元化是一个渐进的过程，它是随着现实中各种医学的发展和整个科学的发展而逐渐实现的。因而，要实现医学一元化，必须紧跟科学发展的步伐，及时将一切有关的科学新成果用于医学研究中。持"中医科学化"论者认为天下真理只有一个，主张统一中西医理，并用科学方法从"实效"中求"实理"。从方向上看这是不错的，但他们夸大了中医理论的谬误，并把西医学作为终极真理，忽视了西医理论本身的局限性，没有看到中西医理的统一需要中西医学和科学的共同发展，因而他们的"中医科学化"终归等同于中医西医化，这自然是行不通的。

因此，近代中国应当在医疗实践中（或医事卫生政策上）坚持中西二元医学并存的主张，或多元化观点，凡有益于人民健康，有益于医学科学的丰富与发展者，皆应予以提倡。而在医学研究中朝着医学一元化的方向努力，自然也是十分重要的。

后 记

　　《中外医学交流简史》是在原季羡林先生总主编的《中外文化交流史丛书》（1998 年）之《中外医学交流史》基础上修订而成的。原书出版印数很少，但社会反响很好。原参与编写的还有多位专家——傅芳、廖果、黄健、朱建平、陈鸿能等，他们均系中国医学史领域的研究者，对各有关部分均有一定的研究。关于中国与东南亚诸国之医学交流，更是新加坡在我处攻读博士学位的陈鸿能先生的专长。得他们的参与编写，我想该书的内容必有自己的风格。必须补充说明，由我编撰之《中日医学交流》所引用日本医史学家富士川游《日本医学史》的多段内容，均由小肖博士（即现任中国医史文献研究所所长肖永芝研究员）翻译，她的文笔很好，我只字未改。

　　此次出版，我们除了做必要的修改，我特请农汉才研究员与王京芳博士就"食疗""食养"之中日交流做了较好的补充，并请硕士研究生陈瑞欣同学对全书的引文由头至尾进行了规范等。特记数语，以对上述诸先生表示衷心感谢。

李经纬

2022 年 7 月